知覚に根ざした
リハビリテーション
［実践と理論］

■ 監修・編集
樋口　貴広　首都大学東京大学院人間健康科学研究科
和泉　謙二　共立蒲原総合病院リハビリテーション科
真下　英明　舞鶴赤十字病院リハビリテーション科
種村　留美　神戸大学大学院保健学研究科

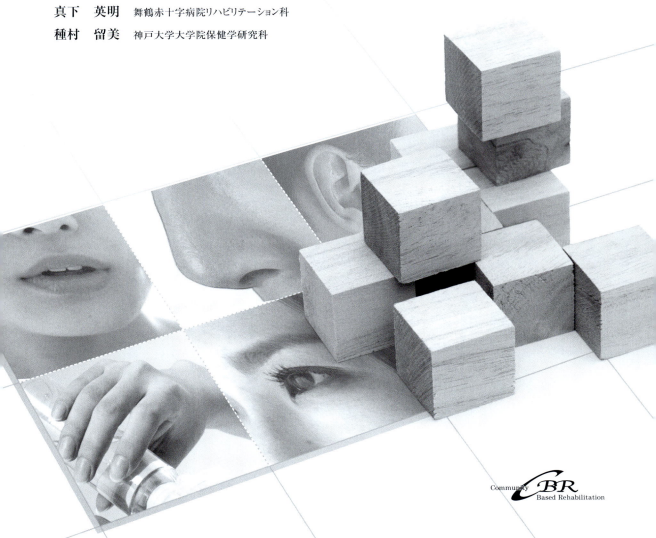

はじめに

　本書では，リハビリテーションについて考えるうえで，知覚の機能に着目する意義を，実践および理論の観点から解説する．知覚とは，視覚・体性感覚・前庭感覚を主たる情報源として，身体や環境の状況を把握する一連のプロセスを意味する．本書では，知覚の機能を研究対象としている学問領域のなかでも，認知科学，神経心理学，生態心理学（生態学）の考え方に着目する．臨床現場で活躍する執筆陣が執筆した「実践編」と，基礎研究に携わる執筆陣が執筆した「理論編」の構成により，各領域における知覚の考え方，ならびにリハビリテーションにおける実践事例を紹介している．実践編の執筆陣には，理学療法士と作業療法士がバランスよく配置されている．

　歩行中に足元に視線が向きがちな脳卒中者（第9章）や，十分な運動機能を有しているにもかかわらず，特定の日常動作に対して強い恐怖感を感じ，過剰な筋緊張の症状をみせる患者（第2章，第6章）に対して，学問的知識からどのようなアプローチが提案されるだろうか．摂食・嚥下機能のリハビリテーションにおいて，食べることに伴う舌の触覚やにおいの感覚を生かすことはできないだろうか（第4章）．座位の姿勢安定に，座面（支持面）の知覚が重要であるとすれば，オムツを履くことで座面が知覚しにくくなり，姿勢安定を妨げるのではないだろうか（第5章）．身体の知覚と環境の知覚を別々に評価するのではなく，両者の関係性の知覚を評価すべきではないだろうか（第8章）．手すりの存在は，安全をサポートする半面，手すりに頼り切る動作を引き出し，効果的なリハビリテーションを妨げることもあるのではないだろうか（第6章）．実践編で執筆陣が打ち出したこれらの投げかけは，多くのセラピストにとって関心の高い話題であろう．

　人間は実に多様な状況のもとで運動をする．このため，習得した運動の型（パターン）をステレオタイプに繰り返すスタイルでは，状況にそぐわない不適切な動作となることもある．このため，目的とする動作を正確に遂行するためには，状況に即して柔軟に運動を調整する能力が求められる．知覚の機能とは，身体と環境の状況を把握するための機能ともいえる．すなわち，知覚に根ざしたリハビリテーションには，柔軟な運動調整能力の再獲得を常に視野に入れるという側面がある．脊柱の可動性が乏しく，分節的な動きが苦手な場合，柔軟に体幹姿勢を調整することは難しい．本書では，こうしたケースに対して柔軟性を引き出すための実践的な方法も提案されている（第7章）．本書で紹介されている多種多様な実践事例を通して，実践編の執筆者が長年の臨床経験のなかで積み上げてきた，理論を実践に応用するための創意工夫を垣間見ることができる．読者諸氏に実践的なアイディアを提供するものと確信している．

　各学問領域における知覚や運動の捉え方には，相容れない側面があることも確かであ

る．こうした複数の考え方をあえて1冊の本で紹介することにこそ，本書の意義があると考えている．最大の意義は，これまであまり触れられてこなかった考え方に触れる機会を提供する点にある．神経心理学の知識を基盤としてリハビリテーションを実践している者にとっては，生態心理学を深く勉強する機会は少ないかもしれない．その逆もしかりである．知覚という共通のキーワードをとおして，これまで深く学ぶ機会がなかった近接領域の考え方に触れる機会を提供したい．この想いが，本書を企画・出版するうえでの強いモチベーションとなった．各領域の考え方の特徴や違いについては，第1章にまとめてある．適時ご参照いただきたい．

これまで触れることのなかった知識のなかにも，共感・共鳴できる考え方や，実践に取り入れられる方法もあるはずである．上肢動作に介入する際，事前段階として安定した体幹の姿勢を引き出す必要があることは，多くのセラピストの共通認識であろう．しかし，具体的にどのようにして安定した体幹の姿勢を引き出すのかについては，様々な考え方がある（第3章と第10章）．こうした考え方を1冊の本のなかで紹介することで，それぞれの特徴をより客観的に理解する機会や，オーバーラップする側面に気づく機会を提供し得ると信じている．

実践編は便宜上，「生態心理学的アプローチ」と「認知科学的・神経心理学的アプローチ」に分けて構成した．こうした区分けをしておかないと，ある章から突然，知覚や運動の捉え方が劇的に変わってしまい，読者諸氏を混乱させるリスクがあると判断したからである．その一方で，2部構成にすることで生じる別の問題もあり，本当に現状の2部構成でよいのかについては最後まで編者の頭を悩ませた．最大の問題は，一部の章については，必ずしもどちらのアプローチといい切れない側面があるということである．第6章は，生態心理学に親和性の高い介入を提案しているため，生態心理学的アプローチに含めたが，そこで想定されている人間観は，むしろ認知科学的な色合いが強い．同様に，生態心理学的アプローチに含まれている第2章では，介入方法として「環境適応講習会」での実践内容が紹介されているが，その方法は決して排他的に生態心理学の概念に沿ってつくられたものではない．このほかにも，本書では認知科学と神経心理学を「脳の働きに主眼を置く立場」として並列的に扱っているが，安直に一括りにすることのリスクもある．本書はこうした問題があることを理解しつつも，それ以外の大きな問題を排除できるという点で，現状の構成がベターと判断した．

一般に，理論と実践の内容で構成される本では，先に理論を説明し，そのあとで理論につながる実践を紹介する構成となるだろう．これに対して本書では，あえて「実践と理論」の順に配置した．「臨床の現場で活躍するセラピストが，"知覚"というキーワードに基づきながら，臨床における考え方や実践法を解説する．そして基礎研究者が，そうした考えや実践法をサポートする知識を提供することで，それを後方支援する．」これが本書のコンセプトである．実践と理論の順に配置したのは，このコンセプトを少しでも効果的に表現

したいという想いを反映している．本来，理論編に置くべき神経心理学の考え方については，紙面やスケジュールの都合もあり，実践編のなかで紹介する構成となっている（第11章）．

　本作を執筆する機会をお認めいただいた，シービーアール代表取締役の三輪敏氏，ならびに，執筆作業に対して多角的にサポートしてくださった編集の方々に，深く感謝申し上げる．本書が読者諸氏にとって，知覚に関する新しい考え方や，知覚に根ざしたリハビリテーションの実践法を学ぶ良い機会となれば幸いである．

編者を代表して
首都大学東京大学院　樋口　貴広

Contents

はじめに ……………………………………………… iii

概　説

Chapter 1

知覚に根ざした運動制御・学習の考え方　　　　　　　樋口貴広　2

Ⅰ　一貫した動作結果を生み出す運動の柔軟性 …………………………………… 2
Ⅱ　知覚と運動の考え方 ……………………………………………………………… 5
Ⅲ　運動の調整能力 …………………………………………………………………… 8
Ⅳ　環境の役割 ………………………………………………………………………… 11

実践編 1　生態心理学的アプローチ

Chapter 2

知覚を重視した ADL の支援　　　　　　　　　　　　高橋啓吾　22

Ⅰ　ADL を支援するための 3 つの視点 …………………………………………… 22
Ⅱ　ADL の介入例 …………………………………………………………………… 24

Chapter 3

道具や環境の違いにおける身体反応の変化
─生活動作に対する介入を中心に─　　　　　　　　　　　生田純一　40

Ⅰ　道具を使用する …………………………………………………………………… 40
Ⅱ　道具操作に対する臨床実践 ……………………………………………………… 43
Ⅲ　生活空間への適応 ………………………………………………………………… 49

Chapter 4

摂食・嚥下機能への外・内環境からのアプローチ　　奥山優子　58

Ⅰ 食事動作の基礎的知識 ……………………………………………… 58
Ⅱ 食事に対する姿勢と環境 …………………………………………… 60
Ⅲ その他の知覚情報が与える影響 …………………………………… 66

Chapter 5

高齢者に対する生態心理学概念を用いた取り組み　　伊庭新也　74

Ⅰ 高齢者におけるフレイルの問題 …………………………………… 74
Ⅱ 支持面知覚とダイナミックスタビライゼーション ……………… 80
Ⅲ 座位姿勢とバランス戦略 …………………………………………… 83
Ⅳ 基本動作を考える …………………………………………………… 86

Chapter 6

中枢神経疾患に対する身体と環境の知覚に視点をおいたアプローチ　　真下英明　92

Ⅰ 中枢神経疾患における身体と空間の認知 ………………………… 92
Ⅱ 基本動作を行う環境—容易に動ける環境の設定 ………………… 97
Ⅲ 環境との適応に配慮した自宅環境設定 ………………………… 102

Chapter 7

運動器疾患に対する生態心理学的アプローチ
―クラインフォーゲルバッハの運動学を踏まえて―　　和泉謙二　106

Ⅰ 生態心理学的概念に基づき運動器疾患を評価するための基本的な背景 …… 106
Ⅱ 生態心理学的概念に基づく評価の実際 ………………………… 111
Ⅲ 支持面情報を得やすくするためのパーキングファンクションへの誘導 …… 114
Ⅳ ダイナミックスタビライゼーションの評価とアプローチ ……… 118
Ⅴ 自己組織化された歩行を導き出すアプローチの検討 ………… 124
Ⅵ 症例呈示と治療的アプローチの概念 …………………………… 126

Chapter 8

生態学的π値の測定からみたリハビリテーション　　　豊田平介　130

Ⅰ　生態心理学と出会う ………………………………………………… 130

Ⅱ　日常生活における環境 ……………………………………………… 130

Ⅲ　生態学的π値 ………………………………………………………… 132

Ⅳ　生態学的π値からみた片麻痺者の特徴 …………………………… 135

実践編 2 　認知科学的・神経心理学的アプローチ

Chapter 9

多感覚相互作用と立位姿勢制御　　　安田和弘　144

Ⅰ　多感覚相互作用と立位姿勢制御 …………………………………… 144

Ⅱ　多感覚相互作用と立位姿勢制御の臨床評価 ……………………… 148

Ⅲ　感覚（再）組織化のための治療戦略 ……………………………… 151

Chapter 10

認知科学的視点からみた手の行為の学習　　　大平雅弘　163

Ⅰ　手は認識器官である ………………………………………………… 163

Ⅱ　手の行為の学習を支える認知科学的視点 ………………………… 165

Ⅲ　認知科学的な視点を考慮したリハビリテーションの実際 ……… 168

Chapter 11

高次脳機能障害と身体表象　　　酒井　浩　182

Ⅰ　頭頂葉の神経心理学と身体表象の操作 …………………………… 182

Ⅱ　左頭頂葉損傷における自己表象障害の捉え方 …………………… 187

Ⅲ　右頭頂葉損傷事例における自己表象障害の捉え方 ……………… 189

Ⅳ　事例をとおした理解 ………………………………………………… 193

Chapter 12

統合失調症，自閉症スペクトラム障害における
身体イメージの障害と介入

中西英一　200

Ⅰ　統合失調症における身体イメージの障害と介入 ································· 200

Ⅱ　自閉症スペクトラム障害における身体イメージの障害と介入 ··········· 206

理論編

Chapter 13

生態心理学的アプローチの基礎

児玉謙太郎・青山　慶　214

Ⅰ　本章の位置づけ ··· 214

Ⅱ　ギブソンの知覚理論—基本的な考え方 ··· 215

Ⅲ　ベルンシュタインの運動理論—基本的な考え方 ····························· 225

Chapter 14

認知科学的アプローチの基礎

樋口貴広・門田浩二　233

Ⅰ　情報の入力と運動 ·· 233

Ⅱ　歩行中の視線位置 ·· 238

Ⅲ　上肢リーチング動作の学習—フィードバック誤差学習モデル ··········· 241

Ⅳ　入力情報に対する評価—その他の章との関連 ································· 244

おわりに ·· 249

執筆者一覧

編 者

樋口　貴広　　　首都大学東京大学院人間健康科学研究科

和泉　謙二　　　共立蒲原総合病院リハビリテーション科

真下　英明　　　日本赤十字社　舞鶴赤十字病院リハビリテーション科

種村　留美　　　神戸大学大学院保健学研究科

執 筆 者 〈執筆順，（ ）内は執筆担当箇所〉

樋口　貴広　（はじめに，1 章，14 章）編　者

髙橋　啓吾　（2 章）　　　医療法人敬愛会　リハビリテーション天草病院リハビリテーション部

生田　純一　（3 章）　　　社会福祉法人農協共済　中伊豆リハビリテーションセンター作業療法科

奥山　優子　（4 章）　　　特定医療法人社団御上会　野洲病院リハビリテーション課

伊庭　新也　（5 章）　　　特定医療法人社団御上会　野洲病院リハビリテーション課

真下　英明　（6 章）　　　編　者

和泉　謙二　（7 章，おわりに）　編　者

豊田　平介　（8 章）　　　医療法人明生会　セントラル病院松濤リハビリテーション科

安田　和弘　（9 章）　　　早稲田大学理工学術院総合研究所理工学研究所

大平　雅弘　（10 章）　　医療法人社団三喜会　横浜新緑総合病院リハビリテーション部

酒井　浩　（11 章）　　　藍野大学医療保健学部作業療法学科

中西　英一　（12 章）　　藍野大学医療保健学部作業療法学科

児玉謙太郎　（13 章）　　神奈川大学経済学部

青山　慶　（13 章）　　　松蔭大学コミュニケーション文化学部

門田　浩二　（14 章）　　大阪大学大学院医学系研究科

概　説

Chapter 1
知覚に根ざした運動制御・学習の考え方

Chapter 1

知覚に根ざした運動制御・学習の考え方

Summary

多様な環境下で目的とする動作を正しく遂行するには，身体と環境の状況を知覚し，状況に即して運動を調整する能力が求められる．本章では，知覚に基づいて運動が絶え間なく調整される様子について概観する．状況に即した柔軟な運動の調整は，状況を把握する知覚機能と，柔軟に調整できる運動機能の両者が揃ってはじめて成立する．本章では，知覚と運動のそれぞれの機能にフォーカスを当てながら，両者の関係性についての認知科学・神経心理学と，生態心理学の考え方を紹介する．

Key words　運動の柔軟性，知覚的調整，環境，知覚情報処理，アフォーダンス

Ⅰ　一貫した動作結果を生み出す運動の柔軟性

1. 運動の絶え間ない調整

　熟練した動作の素晴らしさは，どのような状況にあっても意図どおりに正しく遂行ができる点にある．このような一貫した動作結果は，理想的なフォームや運動軌道を綺麗になぞるように出力されるのではない．状況に即して運動が絶え間なく調整された結果として生み出されている．知覚は，感覚器官に入力された情報を手がかりに，身体と環境の状況を把握するための機能であり，運動制御の重要な一翼を担っている．

　日常動作を例に，運動の絶え間ない調整について考えてみたい．2足での静止立位は，身体の重心位置が相対的に高く，かつ支持基底面が狭い．力学的に見れば，その姿勢は実に不安定な状態にあるため，身体は常に揺れ動いている．つまり，静止立位動作中は実際には静止してはいない（**図1**）．身体の動揺は，電車のなかで立っているときのように，環境要因（外的要因）によって誘発されることもあれば，呼吸や感情状態といった内的な要因によって誘発されることもある．たとえ動揺していても，バランスを崩すことなく立っていられるのは，身体内部の状態あるいは身体と環境との関係を常にモニターし，時々刻々と筋出力を調節し，揺らぎを一定の範囲にとどめているからである[1]．よって，リハビリテーション対象者に安定した静止立位姿勢を保ってもらうためには，不可避である身体の動揺を一定の範囲にとどめるための調整能力を身につけてもらうことになる．

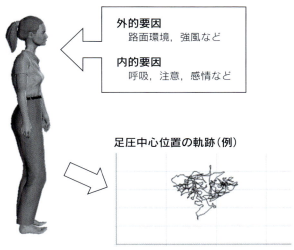

図1 静止立位動作時の足圧中心位置の軌跡（例）と，動揺を引き起こす要因
静止しているようにみえても，重心の位置は常に揺らいでいる．

歩行になると，絶え間ない調整の側面はさらに際立つ．歩行は周期的な運動である．しかし詳細に観察すれば，周期性は保たれつつも，路面環境などによって歩幅や速度は微調整されている[2,3]．段差や隙間のような障害物があれば，それをまたいだり，体幹をひねって隙間をすり抜けたり，迂回したりと，歩容は大きく変化する．つまり，歩行の制御は決して，理想的な歩容をひとつの型として覚えこみ，それを忠実に繰り返すことではない．あらゆる身体状況や路面環境のなかでも，バランスを維持するための制御様式を構築することが，歩行制御の目標であるといえよう．状況を的確に把握する知覚の機能が，そうした制御に重要な役割を果たしていることはいうまでもない．

2. 不意な外乱に対する対応能力

運動を絶え間なく調整できる能力のおかげで，私たちは不意な外乱にも対処できる．電車のなかで立っているときに，急ブレーキの影響でバランスを崩すことがある．この場合，ステップを踏んだり（下肢動作を中心としたバランス回復），手すりをつかんだり（上肢動作を中心としたバランス回復）することで転倒を回避し，静止立位を保ち続けることできる．転倒回避のために手すりをつかむまでの時間的猶予は，ほんのわずかである．通常のリーチ動作と異なり，手すりを中心視で捉えて上肢動作を正確に誘導することはできない．しかしそうした場面でも，周辺視野の情報だけで素早く，かつ正確に手すりをつかむことができる[4]．事前に上肢動作を計画していなくても，いわば反射的に，転倒回避のための上肢動作が実行できる．

概説

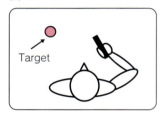
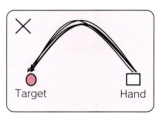
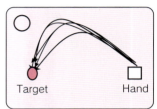
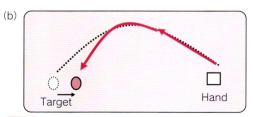

図2
(a) リーチ動作の軌道. (b) ターゲット位置の不意の変化に対する軌道修正 (文献5に基づき,著者が作成).

　通常のリーチ動作にも,絶え間ない調整の側面が垣間見える (**図2**). 右手に持ったペンで机の上のターゲットに素早くリーチする際の軌道を描いてみると,いつでも正しくターゲットにリーチできるにもかかわらず,その軌道は一貫していない. まずは素早くペン先をターゲット付近へと移動させることを優先させるため,その軌道には多少ばらつきがある. その後,ターゲットに正確にリーチするために軌道を微調整し,正確なリーチが実現する. こうした制御様式のおかげで,たとえリーチ動作の途中に不意にターゲットの位置が動いたとしても (**図2b**),軌道を急速に修正して,ターゲットにリーチすることができる[5].

　歩行中にスリップして後方に倒れそうになっても,調整能力が十分であれば,崩れたバランスを立て直すことができる. スリップをまったく予想しておらずバランスを大きく崩した場合でも,上肢を高く上げるといった対処により重心の位置を変え,バランスの立て直しを図る. 興味深いことに,一度路面が滑りやすいことを自覚すると,その後は,万が一滑りやすい位置に接地したとしても再度スリップしないように,歩き方そのものを大きく変えてしまい,スリップを未然に防ぐ (**図3**)[6]. 運動の絶え間ない調整には,こうした予期的な側面もある.

> **Point！**
> 　カナダにある2つの長期ケア施設 (long-term care facilities) の共用スペース (ダイニングや廊下など) に,250台にも及ぶビデオカメラを取りつけて転倒の実態を調査した研究によれば,主として転倒は,静止立位動作時または移乗中の不適切な重心移動,および歩行中のつまずきや障害物との接触によって発生していた[7]. 障害物に

Chapter 1 知覚に根ざした運動制御・学習の考え方

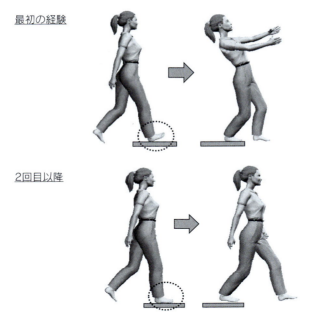

図3 先行経験がもたらす劇的な制御様式の変化[6]
予期せぬかたちでスリップしたときは，四肢の大きな活動でバランスを立て直そうとする．しかしその後は，万が一スリップしても転倒しないように，歩き方を大きく変える（図は文献35より引用）．

対して適度な距離を保って歩くなど，予期的に運動を調整しておく能力や，バランスを崩した際に即座に対処できる能力が，転倒防止には不可欠であることをうかがい知ることができる．

II 知覚と運動の考え方

本書では，知覚の機能を研究対象としている学問領域として，認知科学，神経心理学，生態心理学の考え方が紹介されている．それぞれの学問領域では重視するポイントが異なるが，特に生態心理学の考え方は，他の2つの考え方とは質を異にする．そこでまず，立位姿勢動作の制御を題材として，認知科学・神経心理学における知覚と運動の考え方と，生態心理学における知覚と運動の考え方を整理する（**図4**）．

1. 認知科学・神経心理学の考え方

認知科学と神経心理学においては，知覚と運動を支える脳の働きに着目し，両者の関係性について考えていく．認知科学が脳の情報処理に主たる焦点が当てられるのに対して，

概説

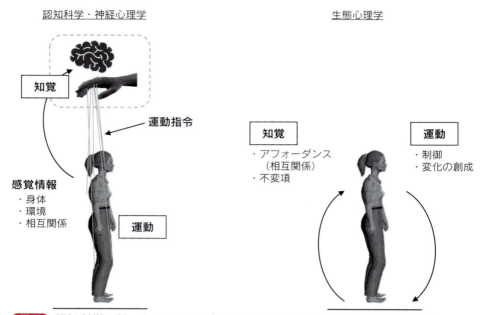

図4 認知科学・神経心理学および生態心理学における知覚と運動の考え方

神経心理学では脳の構造や機能について深い考察がなされる．よって両者の考え方は必ずしも同一ではないが，本章では便宜上，脳を中心として知覚と運動の中心に据えて考える立場として，両者の差異を強調せずに取り扱うことにする．

脳の働きをコンピュータになぞらえて理解しようとする認知科学において，知覚は入力情報の処理にかかわる機能であり，運動は入力情報に対する知覚・認知的な情報処理の結果として出力される．すなわち，知覚された情報が認知的な情報処理を介して，運動を生み出す．また，運動の結果を再び知覚することで，運動が調整されていく．コンピュータでいえば，キーボードやマウスが入力のための装置であり，ディスプレイやスピーカーが出力のための装置である．入力装置と出力装置はその役割が明確に異なっており，それぞれが与えられた役割を果たす．これと同様に，知覚と運動は別部門の機能であり，目標とする動作を正しく遂行するために，連携して働く関係にあると考える．

認知科学・神経心理学の視点に立てば，静止立位動作の目標は，姿勢動揺量を極力少なくすることである．すなわち，動揺量がゼロであることが究極のゴールとなる．知覚は，動揺量を常に監視しており，動揺量が一定の範囲を超えたことが検知されたとき，動揺量を抑えるために運動が調整される．

認知科学・神経心理学における知覚と運動の考え方をより深く理解するため，運動の知覚的調整の仕組みをどのように捉えているかについて紹介する．知覚に基づき運動を調整する仕組みには大きく2つの様式がある（図5）[8]．第1の様式は，運動が理想的な状態から逸脱したときに，それを修正する様式である．このシステムでは，視覚情報，体性感覚

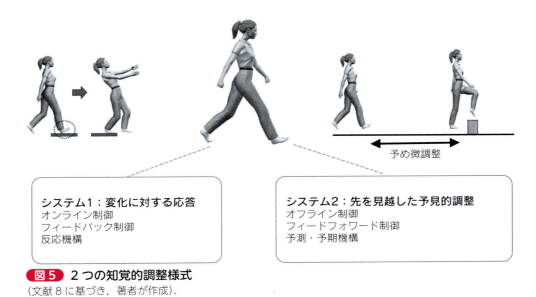

図5 2つの知覚的調整様式
（文献8に基づき，著者が作成）．

情報，前庭感覚情報を利用して動作遂行中の状態を常時モニターし，もし問題が見つかれば，それを瞬時に調整しようとする．こうした様式に基づく制御は，動作遂行中に常に情報を入力して動作を微調整するという意味で，オンライン制御，もしくはフィードバック制御と呼ばれる．

　第2の様式は，動作パターンの乱れが予見されるとき，そうしたことが起こらないように，未然に対処する様式である．静止立位動作でいえば，重たい荷物を持つ際に，荷物の重さに負けないように，直前に体幹姿勢を調整しておくといった働きをする（予測的姿勢調整）．また歩行でいえば，歩いていく先に溝を見つけたら，その溝を安全にまたぐことができるように，少し早い段階で歩幅や歩行速度を調節しておく．この様式では，主として視覚情報に基づく状況把握が，その調節に重要な役割を果たす．視覚情報は，遠方の状況を最も正確に伝える情報であるため，特に歩行の制御においては重要な情報源になる．この様式に基づく制御は，"今ここ"に対する制御ではなく，先の状況の予見に基づく制御という意味で，オフライン制御，もしくはフィードフォワード制御と呼ばれる．

2．生態心理学の考え方

　認知科学・神経心理学の考え方とは対照的に，生態心理学においては，運動は脳の司令によって生み出されるのではなく，身体内部の自律的な振る舞いや，環境と身体の相互作用によって創発されるのだという独自の主張が展開された[9]．脳を運動制御の指令塔とする考え方を否定し，脳は身体や環境と同列に扱われるべきシステムの一要素であると捉えた．こうした発想が生み出された背景については，第13章を参照されたい．

概説

　生態心理学では，知覚と運動は不可分なものと考える．この発想は，生態心理学における知覚の定義と深くかかわる．生態心理学において知覚とは，変化する状況のなかで，変化せずに存在する性質（情報，パターンなど）を浮き彫りにする過程である．この「変化せずに存在する性質」は，不変項（invariant）と呼ばれる．変化が起こらなければ知覚が成立しないというのが，生態心理学的な知覚の考え方である．状況を変化させるためには，身体を動かすことが最も有効であるため，運動が知覚のために不可欠となる．知覚と運動が不可分であるというのは，運動がなければ知覚が成り立たないと考えるからである．

　この主張は決して，いつでも努力して身体を動かし続けなければ知覚できない，ということを意味しない．というのも，人間の身体は意図的に動かさなくても，自然発生的に絶えず動いており（例えば静止立位動作時の姿勢の揺らぎ，または眼球運動），それによって起こる状況の変化も，知覚を成立可能にするからである．こうした自然発生的な運動に加えて，能動的，探索的に身体を動かすことで，知覚が成立する．このようにして成立した知覚情報が，次なる運動に影響し，その運動がまた知覚を成立させるという循環的関係が生み出される．

　認知科学・神経心理学の考え方に基づけば，私たちは運動するために知覚している．これに対して生態心理学の考え方に基づけば，「我々は，動くために知覚しなければならないと同時にまた，知覚するために動くこともしなければならない」ことになる[10]．

> **Point !**
>
> 　生態心理学の視点に立てば，静止立位動作においては，むしろ適度に揺れていることが理想的な状態にあるといえる．水族館のショーでアシカが頭の上にボールを乗せているとき，常に頭を動かし続けてバランスをとっている．私たちがホウキのような長い棒を手のひらに乗せてバランスをとるときも，やはり腕は絶えず動いている．生態心理学の視点に立てば，これは決してやみくもに動いているわけではない．無理に静止しようとするのではなく，動くことで得られる知覚情報を利用して，むしろ効果的にバランスを維持していると考えるのである．

Ⅲ　運動の調整能力

　状況に即した柔軟な運動の調整は，状況を把握する知覚機能と，柔軟に調整できる運動機能の両者が揃ってはじめて成立する．以下では，運動の調整能力に関する知識を紹介する．

Chapter 1 知覚に根ざした運動制御・学習の考え方

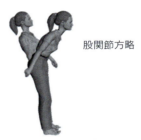

図6 状況に即して調整される運動と型にはまったステレオタイプな運動の特徴

1. 絶え間ない調整が持つ意味

　運動を絶え間なく調整できるということには，あらゆる状況で動作が正しく遂行ができるという利点がある反面，制御が非常に複雑であるという難点がある．すなわち，状況に即して運動を絶え間なく調整するためには，複雑な運動を制御できる準備が整っていなくてはならない．図6では，状況に即して調整される運動が，型にはまったステレオタイプな運動と対比されている．ひとつの運動パターンをステレオタイプに繰り返す運動では，多様な状況の変化に完全には対応できない．しかし制御の側面から見れば，一度そのパターンさえ覚えてしまえば，あとは状況に応じて，そのパターンを生み出すタイミングや出力の強弱を調整するだけでよく，制御の負担は少ない．つまり，運動を巧みに制御する準備が整っていないうちは，柔軟に調整することができず，ひとつの型を正しく遂行することで，動作の目的を達成するしか選択肢がない．

　図6の右上には，立位姿勢を維持するための3つの協調方略が示されている（足関節方略，股関節方略，ステップ方略）．これら3つの方略のどれかひとつだけでバランスを維持

9

概説

するということはなく，状況に応じて３つの方略を使い分ける必要がある．重心の移動範囲が少ないときには，足関節方略に基づいてバランスを維持し，重心の移動範囲が大きくなるにつれて，股関節方略で対処する機会が多くなる．重心が支持基底面を越えてしまいそうな場合（つまり，何も対策を講じなければ転倒してしまう場合），片脚を前後左右のいずれかに踏み出すことで支持基底面の範囲を広げ（ステップ方略），バランスを保つことになる．高齢者の場合，若齢者に比べて足関節方略で対応できる重心の移動範囲が狭く，股関節方略で対処するようになる．こうした対応の変化には，筋力や可動域といった筋骨格系の加齢変化だけでなく，制御の負担を軽くしているという側面があると考えられる．

スノーボードを体験したことがある者ならば，上達するまでの間，バランス維持のための方略を最小限にせざるを得ないことを体感として理解できるだろう．そもそもスノーボードに乗っているときのように，支持面の前後長が短い状況では，足関節で動揺をコントロールすることが難しくなり，股関節方略をとりがちになる[11]．加えてスノーボードの場合，両足がボードに固定されてしまうため，ステップ方略をとることができない．足関節を動かせばボードが傾斜するため，支持面が狭くなり，ますますバランス維持が難しくなる．よって初めのうちは，股関節方略でバランスをとることになる．ボードの上に立つことの恐怖感で視線が下向きになることも加わって，"へっぴり腰"の状態で滑走する人が多くなる．しかし慣れてくると，徐々に運動のバリエーションが増えてくる．恐怖感が軽減すれば，遠くに視線を向けられるようになる．次第に足関節の動きによってボードのエッジを立てた状態でも（すなわち，支持面が狭くなっても），バランスを維持できるようになる．さらに，股関節と膝関節を協調的に動かすことができるようになり，バランス維持のための運動のバリエーションが増える．このように，運動を絶え間なく調整するためには，状況の知覚能力だけではなく，多様な動きを制御できる能力を保有していることが必要条件となっている．

2. 運動の自由度

運動の成熟に伴って動作のバリエーションが増えることについては，自由度という概念に基づく説明がわかりやすい．自由度（degree of freedom）とは，「制御すべき変数の数」である．自由度が少ないと，制御自体は容易となる一方で，動きのバリエーションが少なくなる．逆に自由度が多いと，多様で柔軟な運動をすることができるが，その分だけ制御が複雑となる．

人間の身体の自由度は，とてつもなく大きい．上肢のリーチ動作の制御を手首・肘・肩の関節レベルで考えてみると，手首と肩はそれぞれ３次元方向に動かせるため，この２つの関節の自由度をそれぞれ３とする．肘は屈曲・伸展方向の１次元の動きであり，自由度１とする．よって，リーチ動作の制御を関節レベルで考えれば，その自由度は７となる．

これは，非常に単純なリーチ動作でさえ，関節レベルで7つのことを決定しなければ制御できないことを意味する．これをさらに筋肉のレベルで考えると自由度は26となり，さらに運動ニューロンの水準とそれらが関係する筋繊維のレベルで考えると，自由度は2,600に跳ね上がる[12]．

　こうした無数の自由度をすべて独立に制御することはできないので，運動を制御するためには，何らかの方法で自由度を減らす工夫をしなければならない．スキルが未熟な段階では，できるだけ自由度を拘束すること（freezing degrees of freedom）で，制御の負担を軽減させ，たとえ不完全でも運動そのものを成立させようとする．練習をとおして徐々にスキルが上達すると，徐々に自由度を解放し（freeing degrees of freedom），多様性に富む運動が実現できるようになる[13]．自由度の観点に基づけば，前述のスノーボードの初心者の事例や，股関節方略に偏重して立位姿勢を保持している高齢者の事例は，自由度を拘束することで制御の負担を減らしていると考えることもできる．

　日常動作を支える視線の動きにも，自由度の問題がかかわる．机の上にあるモノをつかもうとする際，上肢の動きに先行して，視線がつかもうとするモノを捉える[14]．視線が空間のどこに固定されたのかという情報を手がかりとして，上肢の動きをスムーズに制御する機能があると考えられている[15]．歩行中に方向転換する際にも，体幹が回旋を始めるのに先立って，視線および頭部の先導的な回旋が起こる[16,17]．この先導的な視線の回旋にも，やはり方向転換をスムーズにする機能があると考えられている．これから向かう先の環境情報をいち早く知覚し，方向転換動作を予期的に制御する機能や，眼球を動かすために大脳の運動野から出力された運動指令（遠心性コピー）を，体幹の回旋角度の計算のために使うといった機能である[18]．

　ここで重要なことは，視線を先導的に動かせるということは，眼球を上肢や体幹と独立して動かせる自由度があるということである．リハビリテーション対象者のなかには，視線誘導の指示に従って視線を動かしただけで，立位姿勢のバランスを崩す対象者や，方向転換の際に視線の先導的な動きが見られず，廊下の1点を見つめるようにして方向転換をする対象者がいるかもしれない．**図7**は，歩行速度が非常に低い脳卒中片麻痺患者において，方向転換時に，視線の動きが頭部や体幹と同時，または遅れて見られてしまうことを示した研究例である[19]．こうした対象者は，視線を独立に動かすための自由度が解放できておらず，バランスを維持する準備状態ができていないといえる．

Ⅳ　環境の役割

　生態心理学の功績のひとつは，運動には環境と身体の相互作用により創発される側面があることを示した点にある．すなわち，目標とする動作を正しく遂行するためには，身体機能だけでなく，環境に対する配慮が必要といえる．ここでは，環境が適切な動作を引き

概説

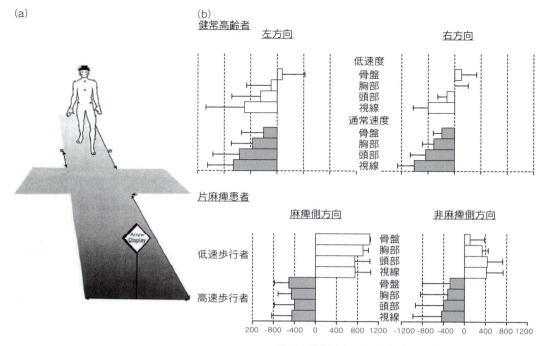

図7 脳卒中片麻痺患者における方向転換動作の特徴[19]
(a) 交差点に差しかかる間際に左右いずれかの矢印が出たら，その方向に交差点を曲がるという歩行課題．健常高齢者と片麻痺患者を対象に実施した．(b) 交差点を曲がる際の視線，頭部，体幹（胸部，骨盤）が回旋のタイミング．健常高齢者の場合，体幹の回旋に先立って視線と頭部が回旋している．これに対し片麻痺患者のうち，特に低速歩行者は，3カ所すべてがほぼ同時のタイミングで回旋するか，視線と頭部が遅れて回旋している（図は文献19より引用改変）．

出す役割を果たしているという考え方について紹介する．

1. アフォーダンス

　生態心理学では，運動を含めた人間の様々な行為について，その決定にかかわる環境の性質をアフォーダンス（affordance）と呼ぶ．アフォーダンスとは動詞の afford を名詞化した，ギブソン（J. J. Gibson）の造語である．わかりやすくいえば，アフォーダンスとは人間を含めた動物の特性を考慮したとき，環境がどのような行為を実現させる条件を兼ね備えているかについて，環境を主役として表現するための言葉である．例えば，人間は地面で二足歩行をするが，水上ではできない．この当たり前の事実を，環境を主役として表現すると，「地面は二足歩行をさせるアフォーダンスを持つ」とか，「地面は二足歩行をアフォードする」となる．
　ここで重要なことは，生態心理学は決して，アフォーダンスと呼ばれる環境の性質"のみ"で運動が決定されるとは考えていないということである．生態心理学の発想の本質は，

運動が身体と環境の相互作用によって決定されるということであり，アフォーダンスとは，その相互作用における環境の特性を表す言葉に過ぎない．地面では人間は二足歩行をするが，ウマやウシは四足歩行をする．地面が二足歩行をアフォードするのは，二足歩行の能力を持つ人間（および二足歩行を身につけた動物）に対してのみである．すなわち，身体運動の実現には，環境の持つ要素が動物の持つ要素と等しく重要であること，これが本質的な主張である．実際，アフォーダンスの定義を概観すると，「動物との関係において規定される環境の特性」[20]，あるいは「ある動物にとって，どのように行動できるか，どのように行動すべきかにかかわる環境の特性」[21] など，動物との関係のなかで見い出される特性であると強調していることがわかる．運動において動物の持つ能力が重要であることは周知の事実であるため，結果として，環境の持つ役割に関する主張が生態心理学を特徴づけることとなる[18]．

運動が身体と環境の相互作用によって決定される発想は，認知科学・神経心理学における発想とも決して矛盾しない．認知科学・神経心理学においては，中枢神経系の司令が運動の根幹をなす．とはいえ，身体が中枢神経系に隷属的に支配されているという関係にはない．中枢神経系の司令に基づいて運動が実行される結果，身体が環境に作用する．それにより，感覚情報が生起する．生起される感覚情報は，動作の質だけではなく，環境の特性によっても規定される．例えば歩行中の立脚期において測定から得られる情報は，下肢の状態だけを反映しているのではなく，身体と環境が協調した結果を反映している[8]．

> **Point !**
>
> 身体と環境が強調した結果を反映した感覚情報に基づき，事後の中枢神経系からの司令が調整されているとすれば，もはや身体と環境は，中枢神経系と等しく，運動を制御する責任を負っているといっても過言ではない．

環境の役割を強調した生態心理学の発想は，様々な分野に対して新しい視点を提供した．例えばデザイン領域では，「ユーザーが利用しやすいデザイン」とは，そのデザインを見ただけでどのように使えばよいかがわかるものを指すものであり，そのようなデザインとは，道具の持つアフォーダンスを適切に利用しているデザインであろうといった議論が起こった[22,23]．またリハビリテーションの領域に対しては，患者がリハビリテーションをとおして獲得すべきことは，単純な身体機能の回復ではなく，障害を持った身体と環境の新たな関係の獲得である，という新たな視点を提供した．さらにアフォーダンスの発想は，患者の"できない動作"が，環境の設定を変えることで"できる動作"になり得る可能性を示しており，その観点からもリハビリテーションに対して様々な示唆を与えた．

2. 日常動作と環境

ここで，日常動作に対する環境の役割について述べた，哲学者・鷲田清一の文章を紹介したい[24]．大学入試センター試験の国語の問題にも採用された文章として有名である．

鷲田は，木造民家を利用した高齢者用グループホーム施設での体験を紹介し，そこで施設利用者に提供されている環境の意味が，バリアフリーに配慮した環境の意味とは大きく異なる点を指摘した．その施設では，民家をほとんど改修もせずに使っているので，石段や敷居があるなど，バリアフリーからは程遠く，安全に配慮された環境とはいえない．しかし，そこには利用者が集まっている「居間」がある．初めて施設を利用する者にとっては，そうした利用者の輪にすぐに入れないこともあるだろう．とはいえ，居間に立ったままでいることは「不自然」なので，座るという動作が引き出される．居間に来客があれば，利用者はとっさに，「どうぞ」と座布団を差し出す．「どうぞおかまいなく」「遠慮せんといっしょにお座りやす」と，座布団のやり取りがなされる．これらの日常動作はすべて，居間という空間において極めて自然な行為として，誰から指示されることなく自発的に遂行される．

鷲田は，バリアフリーにつくられた環境は，こうした木造民家と対極にあるものだと指摘する．少なくともバリアフリー環境に慣れていない者にとっては，何をするのが自然なのかという，動作の手がかりを提供してくれない．そのため，「立ち尽くしていても『不自然』でないような感覚がからだを侵食して」いき，その結果として「さまざまなふるまいをまとめあげた『暮らし』というものが，人体から脱落して」いくと，鷲田は述べている．

鷲田によれば，ここで述べられた環境の意味論は，前述した「見ただけでどのように使えばよいかわかる」[22,23]ことを良しとするデザインや環境設定の考え方とは，質を異にしている．むしろ，そうしたデザインや環境設定は，「そこで行われるだろうことに対して先回り」し過ぎる懸念があるとしている．そのうえで鷲田は，理想的な環境とは，その環境にいる他者との関係性なども含めて，新しい行為の「手がかり」を提供してくれる環境であると述べている．こうした考え方に合致するものとして，鷲田は，青木淳の著書『原っぱと遊園地』で述べられたデザイン・建築論に触れている[25]．遊園地とはまさに，見ただけでどのように遊ぶものかがわかる遊具で構成されたものである．これに対して原っぱは，「そこで行われることが空間の『中身』を創ってゆく」場所である．

一見したところ，先ほど紹介した高齢者用グループホーム施設は，そこにいるだけでどのような動作をすべきかがわかる空間があるという点で，むしろ遊園地のデザインに近いのではないかという印象を受ける．しかし鷲田は，グループホーム施設で本質的に引き出されているのは，そこにいる人との関係で生み出される「別の暮らし」であり，その意味において，施設で提供される環境は，原っぱで提供される環境と同じであると述べている．

原っぱとバリアフリーの広場は，空間が広がっているという点では共通する．しかし鷲

田は，雑草が生え，デコボコのある更地である原っぱは，遊ぶためにそこに集まる子供たちに対してより豊富な遊びの手がかりを提供すると考える．「とにもかくにもそこへ行って，それから何をして遊ぶか決める．そこでは，たまたま居合わせた子どもたちの行為の糸が絡まり合い，縫い合わされるなかで，空間の『中身』が形をもちはじめる．その絡まりや縫りあわせをデザインするのが，うまい遊び手のわざだということであろう」．

> ### Point !
>
> 　鷲田の発想に基づけば，日常動作を引き出すリハビリテーションとは，単に運動制御としての動作の遂行をスムーズにするだけにとどまらず，環境に埋め込まれている手がかりをきっかけとして，極めて自然に動作遂行ができる能力を引き出すことになる．環境に埋め込まれている手がかりが，他者との関係をとおして意味をなすとすれば，日常動作を引き出すリハビリテーションとは，新しい身体条件のもとで他者や環境とかかわる術を磨き，新しい「暮らし」へと導くプロセスと表現できるのではないだろうか．

3. 学習の特殊性

　運動には，身体と環境の相互作用によって決定される側面がある．その結果，運動の学習においても，練習時に設定された環境に対して身体をどのように作用させるかについてのルールが獲得されている．このため，獲得した日常動作を忠実に再現できるのは，それを学習した場面に近い環境下であり，新奇な環境では必ずしも動作を正しく遂行できないことがある．

　学習によって得た運動の汎用性には制約があり，練習と異なる状況では，学習された内容が100％発揮されないことを示す研究が数多くある．練習した内容にあまり汎用性がないという現象は，学習の特殊性（specificity of learning），もしくは課題依存性（task dependency）と呼ばれる[26]．例えば，ある運動動作を単一の条件で学習すると，転移課題として少しだけ条件を変えた場合に，その成績が低下してしまうことがある[27,28]．

　スポーツ競技熟練者に関する研究は，運動学習の特殊性について様々な情報を提供している．クレー射撃は，時速100 kmを超えるスピードで自分から遠ざかる方向に飛んでいく直径たった11 cmのクレーを，飛んでいく方向も事前に知らされない状況下で照準を合わせ，散弾銃で射抜くことを目指す．こうした状況でクレーを正確に射抜くためには，高速で飛んでいくクレーを的確に捉える視覚能力が必要であることは，想像に難くない．しかしながら，クレー射撃選手の様々な視覚能力を検討した研究によれば，選手の視力や動体視力，色覚などの視覚的特性は，あくまで一般対象者と変わらない程度であった[29]．つ

概説

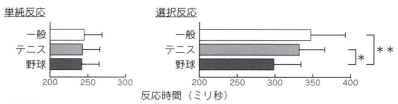

図8 スポーツ熟練者（野球，テニス）における視覚刺激に対する単純反応時間と選択反応時間[30]
野球のバッターは選択反応時間においてのみ反応時間が有意に短かった．

まり，クレー射撃選手たちは基礎特性としての視覚能力が優れているのではなく，クレー射撃の場面でのみ発揮される視覚能力を，練習を通して研ぎ澄ませていると考えられる．

別の研究では，野球のバッターが，テニス選手や一般対象者に比べて，選択反応時間課題（視覚刺激の位置により，素早くボタンを押す場合と押さない場合を判断する課題）では優れた成績を示したが，単純反応時間課題（視覚刺激が出たら素早くボタンを押す課題）では対象による違いがみられないことがわかった[30]（**図8**）．野球のバッターは，ボールのコースや球種によって，バットを振るべきか止めるべきかという判断を日常的に行っている．テニス選手も相手のサーブに対して素早く反応することが求められるものの，ラケットを振るべきか止めるべきかについての素早い判断は求められない．このような日常的な訓練の違いが，選択反応時間の結果に反映されたものと解釈できる．以上のような知見は，たとえ一流のスポーツ選手であっても，練習した環境と異なる状況では，学習されたスキルが必ずしも発揮されないことがあることを示唆している．

Point!

一般に，リハビリテーションにおける運動支援の場合，安全な環境下で訓練が行われることが必要条件となる．特に歩行訓練の場合には，対象者が絶対に転倒することがないよう，環境設定の安全性について細心の注意を払う必要がある．しかしながら，日常の歩行環境が多様性に満ち，様々な危険性をはらんでいることを考慮すれば，少なくともリハビリテーションの最終局面においては，日常環境で起こり得る様々な環境を考慮したうえでの訓練を検討する必要があるのではないだろうか[31]．

まったく同じ環境を見ていても，慣れている姿勢とそうでない姿勢では，その環境に対する状況判断能力が異なる場合がある．生後9カ月頃の乳幼児は，座位での姿勢保持が安定しており，また徐々にハイハイ歩きへの準備を始める．つまり，生後9カ月頃の乳幼児にとっては，座位姿勢が慣れた姿勢であり，ハイハイ歩きの姿勢が新規の姿勢といえる．ある研究では，乳幼児を台の上に座らせ，手が届くかどうかのギリギリの位置に，乳幼児

が興味を持つおもちゃを置き，それに乳幼児が手を伸ばすかどうかを観察した[32]．その結果，座位姿勢の場合，乳幼児は安全な条件でのみおもちゃに手を伸ばしたが，ハイハイ歩きの姿勢の場合，乳幼児は危険な状況でもおもちゃに手を伸ばすことがしばしば観察された．つまり，座位姿勢で利用した知覚判断が，ハイハイ歩きの姿勢では利用できないことがわかった．こうした知見を考慮すれば，たとえ視覚障害や高次認知機能障害がない患者であっても，初めて車いすに乗って空間を移動するときや，麻痺を伴って歩行するときには，適切な行動を選択することができないかもしれない[33,34]．環境の知覚が身体性を持つということを十分認識して，安全な移動をサポートする必要がある．

Message

- 一貫した動作結果は，状況に即して運動が絶え間なく調整された結果として生み出されている．こうした調整能力を（再）獲得することが，リハビリテーションにおける目標のひとつとなる．
- 状況に即した柔軟な運動の調整は，状況を把握する知覚機能と，柔軟に調整できる運動機能の両者が揃ってはじめて成立する．リハビリテーションをとおして運動の自由度を開放し，動作のバリエーションを増やすことで，知覚的調整能力がその効果を発揮できる．
- 運動には，環境と身体の相互作用により創発される側面がある．すなわち，適切な動作を引き出すためには，適切な環境設定も重要となる．

（首都大学東京大学院人間健康科学研究科）樋口貴広

◆参考文献

①　樋口貴広・森岡　周：身体運動学：知覚・認知からのメッセージ．三輪書店，2008
　　知覚・認知の機能が運動制御や運動学習を支える重要な役割を果たしていることについて多くの情報を得ることができる．
②　古賀一男：知覚の正体．河出書房新社，2011
　　知覚の成立に関する認知科学的な考え方がわかりやすく解説されている．
③　三嶋博之：エコロジカル・マインド―知性と環境をつなぐ心理学．NHKブックス，2000
　　生態心理学の発想が具体的な研究例がわかりやすく解説されている．

◆引用文献

1）　政二　慶：立位姿勢の制御機構．大築立志，鈴木三央，柳原　大（編）．姿勢の脳・神経科学―その基礎から臨床まで．市村出版，p51-69, 2011
2）　Moraes R, Lewis MA, Patla AE：Strategies and determinants for selection of alternate foot placement during human locomotion：influence of spatial and temporal constraints. Exp Brain Res. 2004；159, 1-13

3) Krell J, Patla AE : The influence of multiple obstacles in the travel path on avoidance strategy. Gait Posture. 2002 ; 16, 15-19

4) King EC, Mckay SM, Cheng KC, et al. : The use of peripheral vision to guide perturbation-evoked reach-to-grasp balance-recovery reactions. Exp Brain Res. 2010 ; 207, 105-118

5) Heath M, Hodges NJ, Chua R, et al. : On-line control of rapid aiming movements : unexpected target perturbations and movement kinematics. Canadian J Exp Psychol. 1998 ; 52, 163-173

6) Marigold DS, Patla AE : Strategies for dynamic stability during locomotion on a slippery surface : effects of prior experience and knowledge. J Neurophysiol. 2002 ; 88, 339-353

7) Robinovitch SN, Feldman F, Yang Y, et al. : Video capture of the circumstances of falls in elderly people residing in long-term care : an observational study. Lancet. 2013 ; 381, 47-54

8) 樋口貴広, 建内宏重 : 姿勢と歩行 協調からひも解く. 三輪書店, 2015

9) ギブソン, JJ (著), 古崎 敬, 古崎愛子, 辻敬一郎ほか (訳) : 生態学的視覚論—ヒトの知覚世界を探る. サイエンス社, 1985

10) Gibson JJ : The ecological approach to visual perception. Lawrence Erlbaum (Original Work published in 1979). 1986

11) 板谷 厚, 木塚朝博 : 不安定板上における立位制御と体性感覚入力への重みづけ. バイオメカニズム学会誌. 2010 ; 34, 142-148

12) 三嶋博之 : エコロジカル・マインド—知性と環境をつなぐ心理学. NHK ブックス, 2000

13) Vereijken B, van Ennerik REA, whiting HTA, et al. : Free (z) ing degrees of freedom in skill acquisition. J MoT Behav. 1992 ; 24, 133-142

14) Wilmut K, Wann JP, Brown JH : How active gaze informs the hand in sequential pointing movements. Exp Brain Res. 2006 ; 175, 654-666

15) Abrams RA, Meyer DE, Kornblum S : Eye-hand coordination : oculomotor control in rapid aimed limb movements. J Exp Psychol Hum Percept Perform. 1990 ; 16, 248-267

16) Hollands MA, Patla AE, Vickers JN : "Look where you're going!" : gaze behaviour associated with maintaining and changing the direction of locomotion. Exp Brain Res. 2002 ; 143, 221-230

17) Imai T, Moore ST, Raphan T, et al. : Interaction of the body, head, and eyes during walking and turning. Exp Brain Res. 2001 ; 136, 1-18

18) 樋口貴広, 森岡 周 : 身体運動学 知覚・認知からのメッセージ. 三輪書店, 2008

19) Lamontagne A, Fung J : Gaze and postural reorientation in the control of locomotor steering after stroke. Neurorehabil Neural Repair. 2009 ; 23, 256-266

20) ギブソン, JJ : 直接知覚論の根拠—ギブソン心理学論集. 勁草書房, 2004

21) 河野哲也 : ＜心＞はからだの外にある—「エコロジカルな私」の哲学. NHK ブックス, 2006

22) ノーマン, DA : 誰のためのデザイン？—認知科学者のデザイン原論. 新曜社, 1990

23) 加藤 浩, 他 (編) : 状況論的アプローチ 2—認知的道具のデザイン. 金子書房, 2001

24) 鷲田清一 : 身ぶりの消失. 昭和住宅メモリー (X-KnowledgeHOME 特別編集 No.5). 2005 ; 124-126

25) 青木 淳 : 原っぱと遊園地. 王国社, 2004

26) Proteau L : On the specificity of learning and the role of visual information for movement control. Proteau L, et al. (Ed). Vision and Motor Control. Elsevier, p67-103, 1992

27) Huet M, Jacobs DM, Camachon C, et al. : The education of attention as explanation of variability of practice effects : learning the final approach phase in a flight simulator. J Exp Psychol Hum Percept Perform. 2011 ; 37, 1841-1854

28) Ranganathan R, Newell KM : Motor learning through induced variability at the task goal and execution redundancy levels. J Mot Behav. 2010 ; 42, 307-316

29) Abernethy B, Neal RJ：Visual characteristics of clay target shooters. J Sci Med Sport. 1999：2, 1-19

30) Kida N, Oda S, Matsumura M：Intensive baseball practice improves the Go/Nogo reaction time, but not the simple reaction time. Cogn Brain Res. 2005：22, 257-264

31) 樋口貴広：運動支援の心理学　知覚・認知を活かす. 三輪書店，2013

32) Adolph KE：Specificity of learning：why infants fall over a veritable cliff. Psychol Sci. 2000：11, 290-295

33) Higuchi T, Cinelli ME, Greig MA, et al.：Locomotion through apertures when wider space for locomotion is necessary：adaptation to artificially altered bodily states. Exp Brain Res. 2006：175, 50-59

34) Higuchi T, Takada H, Matsuura Y, et al.：Visual estimation of spatial requirements for locomotion in novice wheelchair users. J Exp Psychol Appl. 2004：10, 55-66

35) 樋口貴広：空間知覚がもたらす歩行の協調性. バイオメカニクス研究. 2005：9, 160-169

実践編 1

生態心理学的アプローチ

Chapter 2
知覚を重視した ADL の支援

Chapter 3
道具や環境の違いにおける身体反応の変化
―生活動作に対する介入を中心に―

Chapter 4
摂食・嚥下機能への外・内環境からのアプローチ

Chapter 5
高齢者に対する生態心理学概念を用いた取り組み

Chapter 6
中枢神経疾患に対する身体と環境の知覚に
視点をおいたアプローチ

Chapter 7
運動器疾患に対する生態心理学的アプローチ
―クラインフォーゲルバッハの運動学を踏まえて―

Chapter 8
生態学的π値の測定からみたリハビリテーション

Chapter 2

知覚を重視した ADL の支援

Summary

本章では，脳卒中片麻痺者に対する日常生活動作（以下，ADL：Activities of Daily Living）の支援について事例を交えて紹介する．第1節では，ADL の支援の前提となる"環境や課題と個人の相互関係""知覚""姿勢制御"についてまとめた．第2節では，実際に ADL に介入した事例について紹介する．食事・整容・更衣・排泄・入浴の各項目について，課題となる動作の特性や，解決すべき問題について知覚を考慮してまとめた．

Key words　環境適応，課題，知覚，道具操作，姿勢制御

I　ADL を支援するための3つの視点

　これまで「ADL の自立」を望む脳卒中後遺症者のリハビリテーションに多く携わった．セラピストが ADL にかかわることは，対象者の希望をかなえるため，ご家族の介助負担の軽減を図るための両面から重要であると感じる．生活行為向上マネジメントを実践するうえでも，生活行為に含まれる ADL を支援することは必要なことである[1]．

　本章では，脳卒中片麻痺者に対して ADL 訓練を行う際に，ADL で扱う道具や活動する場の環境要因についてどのように配慮して介入するか，事例を交えて紹介する．

1.　ADL における課題・環境・個人の相互関係

　ADL のそれぞれの動作によって，使用する道具や環境が異なる．食事では，場所は食堂になり道具は箸や食器などを使用する．入浴では，場所は浴室になり道具はタオルやボディーブラシを使用するなど，活動によって使用する道具が異なれば知覚の要素も異なる．ギブソン（J. J. Gibson）は，知覚とは世界を把握する能動的で探索的なプロセスである，としている[2]．ADL にかかわる際には，対象者と道具や環境の相互関係を評価するために，"知覚"を考慮して動作分析することが必要だと考える．そして，環境や道具操作の"知覚"の特徴をセラピストが知っていることは，介入の糸口につながると考える．

　生態心理学では，環境が個人に対して与える"意味や価値"をアフォーダンスと呼ぶ（第13章参照）．環境のアフォーダンスとは，良いものであれ悪いものであれ，用意したり備

えたりするものである[3]．環境からの情報によって，身体運動がガイドされることや制限されることがある．脳卒中片麻痺者において，訓練室で「できる ADL」と，実際の病棟生活で「している ADL」に差があることがある．これには様々な要因があるが，そのひとつに環境を考えることも必要である．例えば，杖や装具を使用しないで廊下を歩けたとしても，浴室内だと麻痺側下肢の内反尖足が著明になり，バランスが不安定なために手すりを使用する方もいる．この現象が環境によって引き起こされたとすると，その環境が対象者にもたらしている影響を考える必要がある．浴室内は床が滑りやすいことや，お湯を張った浴槽があり，危険だと思わせる構造物が対象者の行動に緊張をもたらす環境になっている．特にバランスが不安定な方であれば，その影響が身体に著明に表れやすく，過剰な身構えとして上肢・下肢の過緊張が観察される．シャムウェイ・クック（A. Shumway-Cook）らは，課題と環境要因が相互作用し，個人の動作能力が決まっているとしている[4]．ADLにおいても，環境や課題が個人の行動をガイドすることや制限することを念頭に置き，環境と個人との相互関係を配慮したかかわりが必要だと考えられる．

2. ADL と知覚について

　道具操作などにおける知覚には，皮膚表在性の触覚・圧覚・温度覚などだけでなく，筋や腱の固有受容器も興奮する．そのため，単一の感覚受容器だけで操作対象を識別するのではなく，表在・深部・視覚系も関与しながら対象を知覚して操作が行われていると考える．そして，それは動くことで知覚を促し，知覚が運動を促すといった知覚と運動の循環が背景にある．箸で食事する際には，箸先で食べ物の重さや弾力を感じることができ，箸先が自分の感覚器官となって適切な運動をコントロールしている．道具はそれを使用しているときには，いわば手の延長であり，使用者自身の身体の一部である[3]．日常生活の場面では，箸操作，歯ブラシの操作，書字などあらゆる道具操作の場面で道具と身体の一体化が必要である．

　視覚における環境の知覚について佐々木は，視覚は外部からの情報を得る感覚だといわれてきたが，視覚は同時に自身の動きについての感覚ともなると述べている[5]．これは視覚的な「運動感覚」や「自己感覚」が存在するという主張であり，移動による視知覚の変化は自身の運動の知覚にもなる．一部の片麻痺者において，周囲へ注意を向けることよりも，足元を見て歩いていることが観察される．下肢の振り出しを確認するためや，屈曲傾向の姿勢のためなど様々な要因はあると考えられるが，移動することで変化する環境を知覚するための視知覚とは異なることに注意が注がれている．ADL においては，排泄や入浴は移動を伴う動作となるが，効率的で連続的な動作のためには，移動して刻々と変化する環境に適応していくことが必要になる．その適応のためには移動で変わる環境と自身の動きの統合が必要であり，そのためには，視覚を環境の知覚に利用できる状態をつくり出す

実践編1　生態心理学的アプローチ

必要がある.

3. ADLと姿勢制御

　脳卒中片麻痺者は，突然の感覚障害や運動麻痺により，混乱状態に陥った状況だと考えられる．柏木は，片麻痺者が置かれている不安定状態に対する過剰反応で，次の2点に着目している．第一に，身体の各部位間を強く連結し，身体を小さく縮めようとする屈曲傾向があること，そして第二に，外部環境との接触抵抗に固執して，なるべく強く，かつ変化しない抵抗を求めようとする傾向にあることである[6]．身体内部の過剰な連結は，姿勢が屈曲位で固定する傾向になることにつながっている．また，外部環境への接触を過剰に求めることは，ベッド柵にしがみつくことや車椅子のバックレストに背中を強く押しつけるように座っていることなどにつながっている．このように固定を優先した姿勢戦略は，活動に応じた柔軟な姿勢の変換につながりづらいために，動作の非効率化や特有の代償活動をもたらしている.

　ADLにおいては上肢操作が必須となるが，そこには基盤となる姿勢制御が必要である．姿勢の制御には，バランスの崩れに対してそれを修正し，維持するための機構（フィードバック制御）と，予期的なフィードフォワードとしての機構（先行随伴性姿勢調整）がある．先行随伴性姿勢調整は，上肢で物品にリーチする以前に姿勢を安定させようとするフィードフォワードの機構になる．先行随伴性姿勢調整は，運動実行の指令が一次運動野から外側皮質脊髄路にて伝わることに先行して，橋延髄網様体を経由して姿勢の調整が行われている[7]．例えば座位で靴下を履く際には，片側の足を持ち上げる前に支持基底面の移動を先行的に準備してから足を持ち上げ，靴下を入れていく過程で動揺するバランスをフィードバックで制御している．姿勢制御には多重感覚入力による身体図式の確立が必要とされていることからも，姿勢変換にかかわる固有感覚・前庭覚・視覚などの感覚・知覚を考慮する必要がある.

Ⅱ　ADLの介入例

　本稿では，ADLのすべてに介助を要する事例に対して，知覚を考慮した介入について紹介する．介入においては，ADLへの直接介入よりも，その動作に必要な知覚を取り上げて要素還元的にアプローチした．食事では，先行期や準備期における知覚，整容や更衣では，上肢での物品操作と身体各部の協調のための知覚，排泄や入浴では環境と適応するための視知覚について取り上げた.

　介入の実技は，「環境適応講習会」で使われている技術を参考にした．この技術は，生態心理学の知見だけでなく，運動学・認知科学・文化人類学などの知見も踏まえたかたちで

提唱されたものであるが，本章が念頭に置いている生態心理学的な人間観や，知覚と認知の捉え方にも親和性が高いことから，筆者は積極的に介入として導入している．

1. 事例紹介

■ 一般情報

年齢：40代．性別：男性．診断名：右中大脳動脈領域の脳梗塞．障害名：左片麻痺，左半側空間失認．現病歴：X年7月に発症し，保存的加療を実施．同年8月にリハビリ目的で当院に入院した．撮影時は発症から4カ月後である．既往歴は，心筋梗塞，糖尿病，網膜症．主訴は「自宅生活のために身の回りの動作が1人でできるようになること」であった．

■ 心身機能

麻痺側の機能は，Brunnstrom stage上肢Ⅲ手指Ⅲ下肢Ⅲレベルである．感覚障害は表在・深部感覚ともに重度鈍麻であった．利き手は左手．優位半球の損傷と考えられたが，失語症は認められなかった．Mini-Mental State Examination は14点であった．

■ 活動・参加状況

Functional Independence Measure（以下，FIM）は，運動項目42点，認知項目23点であった．基本動作は，起き上がりと端座位は監視．移乗はバランスが不安定であり軽介助．移動は車椅子を使用．食事は，スプーンと自助具の皿を使用して自立．排泄は下衣の着脱と移乗に介助を要する．更衣は，着衣・脱衣ともに全介助．整容は，髭の剃残しなどがあるため軽介助を要する．入浴は，浴槽の出入り・洗体・洗髪ともに全介助であった．

2. 食事について

■ 食事の課題と知覚

食事は，先行期，準備期，口腔期，咽頭期，食道期に分けられ，食事の取り込みにかかわる前半部分は随意運動が多いが，後半の嚥下にかかわる部分は自律的な運動が中心となる．食事でみられる問題は，先行期・準備期における「食器具の扱い」や「食事の取り込み」の問題，口腔期の「咀嚼」や「送り込み」の問題，咽頭期・食道期における「嚥下」の問題である．箸やスプーン操作の問題は，上肢機能訓練として練習することがある．また，嚥下の問題は，嚥下体操，バルーン拡張法，のどアイスマッサージなど様々な訓練方法がある．しかし，食事を一連の行為として捉えた場合，先行期や準備期の問題は，その後の口腔期や咽頭期にも問題が連動していくと考えられている[8]．

例えば，食事の際に姿勢の非対称性が著明であり，頸部が側屈している状態では，食物の取り込みでの問題が起こり，過剰な頸筋群の緊張は嚥下反射にも問題が起きやすいため，一連の行為として評価することも必要である．また，食事には食材の視覚認知が必要

実践編1　生態心理学的アプローチ

となるが，嚥下障害によりペースト食を摂取している方にとっては，もとの食材を認知しづらいことがある．食材をみることで口腔の構えや唾液の分泌など，先行的な準備を促すために，どのような食材であるかを説明することや匂いなどの嗅覚にも配慮が必要である．

　また，一部の片麻痺者では，食物の「取りこぼし・食べこぼし」をされる方を見受けることがあるが，その背景には道具操作の問題がある場合もある．食事の道具操作では，箸やスプーンを介して，食材の特性を知覚（弾力，形状，大きさ，質量）することが必要となり，それに応じた操作が必要になる[9]．また，食事は生きるために必要な活動であるが，楽しみの一部であることも重要な点であり"美味しそうな表情で食事しているか？"も重要な評価項目である．食事における特異的な知覚の「味覚」や「香り」によって情動にも影響を与えることも考慮してかかわる必要がある．食事においては，食材の視覚認知，箸などの道具操作，食材の取り込み，味覚の探索，嚥下の一連の行為について，連続性をもって評価する必要があり，背景には食材の視覚認知・感触・におい・味わいの知覚が必要となる．

■ 箸操作の練習

　事例の食事に対する訴えは，「食べこぼさないで，食事ができるようになること．箸が使えるようになること．」であった．食形態は軟飯の大刻み食であり，非麻痺側（非利き手）でスプーンにて摂取しているため，利き手交換の必要があった．食事の動作分析を行うと，両股関節が外転しており，体幹が右に側屈固定していた．また，箸を極端に短く持ち，拙劣な操作であった．一般に箸で米飯をすくう際には，箸で固形物をはさむ動作ではなく，粘性のある米粒を適度なひと塊にする操作があるため，ひと塊の大きさや重量を探索しながらすくっている．その状況に応じて適応的に箸操作を変化することが大切であるが，事例の米飯をすくう動作は，適度なひと塊にまとめる操作が少なく突き刺すパターンの動作が多くなっており，多様性に乏しい操作であった．

　治療では，股関節のアライメント調整や体幹の可動性の拡大など姿勢調整を促した後に，箸でお手玉を左右に移動することや持ち上げることを行った．お手玉を操作することで得られる抵抗感や重さを探索的に操作してもらった．こうすることで，道具操作に必要な感覚情報を抽出する過程で操作に適した運動を引き出すことができ，知覚−運動の循環を促すことができる．

　お手玉を左右に滑らせて移動することから始め，動作が円滑になってからお手玉を持ち上げる活動に移行した．お手玉を持ち上げるには，変化するお手玉の中心を捉えながらの活動になる（**図1**）．お手玉を操作対象に選択した理由は，箸の操作に対してかたちが適度に変化できる対象であることや，軽過ぎないために重量感を感知しやすいためである．反対に，積み木など硬くて変化がないものや摩擦抵抗が少ないものは箸操作の練習には適さないと考えている．また，上肢を治療するためには，姿勢を調節しながら目的動作に介入することが必要だといわれており[10]，上肢操作における姿勢制御を考慮したかかわりが重

26

Chapter 2 知覚を重視した ADL の支援

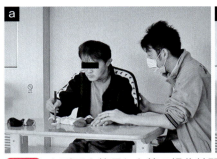
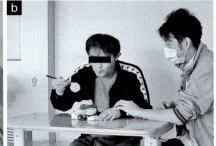

図1 お手玉を使用した箸の操作練習
a：箸でお手玉を左右に滑らせて移動する練習．b：お手玉をはさみ上げる練習．

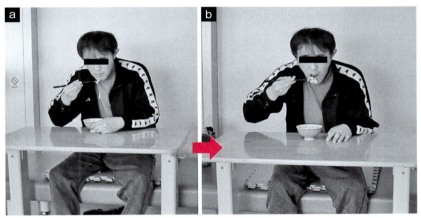

図2 介入前後の箸操作
a：介入前．両股関節外転位での固定が強く，姿勢も右に側屈しやすい．箸の操作が拙劣であり，口元でご飯がこぼれている．b：介入後．両股関節ともに中間位に近づき姿勢も対称的となった．箸操作の多様性が増し，口元でこぼすことが減った．

要とされている．

　結果として，治療後の食事では姿勢が対称的になり，箸の操作も多様性と円滑さが増した．また，箸操作が円滑になることにより食物を取り込みやすくなり，ゆとりのある食事動作になった様子が観察された（**図2**）．

Point !

　食事では，先行期の問題がその後の口腔期や咽頭期にまで影響を与えることを考慮すると，先行期にかかわることは重要だと考える．食事における知覚は，味覚や嗅覚など特殊な感覚と，食具操作における知覚を考慮することが求められる．食事のためには，安定した姿勢の保障を基に，知覚探索に基づいた道具操作の獲得，手と口の協調が必要である．

実践編 1　生態心理学的アプローチ

3.　整容について

■ 整容動作の課題と知覚

　整容動作は，身だしなみを整えることであり，対人関係を構築していくうえでも重要な活動である．整容動作には，洗顔，歯磨き，整髪，化粧，髭剃りなどがある．整容動作には片手でも可能なことも多く，比較的自立しやすいと思われる．片麻痺者でみられる問題には，洗顔や手洗いにおいて，水道に両手を伸ばそうとすると連合反応により麻痺側手を蛇口まで伸ばせないことや，麻痺側の指の間を洗うのが不十分なことがある．また，髭剃りや歯磨きでは，髭の剃り残しや歯の磨き残しがあるなど，動作は行っているようにみえるが行為として完遂できていないことが挙げられる．

　整容動作には，自身の身体に手で触れる活動（洗顔・手洗い）と道具操作（櫛・髭剃りなど）が必要な活動がある．整容は各動作において使用する物品は異なるが，背景となる共通項目がある．それは，物品の有無にかかわらず操作をする上肢と，操作を受ける身体部位の協調関係が必要な点である[11]．具体的には，髭剃りを扱う上肢操作とそれに対応した表情筋のコントロール，洗顔では手と顔面の協調など，整容動作には主体的に操作する側と，それを受け取る側の協調関係があって成り立つ動作が多い．そして，その関係が成り立つ背景には知覚が必要である．髭剃りでは，髭剃りが的確にフィットしている感覚，櫛では髪を梳かしていくときの抵抗感と次第に抵抗感がなくなりスムーズに梳かせる感触，歯磨きではブラシと歯が的確に擦れている感覚が基になって運動を制御している．道具操作における抵抗感やフィット感の知覚を求めて動作が繰り返される知覚−運動の循環が必要である．

■ 髭剃りの介入

　事例は，髭剃り後にも麻痺側の顎の下の剃り残しがみられた．手の努力的な操作が主体となっており，手の操作と頭部・顔面の協調が不十分であることが観察された．髭剃りの動作に必要な知覚の要素は，電気シェーバーと顔面のフィット感と，音のフィードバックによる剃れているかどうかの知覚である．介入は座位の安定化を図った後に，髭を剃る前に蒸したタオルで顔を拭くことから始めた．髭を蒸したタオルで温めると剃りやすくなることもあるが，手と顔面の協調したコントロールを先に促すことを目的にした．また，髭剃りにおいては表情筋の活動によって顔面の皮膚を張ることで髭を剃りやすくしている．そのために，髭を剃りやすくなるための準備として，タオルで顔を拭くことにより表情筋の反応を促した．こうした活動の後に，髭を剃ってもらうと，電気シェーバーを介してでも手と顔面の協調関係が取りやすくなっていることが観察できた．また，皮膚に張りを持たせるような表情筋の活動も増したために髭の剃り残しが少なかった（**図3**）．

28

Chapter 2　知覚を重視した ADL の支援

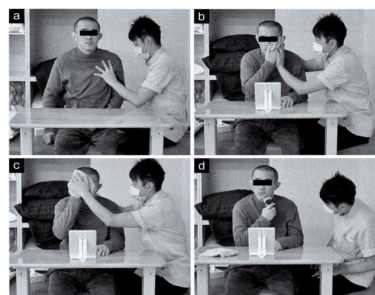

図3　髭剃りに向けての介入
a：体幹と肩甲帯の筋緊張を徒手的に調整した．b, c：温めたタオルで顔を拭くなかで，手と顔の協調を促した．d：電気シェーバーをフィットさせやすくなり剃り残しが減った．

Point！

　整容動作の際には，物品の有無にかかわらずに操作する側と操作を受ける身体部位の協調関係を促す点を考慮する必要がある．そのためには，上肢操作を実現するための姿勢制御の安定が前提にあり，その後に，操作をする側と受ける側の両者が協調するための手がかりとして感覚情報が必要になる．

4．更衣について

■ 更衣動作の課題と知覚

　更衣動作は，排泄や入浴動作にもつながるため，更衣の自立はその他の ADL にも波及する重要な項目である．片麻痺者の更衣の問題は，脱衣よりも着衣が困難な方が多い．上衣の麻痺側の肩に衣服が引っかかり通すことができないことや，下衣の麻痺側臀部までズボンを上げきれないなどの問題がある．そのため，片麻痺者では，着やすい伸縮性のある素材の洋服や，ボタンがない洋服を選択される方が多い．更衣は身体保護が本来の目的であるが，好きな洋服を着ておしゃれをすることも，社会活動を営むうえでは大切である．

　更衣動作の始めに，衣服の前後方向の視覚認知や素材の知覚がある．これにより，どこから通し始めるかの行動を組織化して動作が始まる．更衣動作は，衣服を操作している動きだけが重要なのではなく，衣服を通されている側の動きも重要である[6]．そして，衣服に張りをつくる動作と，その張りからすり抜ける運動の両者の協調の下で行っている．こ

29

実践編1　生態心理学的アプローチ

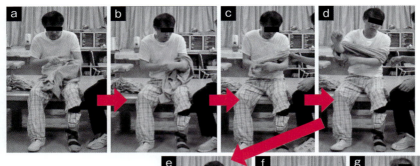

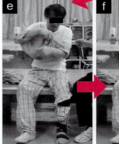 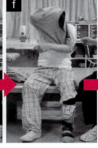 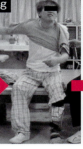 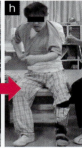

図4 介入前の更衣動作
b：麻痺側に袖を通す際に身体が後方に引けている．c：介助しないと左上肢から衣服が滑り落ちてしまう．
f：左肩に衣服が通っていない状態で頭を通している．h：左肩に衣服が引っかかり介助を要する．

れを円滑に行えるようにしているのが，衣服の張りを知覚することと同時に皮膚上を衣服が滑っていることを知覚することである．片麻痺者の衣服操作は，衣服を通す場所に対して滑らせる操作よりも，衣服の張りを求めるように衣服を引っ張るような操作が多く観察される．また，衣服の操作に連続性が乏しく，衣服を持ち替えることも頻繁にみられる．背景には，衣服操作における知覚をもとに，衣服を操作する動きと衣服が通り抜ける側の動きの協調が難しくなっていることを示唆する．

■ 上衣の着脱の介入

上衣の着衣を評価すると，麻痺側上肢に衣服を通す際に身体が後方に引かれてしまい，麻痺側肩まで衣服を通すことができていない．そのため，袖が下りないように介助する必要があった．また，袖が肩を越えない状態で頭を通過させようとするために麻痺側肩に引っかかり，介助を要した（**図4**）．

治療では，肩甲帯付近で衣服が引っかかることが多いため，肩甲帯付近での触覚・圧覚に対応した肩甲帯の運動反応を促通するために，身体に巻いた縄を通り抜ける課題を行った．縄が肩峰付近を通過する際に，肩甲帯が触・圧情報に合わせて抜け出ようとする反応を促した．次に非麻痺側でタオルを把持し，麻痺側上肢を擦る活動を行った．タオルで擦られる感覚に基づいて，麻痺側上肢が能動的に前方に向かうような反応を促通した（**図5**）．麻痺側上肢に対して徒手誘導をしたが，セラピストが主体になって動かすのではなく，事例の反応を補助する程度の誘導を心がけた．更衣動作だけではないが，徒手誘導において

Chapter 2 知覚を重視した ADL の支援

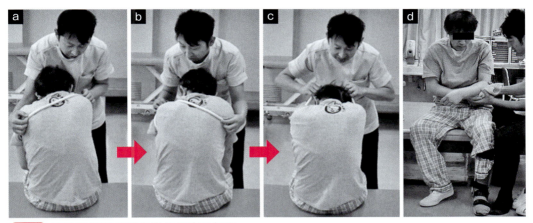

図5 更衣動作に必要な身体反応の促通
a, b：胸部に縄を巻いて，縄を滑らせて肩から抜く活動．非麻痺側に比べると麻痺側肩甲帯の反応は乏しいが，縄の触・圧情報に対応して抜け出ようとする運動反応を促通した．c：両肩峰が抜けてから頭を通して抜いた．d：麻痺側上肢をタオルで擦り，擦られる情報に対して麻痺側上肢が前方に向かう反応を促通した．

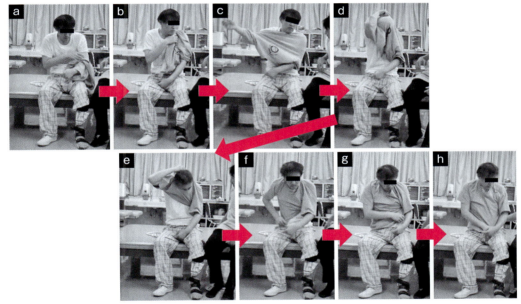

図6 介入後の更衣動作
a：麻痺側に袖を通す際に身体が後方に引けることが減った．b：麻痺側肩甲帯まで衣服を通しやすくなった．d：頭を通す際に肩に衣服が引っかかることが減った．h：麻痺側の背部を通すことには介助を要した．

配慮が必要なことは，対象者の運動反応を引き出すための感覚情報の提供であり，セラピストが全面的に誘導することではないことに気を配る必要がある．

治療後の結果として，麻痺側上肢に衣服を通過させる際に上肢が引かれることが少なくなり，衣服を通過させやすくなった．そのことにより，肩甲帯付近での衣服の引っかかり

実践編 1　生態心理学的アプローチ

もなく，介助する場面は少なくても着衣できるようになった（**図6**）.

> **Point !**
>
> 　更衣動作で必要な動きは，衣服を操作する動きと衣服が通り抜ける側の協調した動きである．この両者の協調のためには，上肢操作と身体各部の反応が知覚に基づいていることを考慮してかかわることが必要だと考える.

5.　排泄について

■ 排泄の課題と知覚

　これまで，トイレ動作の自立を望まれる方を多く担当してきた．排泄はデリケートな問題でもあるため「人に介助されたくない」や「失禁してはみんなに迷惑をかけてしまう」という思いがある．そのため，排泄の自立に対する訴えは切実である．排泄は，便座への移乗，下衣の更衣，排泄，清拭に分けられるが，一連の行為として考えた場合，立ち上がりの問題により立位バランスが不安定であると，次の方向転換や下衣の更衣動作まで問題が波及する．病院のトイレ内には手すりがあるが，一部の片麻痺者では手すりにつかまることに対して意識が集中するあまり，手すりを強く引っ張りながら立ち上がる傾向がある．そのため，連合反応を助長してしまい，身体が麻痺側へねじれると同時に，麻痺側足底が床から浮いてしまうことがある．これは，立ち上がり動作における重心移動の連続性よりも，手すりを引っ張ることで身体を立ち上がらせることに意識が注がれるためだと思われる．そして，立ち上がり時には手すりを凝視しており，方向転換時も手すり付近や床を見ていることが多い.

　また，便座は，中心がくり抜かれた構造であるため，支持基底面としての接触面積は通常の椅子より少ない．特異的な便座の形に合わせた姿勢制御が必要であるが，片麻痺者からの訴えで「通常の椅子よりも不安定に感じる」と聞くことがある．そのため，手すりにつかまっている方や姿勢の非対称性が強まっている方を見かける．排便においては，肛門と直腸の角度を鈍角にして，便が通過しやすいような座位姿勢がよいとされているため[12]，快適な排泄のためにも，支持基底面に適応した前傾姿勢が重要である.

■ 介入の一場面

　現在は，病棟スタッフがトイレ動作の介助を行っている．事例は，トイレの自立を一番のニーズとして訴えており，トイレ動作の自立を目標にリハビリに取り組んでいる.

　トイレ動作の評価を行うと，手すりにリーチした場面において，すでに体幹は麻痺側に回旋しており，骨盤帯も後傾している．その影響から，麻痺側足底が後方に引かれやすい状態にあり，立ち上がりにおいては足底接地が不十分になっている（**図7**）．訓練室におい

32

Chapter 2 知覚を重視した ADL の支援

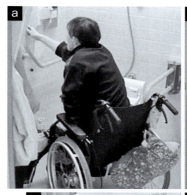
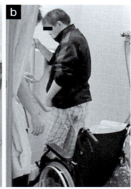
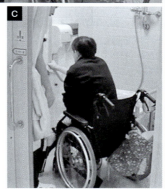
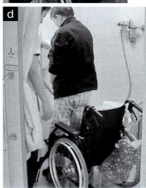

図7 介入前後の立ち上がり動作の比較

介入前．a：右手で手すりに手を伸ばした際に，体幹がねじれている．また，骨盤が前傾しづらく，麻痺側下肢が後方に引かれている．b：足底接地が不十分であり，麻痺側の膝の伸展が難しい．また，麻痺側後方へバランスを崩しやすい．
介入後．c：手すりにリーチした際の体幹のねじれが減った．また，麻痺側足底が接地しやすくなった．d：膝の伸展は不十分であるが，身体のねじれは減少しておりバランスが安定した．

ての立ち上がりでは，足底を接地できているにもかかわらず，トイレ内では足底が浮きやすい現象があり，動作能力の差が認められた．介入においては，非麻痺側上肢で手すりへリーチする際の重心の前方移動を促し，麻痺側足底が床に接地することで床反力情報を知覚しやすいように促した．その後に，両側足底に荷重がかかるように立ち上がりを誘導した（**図8**）．また，立ち上がる前に手すりの端から端まで眺めることや，手すりの後ろを覗くように誘導した．そのことにより，手すりと壁が図と地の関係として捉えることを促し，壁面の肌理の変化をもとに壁・手すりと自身との距離の知覚を促した．

また，便座は特異的な形状であり，便座に座ることに対しての適応も大切である．便座では，座骨でなく足底・大腿後面・臀部の外側での支持となるため，便座と接触している面に徒手的に圧情報を提供して座位のバランスの安定化を図った．結果として，介入後の立ち上がりは足底を接地できており，麻痺側の連合反応も減弱し，介入前よりも安全に方向転換が可能となった（**図9**）．

実践編 1 生態心理学的アプローチ

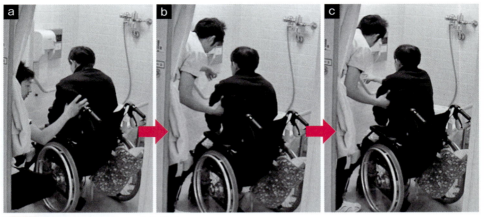

図8 手すりへのリーチの介入
a：セラピストの右手で腋窩を把持して，前方への重心移動を促した．同時に，セラピストの左手で，左膝から足底へ向けて圧を加えて床反力の知覚を促した．b：手すりを覗き込むように眺めることで奥行き知覚を促した．c：手すりへリーチすることで視覚と体性感覚の統合を促した．

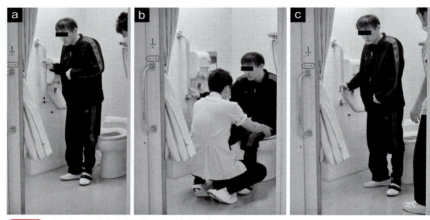

図9 便座への適応前後の立ち上がり動作
a：介入前の立ち上がりでは，手すりを引き込むことが強く，麻痺側上肢に連合反応が強く出ている．b：便座との接触面に圧を加えて座面への適応を図ることでバランスの安定を促した．c：介入後の立ち上がりは，前方への重心移動が円滑になり，麻痺側上肢の連合反応も減弱した．

> **Point !**
>
> トイレ動作は，移乗・下衣着脱・排泄・清拭の動作が連動している．その動作の要素を分解して個々にアプローチすることも必要であるが，トイレ内は特殊な空間であることを念頭に置いて介入する必要がある．特にトイレ環境との適応を考えるうえで重要なことは，手すりや便座との適応だと考える．安定して立ち上がることは，次の方向転換や下衣の更衣にもつながるため，トイレ動作の始まりの立ち上がりについて，トイレ環境を考慮したアプローチが必要である．

入浴について

■ 入浴の課題と知覚

　入浴は，移動・更衣・洗体・洗髪など複合的な動作の活動であるため，自立度が低い動作でもある．浴槽の出入りは片麻痺者にとって最も難しいADLとされている[13]．さらに，滑りやすい床での移動は転倒の危険性を高める．入浴での課題は，脱衣→浴室内の移動→洗体・洗髪→浴槽に入るなどの系列性がある．浴室内の移動では，床が滑りやすい環境であることや，浴槽は転倒して落ちたら生命に危険を及ぼすと感じさせる場所として知覚されやすい[14]．その結果，身体の固定的な構えが強くなり，通常時よりも麻痺側上肢・下肢の緊張が強まっていることが見受けられる（**図10**）．また，家庭では半埋め込み式の浴槽が多くなっており，浴室の床と浴槽内の床の高低差があるが，お湯は光の乱反射と屈折の影響から浴槽内の床の距離感が一致しづらい．そのため，浴槽に足を入れる際には，予測を基に慎重に足を入れていくが，お湯の温度や水圧など，様々な情報に対応しながらの活動となる．また，お湯に浸かる際には，お湯の浮力や波立ちに合わせてバランスをコントロールする必要がある．

　そして，洗髪や洗顔は石鹸や水が入らないように目をつぶる動作であるため，視覚情報を基にした姿勢制御よりも固有感覚に基づいた姿勢制御が重要となってくる．洗体では，操作対象となる洗体用のタオル操作と，洗っている皮膚面の協調的な反応が基になって活動が遂行されている．身体の汚れを擦り取るためには，タオル操作に対して擦られる側が

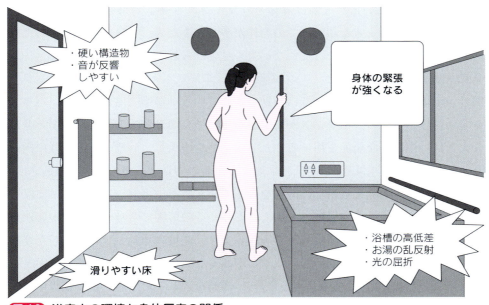

図10 浴室内の環境と身体反応の関係

実践編1　生態心理学的アプローチ

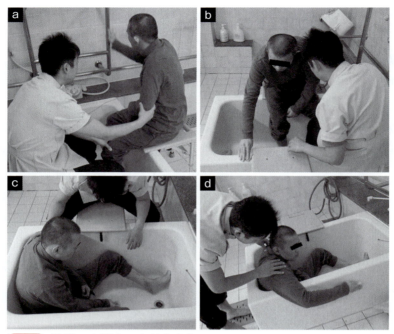

図11 浴槽への適応に向けた介入
a：手すりをスポンジで拭く活動．麻痺側足底と床の関係を保つことは姿勢制御に必要なため，徒手的に足底接地を促した．b，c，d：浴槽を様々な角度から掃除することで，浴槽の大きさや深さを，上肢からの固有感覚と視覚情報を基に環境の知覚を促した．

積極的に合わせていく必要があり，そのときに生じる"擦れている感覚"が基になり運動がコントロールされている．入浴は身体をリラックスさせる効果もあるが，片麻痺者にとってはバランスが不安定な状況下での動作が多くあるため，さらに固定を強めた動作になり疲れを癒すような活動になっていない方も見受けられる．

■ 介入の一場面

　事例の入浴は，現時点ではすべてに介助を要している．浴槽の出入りでは，バランスを崩しやすい面もあるため，バランスが安定することで介助量が減ることが必要とされている．介入では，模擬的な場面を用いることで安全性を確保し，浴槽への出入りに向けて介入した．浴槽に入る際の問題は，高低差に対する距離の知覚と浴槽のお湯との適応になる．今回は距離に対する知覚と浴槽との適応を考えて介入した．事例がバスボードに座ったときには，浴槽をまたぐことに過剰に身構えており，その影響で全身的に緊張が強かった．背景には，左半側空間失認や感覚障害の影響により，環境の知覚とそれに応じた姿勢制御が困難なためにさらに緊張を強めていることがあると考えた．そこで，環境要因となる浴槽の深さ，広さ，形状を知覚して適応するために，浴槽をスポンジで洗っていただいた（**図11**）．浴槽の掃除を通じて深さや大きさを固有感覚と視覚で知覚することにより，浴槽の高低差

Chapter 2 知覚を重視した ADL の支援

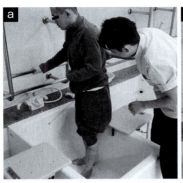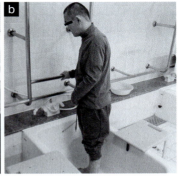

図12 介入前後の立ち上がり動作
a：介入前は麻痺側膝が伸展しておらず，体幹も左に回旋しやすい．麻痺側上肢の連合反応も著明．b：介入後は麻痺側足底を接地しやすくなり，膝が伸展しやすくなった．上肢の連合反応も減弱した．

などに対する適応を促した．それにより，介入前の出入りでは手すりを過剰に引き込み，麻痺側の連合反応も強くみられる状態であったが，介入後は四肢の緊張が若干であるが軽減した．介入前よりも麻痺側足底が接地しやすくなり，下肢も伸展しやすくなったため，結果として立位バランスの安定性も向上した（**図12**）．

> **Point！**
>
> 入浴は，様々な ADL の複合動作でもあるために自立が難しい動作である．浴室内は，滑りやすい床や，恐怖を感じる浴槽など，緊張を強いられる環境でもあるため，いかにその環境に適応して動作できるかが重要だと考える．また，単に清潔保持のための動作でなく，リラックスして入浴ができることは，意味のある行為となり QOL の向上にもつながると考える．

おわりに

　機能的自立度評価表（Functional Independence Measure：FIM）や Barthel Index などの ADL の評価指標は，できるか・できないの評価，または何％できるといった量的な評価が中心となっている．それに対して，セラピストが ADL にかかわるときには，ADL の自立に向けて動作の質の改善を図る必要があり，そのためにも知覚を分析することが必要になる．事例を交えて紹介したとおり，対象者と環境の相互作用が知覚を背景に行われているかを評価しながら介入することが必要と考える．ADL 訓練の効果は，実生活に生かされ，ADL の実行が習慣化されて初めて有効となる．習慣は行動のための固定された指示によってではなく，環境の偶然性に対処し行動を調整した結果として成立するという考え方

実践編1　生態心理学的アプローチ

がある[15]．ここでいう調整とは，時間的・物理的・社会的な環境特性に応じた調整である．こうした調整のためにも，環境・課題と対象者の相互関係について知覚を前提にみていくことが必要である．

Message

- ADLで困っている対象者の知覚がどのような状態であるかを推測し，少しでも心身ともに自立に向けて支援できるように本書を役立てていただきたい．
- ADLにかかわる際には，環境や課題と個人の相互関係について"知覚"を考慮して分析し，介入することが必要である．
- 姿勢制御はすべての活動の基となっており，ADLにおいても姿勢制御を考慮して介入することが求められる．

（リハビリテーション天草病院リハビリテーション部）髙橋啓吾

◆参考文献

① 柏木正好：環境適応．青海社，2004
　　脳卒中片麻痺者の障害像の捉え方や治療につながる考え方を，臨床実践を通して紹介している．
② 山本伸一：活動分析アプローチ．青海社，2005
　　ADLの各項目だけでなく，様々な活動に対しての分析と治療介入について事例を通じて書かれている．

◆引用文献

1) 土井勝幸，他：事例で学ぶ生活行為向上マネジメント．医歯薬出版，p2-15，2015
2) J. J. Gibson：生態学的知覚システム．東京大学出版会，p55-68，2011
3) J. J. Gibson：生態学的視覚論．サイエンス社，p43，p137-138，1985
4) Anne Shumway-Cook（著），田中　繁，高橋　明（監訳）：モーターコントロール　第3版．医歯薬出版，p3-4，1999
5) 佐々木正人：アフォーダンス―新しい認知の理論．岩波書店，p32-35，1994
6) 柏木正好：環境適応―中枢神経障害への治療的アプローチ．青海社，p12-19，p138-144，2004
7) 大築立志，鈴木三央，柳原　大，他（編）：姿勢の脳・神経科学―その基礎から臨床まで―．市村出版，p11-18，p70-83，p91-111，2011
8) 小菅久美子：食事の障害の理解とアプローチ．山本伸一，他（編）　活動分析アプローチ．青海社，p188-193，2005
9) 廣田真由美：食事．山本伸一，他（編）　中枢神経系疾患に対する作業療法．三輪書店，p128-134，2009
10) 山本伸一：成人片麻痺における上肢機能の分析と介入例．山本伸一，他（編）　中枢神経系疾患に対する作業療法．三輪書店，p83-91，2009
11) 関根圭介：整容動作．山本伸一，他（編）　活動分析アプローチ．青海社，p101-106，2005
12) 浜田きよ子：自立を促す排泄ケア・排泄用具活用術．中央法規，p81-82，2010

13）土屋弘吉，今田　拓，大川嗣雄：日常生活活動—評価と訓練の実際—. 医歯薬出版，p166，1978
14）水原　寛：入浴. 山本伸一，他（編）　中枢神経系疾患に対する作業療法. 三輪書店，p151-156，2009
15）Gary Kielhofner：人間作業モデル 改定第 3 版. 協同医書出版社，p71-72，2007

Chapter **3**

道具や環境の違いにおける身体反応の変化
―生活動作に対する介入を中心に―

Summary

私たちを取り巻く環境には様々な道具があり，日々巧みに操作され活用されている．人は様々な道具を介して環境と相互作用する．道具は知覚対象であると同時に，環境を探索する知覚媒体である．本章では，作業療法場面で介入することの多い，身体・認知障害を有した対象者に対する道具操作と生活空間への適応について，生態心理学に基づき臨床実践を踏まえて述べる．生態心理学は，これまで対象者そのものだけに目を向けがちであったリハビリテーション分野において，対象者の障害や行為が環境と深く関係しており，人間と環境の相互関係に着目する必要性を示してくれる．本章では，こうした生態心理学の視点に基づき，道具の使用ならびに道具を用いた生活動作の改善に向けて，セラピストがどのように対象者にかかわっていくかについて説明する．

Key words　道具，環境，生活動作，アフォーダンス

I　道具を使用する

1. 道具の操作

　大辞林[1]によれば，道具とは，「物をつくり出すため，あるいは仕事をはかどらせるため，また生活の便のために用いる器具の総称」とされている．石器のように，切る，叩く，などして他に直接作用するものから始まり，近代のスイッチのように何かに間接的に作用するものまで広く発展している．人類は道具をつくり，使いこなし，さらに発展させる能力を持ち，これによって複雑な文明をかたちづくってきた．道具は文化の重要な側面のひとつである．

　われわれの生活を考えると，先人たちが作成した物や道具に囲まれて生活している．多くの場面で，道具を介した対象との接触が重要な役割を果たしている．例えば，食事場面において食材を扱うにしても，箸を用いて食材の特性に合わせて，様々な動きから，その先にある食材の抵抗感や感触，大きさなどを捉えることができる．日常生活における道具では，スプーン，フォーク，箸，鉛筆，包丁など，どの道具を使っていても，道具の先端から受け取る情報とその変化を絶えず知覚することができる．こうした道具の使用時にそ

の道具の先端にまで身体像が拡張されることが，入來らのサルを用いた実験によって神経生理学的に示されている[2]．すなわち，道具を操作するということは，「その種類によらず道具を身体の拡張物として知覚し，目的とする動作を遂行すること」といえる．

　手で対象を知覚するように，道具は実際に対象を映し出す感覚器官ともなる．道具を介して知覚するためには，まず道具そのものを感じ取ることが重要である．道具が手の機能の拡張物として知覚されるまでに至る過程は，熟練した行動様式のなかでは非常に迅速で柔軟な特性を持つ．その半面，行動様式そのものが大きく変化するような場合は長期間の習熟過程を経る必要がある．発症や受傷により，障害を有し，身体状態が大きく変化している場合においては，長期間の習熟過程を要することが推察される．

2. 対象操作，道具操作を担う身体 （図1）

　脳血管障害患者の多くは，発症からの経過のなかで，身体の不安定感に対する代償として過剰に身体を固めるバランス戦略をとる傾向が強くなる．そのため，道具から得られる情報に基づき四肢の動きをも変化させるような可変性が阻害されやすい．代償は，障害を生じた身体で環境に対しての再構築および適応する段階で起こる．代償的な動作は，一定の柔軟性を備えたシステムであるが，過剰な代償運動は，環境から得られる情報を無視した課題遂行を優先する好ましくない戦略を助長する．そのため，対象者が短期間に課題を果たすのに役立つという利点も持ちつつ，定型的なパターンに陥りやすく，以降の改善を制限する要因にもなり得る．そのため，生活期においても誤った過剰な代償運動なしに，対象者の状況に応じた適切な運動の学習を促すことが，セラピストにとっての課題となる．

　人間は，いとも簡単に対象物に対して手を伸ばし，目的に応じた効率的な操作を行うことが可能であるが，その制御は決して単純ではない．

　例えば，リーチ運動を維持しつつ手指で様々なことを行うことは，手の機能的役割としてモノの輪郭や形状に合わせて自由に形を変えていくことである．人間がモノの操作において器用さを習得したことには，進化の過程で獲得した手の形態変化が関与している．また，手だけでなく前腕部分から肩までの骨格の運動性も大きく関与している．

　ギブソン（J. J. Gibson）は知覚系の能動性を重視し，特に繊細な運動器官である手や口などは皮膚，関節，筋に存在する受容器群が協調して貢献する複合的なシステムであると述べている[3,4]．手は，操作において備えられているアクティブタッチやダイナミックタッチといった複合的かつ能動的な知覚システムを利用して探索と修正を繰り返す（理論的背景は第13章参照）．

　道具の操作は定型的な運動パターンではない．道具の先をあたかも自身の一部のように知覚する身体図式や身体表象が大きく影響している．道具を把持している身体全体が知覚探索器官となり，道具の運動から受ける抵抗感（モーメント量など）の変化を，全身の筋

実践編 1　生態心理学的アプローチ

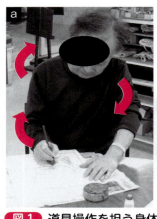
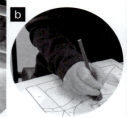
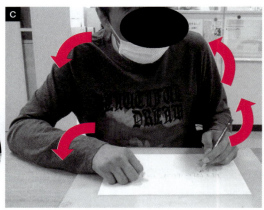

図1　道具操作を担う身体

a, b：軽度の運動麻痺を有した事例の代償的な書字動作
対象者の麻痺側上肢は日常生活場面で実用的な使用が可能なレベル．しかし，書字（麻痺側上肢）を開始すると非対称の姿勢となる．鉛筆を滑らせないように，滑り止めや太柄にした鉛筆を用いているが，不安定であり手関節や手指が硬く固定されている．そのため，道具が手の動きと一体化するような操作となりやすい．
上肢が姿勢保持の一部に参加している場合には拙劣な操作となりやすく，道具の特性に応じた知覚探索は困難となる傾向にある．
c：非麻痺側での代償的な書字動作（利き手交換）
対象者の麻痺側上肢（右側）は日常生活場面で実用的な使用が困難なレベルであり，利き手交換訓練として書字活動を実施している場面である．非対称の姿勢となり，手関節，手指は硬く固定され，道具が手の動きと一体化するような操作となりやすい．非利き手（非麻痺側）における書字活動について，健常者の熟練していく過程と同様の効率性を有しているとは考えにくい．麻痺側，非麻痺側での書字であるが，非対称的な姿勢や末梢部（手関節，手指）の固定的な動きなど多くの共通点がみられた．結果，筆記具を通した紙面からの抵抗感を知覚しにくい状況にある．

への伸張刺激として受け入れつつ，反応しているため，多様な運動パターンを描くことになる．

> **Point!**
>
> 　脳血管障害者をはじめ，身体に障害を有した対象者は，姿勢の安定のために代償的・固定的な姿勢保持を優先し，機能的・効率的な課題遂行が困難な状況下にある．体幹部と上肢の協調関係も崩れた代償活動は，道具操作へも固定的な影響を与え，道具の先端に生じている感覚知覚情報の抽出は困難となる．知覚システム間の協調にも乖離を生じていると考えられるため，抵抗感の変化を感じることが阻害されていると推測できる．姿勢や運動を調整するための情報を，体性感覚系から得ることができず，さらに視知覚も歪むことで，視覚と運動の統合不全に陥っていることが多い．そのため，動作を反復しても，拙劣で努力的な活動状態から脱することができず，潜在能力も発揮することが難しい状況にある．

Chapter 3　道具や環境の違いにおける身体反応の変化

Ⅱ　道具操作に対する臨床実践

1．道具操作への介入

■ 人類が獲得した動作構築の 4 水準

　ベルンシュタイン（N. A. Bernstein）は，人間の活動を階層構造により定義し，筋緊張（レベル A）や運動，合目的な運動パターンやバランス反応（レベル B）という下支えの下，日常生活で身体を動かすなどの動作（レベル C）が成立し，さらに行為（レベル D）は社会・文化や更衣の文脈という背景により，複数の動作の組み合わせで成立していると述べている[5]．すべての行為や動作を考えた場合，姿勢維持，特に体幹の動的な安定性により，上肢は身体を支える支持活動ではなく，物の移動や操作が可能となっている．

■ 基礎的定位，空間的定位の保障

　対象者の道具操作へ介入する際に，まず注意すべき項目として，安定した姿勢を保障することが挙げられる．障害を有した対象者の代償的・固定的な姿勢保持は，不安定性に対する戦略であり，その戦略下で道具操作を行っても，道具や身体を通じて知覚情報を抽出することはできない．課題の集中を妨げない範囲で，対象者の無自覚な姿勢の安定を保障していくかかわりが，基本的な介入の第一歩となる．加えて，代償が生じている背景を無視したかたちでの強引な介入（スピードや到達回数のみを優先した課題提供）は避けなければならない．人間は，重力と支持面情報に基づき無自覚に自己身体内部で姿勢を制御する方法（基礎的定位）と，環境に働きかけて生じる場の流動により姿勢を制御する方法（空間的定位）とを相互に協調して自己の定位を行い，日常生活での道具操作を行っている．加えて，環境との相互関係の下，対象物の操作が行え，また道具操作により，対象の特徴を探索していると考えられる．

　定位とは，動物が刺激に対して体の位置または姿勢を能動的に定めることであり，課題遂行時においては，環境から得られる情報により身体状態を適切に調整し，維持することが必要である．脳血管障害を有した対象者は，目的指向的に活動を開始してしまう傾向が強く，課題施行中の身体の構えに不備があるということ自体に気づくことはない．まず，対象者は頭部を前方に向け続け，眼は目標に向け続けることができているかなど，様々な知覚情報に対してどの程度探索的になっているか常時捉えていく必要がある．

Point !

　ある知覚情報がどのような主観的体験を生起させるかは，文脈によって異なるとされている[6]．従って，身体部位の空間的定位に生じたズレを改善するためには，ズレが生じている身体部位に局所的に着目するのではなく，全身の姿勢状況に着目する必

要がある．また固有受容感覚のみではなく，視覚や前庭感覚が主観的な感覚の生起に関与していることを念頭において，かかわっていく必要があると考える．

■ 上肢・手の選択的運動と感覚情報への焦点化（図2）

対象者が道具操作に含まれる知覚情報を捉えていくには，姿勢の安定に配慮しながら，対象者の能動性を生かすような上肢・手による操作が必要となる．身体の障害を有した対象者は，体幹部の過剰な固定から代償的な上肢の運動を誤ったかたちで習慣化する傾向が強い．また，道具操作時の上肢の選択的な運動には，対象操作からの知覚情報が不可欠であり，末梢部と体幹部の関係性を考慮しながら，その知覚情報を捉え続けているか着目していく必要がある．

2. 道具による行為の変化

■ 食事動作

食事動作は，人間が生きていくうえで必要不可欠な動作であり，多くの疾患において早期からの自立を期待されるセルフケア項目のひとつである．そのため，食事動作に関する報告は多く，リハビリテーション分野のみならず広い分野において，健常者や特定の疾患を対象として，新しい食事道具の作成や工夫について検討がなされている．四肢および体幹に運動麻痺が生じる頸髄損傷者に対し，食事道具（スプーン，フォークなど）の把持が

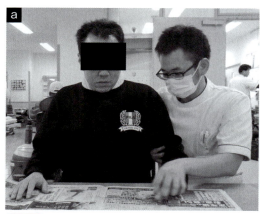 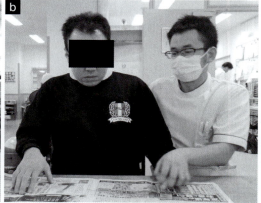

図2 左上肢が利き手である左片麻痺事例に対する書字動作へのアプローチ

筆記具はクレヨンを使用．クレヨンの先端が先行するかたちで，滑らかな運筆となるように麻痺側手背より誘導している．手関節の運動により「払い」を強調している．同じところを塗り重ねることで，変化していく抵抗感を情報として取り入れていく．
a：非麻痺側での押しつけを軽減するために麻痺側の肘から末梢−体幹の関係性をつくる．座面に向かってわずかな圧を加えていくことをイメージしている．b：末梢のみでの操作となっており，末梢−体幹の関係性を考慮できていない．そのため，非麻痺側の押しつけが強くなっている．

Chapter 3　道具や環境の違いにおける身体反応の変化

困難であるため，スプーンを差し込んだり，固定したりするための自助具や装具を提供することはよく知られており，主なものにユニバーサルカフが挙げられる.

　自助具とは，身体障害から日常生活で困難をきたしている動作を，可能な限り自分自身で容易に行えるように，特別に工夫された道具である．自助具は，利用者個々の身体状況や能力，要望などに合わせてつくられることが望ましく，作業療法士が製作することが多い.

　玉垣はユニバーサルカフについて，臨床場面でも実際に使用頻度が高く，食事動作の自立という観点では有効であるとしつつも，スプーンと上肢の運動に非効率的なパターンが観察されるため，健常者が通常用いるスプーンの持ち方に近くなるような自助具「ニューカフ」を製作し，ユニバーサルカフとの差違について報告している[7,8,9].

　ユニバーサルカフの非効率性について玉垣は，「スプーンの内容物を落とさないようにするために，前腕は回内位に固定されている．そしてその代償として体幹の側屈や前屈，肩の挙上や肩関節の屈曲など大きな動きで食事を行っているため，左右の非対称性が強まっている.」と述べている[7].手関節の固定性が強く，粗大な運動が要求される状況下では，食対象に合わせた操作やスプーンの先端からの知覚情報が得られにくい状態となる．このような偏った知覚行為循環により，上肢の過活動が著明となるため，身体各部の協調関係を失う傾向にあり，上肢の疲労度や痛みを生じることにつながる.

　ニューカフは3指つまみを再現し，動作時に肩関節の過剰な運動を減少させ，肘，前腕や手関節の運動性を高めることが可能である[9]ため，ユニバーサルカフと比較すると，食対象に合わせた操作やスプーンの先端からの知覚情報が得られやすい状況をつくることができる.

> ### Point !
> 　食事は，人間が生きていくうえで必要不可欠な動作である．1日にフォークやスプーンを使って食物を口まで運ぶ回数を考えると，道具使用を伴う極めて有効な治療・訓練場面といえる．そのなかで対象者を適切に評価し，より良い自助具を提供していく必要があると考えられる.

　中心性頸髄損傷により右手指機能の低下を認めた事例に対して，スプーンの角度や持ち方を変化させるだけで上肢の運動に大きな変化が出ることを考慮し，筆者も食事動作時の自助具にニューカフを提供した．結果，手関節の運動性が向上し，スプーン操作時の探索的操作がみられ，食対象を捉えやすくなった．また，スプーン操作に合わせた頭頸部の協調的な運動もみられ，食事動作時の困難感の軽減につながった（**図3**）.

45

実践編 1　生態心理学的アプローチ

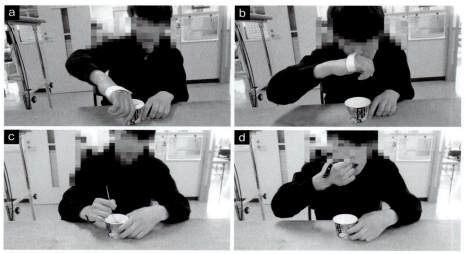

図3 頸髄損傷（不全四肢麻痺）事例に対するニューカフの導入
　　a，b：ユニバーサルカフを使用した食事．橈側握りの自助具である．a はすくい動作．肩関節の外転，内旋が著明．体幹を左側に傾ける傾向が確認された．スプーン操作は硬く，ぎこちなさを認める．b は取り込み動作．肩関節の内旋と挙上，外転により口へ運ぶ．スプーンのなかの対象物を落とさないように頸部がスプーンを迎えにいくための屈曲が強まる．
　　c，d：ニューカフを使用した食事．3 指つまみの自助具である．c はすくい動作．手関節や前腕回内外の運動性が拡大した．ユニバーサルカフ使用時と比較して，肩関節の外転は減少した．スプーン操作は柔らかく，円滑となる．d は取り込み動作．手関節と前腕の運動にて口にスプーンが向かっていくことが可能となった．

■ **書字動作（図4）**

　書字は通常筆記具を用いて行う，手先の巧緻性が要求される動作である．対象者に対する作業療法では，このような書字活動にもアプローチする機会が多い．

　ここでは，頸髄損傷により不全四肢麻痺を呈した事例に対する書字用自助具の導入について報告する．本事例は，自助具なしでも字を書けないことはないが，鉛筆が揺れてしまい，思いどおりに書くことができないとの発言が聞かれていた．既製のつまむ部分に装着する自助具を試してみるものの，大きな改善を得ることはできなかった．

　われわれの鉛筆の把持形態を確認するなかで，その多様性に気づかされる．障害を持った身体がその多様性を持った把持形態を表現できるかといった視点から考察すると，情報は鉛筆の把持形態に依存するのではなく，書字により必要なペン先からの抵抗感が得られているかによるのではないだろうか．今回は，弾性のスプリントを使用した自助具の製作を行い，その過程において本事例の受傷前の鉛筆操作は中指の先端で行っていたことがわかった．そのため，中指の先端で筆圧の変化を捉えやすく改良を重ね，筆記具の把持が不安定になることで，手関節，手指は固定的な動きになることが確認されたため，拇指と示指の間（ウェブ・スペース）を確保することと，筆記具の安定についても改良のポイントとした．

Chapter 3 道具や環境の違いにおける身体反応の変化

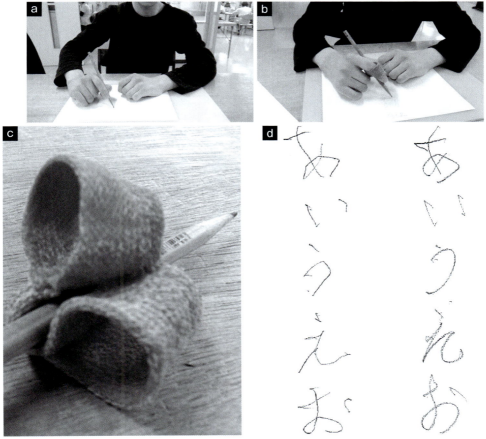

市販の自助具における書字　作成した自助具における書字

図4 頸髄損傷（不全四肢麻痺）事例に対する書字用自助具の導入
a：市販の自助具を使っての書字．手関節は固定的であり，肘関節の屈曲による書字動作となってしまう．b：手関節の運動性が出現，鉛筆も立ち，筆先を探索しやすくなった．c，d：改良した自助具と，それを使っての書字．

　市販の自助具使用時は，身体を固定し，肘関節の運動による書字となりやすくなることで筆圧の変化について捉えにくく，書字を重ねる過程でさらに身体の固定性を強めてしまう傾向にあった．しかし，製作した自助具を使用した場合，開始当初は市販の自助具と同様に身体近位部を固定していたものの，中指を中心に筆圧の変化を捉えることができることにより，書字を重ねるなかで身体の固定性は軽減し，さらには末梢部の運動性も高まった．また，筆先が指先のように常に探索方向に向かうなどの変化も認められ，運筆が可能となった．字体も滑らかとなり，はねや止めもみられるようになった．

■ 書字訓練の内容について考える

　ギブソンは，幼児のなぐり書きを知覚の練習であると捉えている[10]．道具を使うときは，どうしても練習が必要であるため，とりあえず動かしてみてどのようなことが起こるかを確かめる必要があり，その典型的な行動がなぐり書きであると述べている[10]．子供をみて

実践編1　生態心理学的アプローチ

いても，なぐり書きにより紙面に痕跡を残すといった運動経験を楽しんでいるかのように思える．筆圧の変化による固有受容感覚とともに，紙面上の痕跡が外部空間へ明確な位置づけをもって記録されている．そのため，書字は常に新しい知覚運動経験を引き起こす活動であると考えることができる．他の活動とは異なる驚きや喜びといった情動体験を伴うことが可能であり，提供する課題にもその特性を明確にするような遊び的な要素を含むことを考えていきたい．

　書字訓練において，必要なのは前述のとおり，筆記用具と紙との抵抗感の変化を捉えた活動として再学習することである．自助具の導入についても，単に筆記具を把持できることを目指すのではなく，知覚情報を取り入れやすい持ち方自体も検討していく必要がある．筆記具により抵抗感も異なり，材質に関してはクレヨンは鉛筆やボールペンに比べて軟らかく，先端の面積が広がりやすい．素材の特性上，粘着性があるため抵抗感が明瞭であり，方向や強さが識別しやすい．これらの特性も考慮しながら書字活動を段階を追って提供していくことが望ましいと考える．また，訓練課題も字体の練習のみならず，なぐり書きや簡単な塗り絵など感覚知覚経験を楽しめるような課題を提供する必要性がある．

3.　対象物の持つ特性

　対象操作・道具操作に対する治療介入においては運動・解剖学的要素を基盤とするのではなく，対象となる活動への知覚過程に着目する必要がある．柏木は，片麻痺患者の治療では定型的な固定を優先した個体に働きかけ，環境との相互作用に橋渡しをする必要があると述べている[11]．そこでの作業療法士の役割は，対象者自ら身体を開放し，環境を探索できるように感覚器官を情報源に向けて刺激を受容し，識別の段階に到達させる手助けをすることである（第13章参照）．こうした手助けのためには，介入のなかで姿勢制御や道具操作の効率性，課題へ向かう注意や認知機能を質的に評価することが必要であるが，介入前に課題として提供する対象物や道具が備える文脈を鑑みる必要がある．レーダーマン（S. J. Lederman）らは能動的な対象物の使用に関して，対象物の文脈を構成する要素として，①質感，②抵抗，③温度，④重量，⑤容積，⑥物理的なかたちなどを挙げている[12]．これらは対象物を特徴づける要素となり，操作的な知覚探索の焦点となる．行為における文脈は，上肢機能や発症前の生活歴に左右され，すべての対象者で一定の順序に沿って操作するわけではない．対象物に対する難易度調整は，対象者の上肢機能や運動パターンに大きな影響を与えることが多く，この特性を理解し，活用することにより望ましい身体機能に基づき対象物の操作性を引き出すことを目指していく必要がある．

> ### Point !
>
> 　注意しなければならない点として，“対象者が焦りを強めること”がある．苦痛や不安を感じ始めたら，挫折感へつながる前に，休止するか他の課題に移行することが望ましい．対象者に生じた精神的緊張は，操作前からの力みとして，予期的な姿勢調整の段階で身体を固めるような過剰な代償動作が生じやすい．介入時は，可能な限り過剰な緊張を取り除いた設定をもとに道具を操作できるよう間接的に援助する必要がある．

Ⅲ　生活空間への適応

1.　日常生活活動への介入（図5）

　ここ数年，リハビリテーション医療に携わるセラピストの間で，アフォーダンスという生態心理学の重要概念を取り入れ，障害者の運動，行為，認知をアフォーダンスの視点から捉え，介入，生活支援に応用する展開が目立つようになってきている．

　生活期の中枢神経疾患障害を有する対象者については，その機能回復の過程のなかで，その正誤はともかくとして内外環境（自己についての知覚と環境についての知覚）との相互作用のなかで変化をつくり出している．生活を営むうえで，移動は早期から必要とされ，不安定な状態での移動の場合，身体を過剰に固定するため，環境から情報を抽出し，自身の身体を定位し移動するといった相互作用が困難となり，知覚システム間の乖離が生じる．そのような状況下では視覚優位のバランス反応となりやすく，動作も固定的な反応が強まる．そして，対象者は多くの時間と労力を費やし，本質的な機能の回復，つまり障害を有した身体で自己身体の知覚と外部環境の知覚の相互作用で成立する知覚システム間の再構築とは異なる，課題遂行的に繰り返すことで目標達成している場合が多い．

　実際の臨床場面においても，手すりに届かない場所で立ち上がる，ドア幅に身体を合わせることができずにぶつかってしまう，などの知覚システム間の乖離を認める．これらの例は，動作主体（構造や機能も含めて）と環境との相互作用のなかに動作・行為が成立することを示している．つまり，障害を有する対象者に対して，環境との適応を無視して目的達成に向けて，特定の姿勢や動きだけを繰り返し練習する介入のみを行っていては，ある場面で目的の動作が獲得されても，異なる環境下においては遂行できなくなることにつながってくると考える．

実践編 1　生態心理学的アプローチ

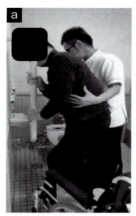
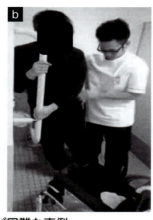

図5 環境との相互作用が困難な事例
脳幹出血により四肢麻痺を有した事例のトイレ動作．運動麻痺は軽度であるが，立位姿勢が不安定であり，必要以上に視覚機能に頼ろうとする傾向が強くなっている．車椅子とトイレ間の移乗時，手すりへ依存してしまい，運動のための姿勢調整ができていない状態で動作を遂行してしまっている．結果，立位姿勢はより不安定となり，壁・手すりに接近してもたれかかる傾向が強い．しかし，側面構造に対する不適応さからバランス保持の手がかりとなることは少なく，かえって屈曲姿勢を強めてしまい，危険性を高めてしまう．

> **Point!**
> ギブソンは環境が動作主体にとって，当該の動作・行為を可能とするかどうか，アフォーダンスを有するかどうかを知覚することが，行為達成のための環境知覚において重要であると述べている[10]．対象者にとっても能動的に環境や物に働きかけ，自分や環境を知覚し，相互関係を持って問題を解決できることが重要と考える．周囲の環境と自らの行為とを適合させること，つまり，環境の持つ変動性に対応して行為を調整する柔軟性を身につけることが望ましい．

2. 日常生活における姿勢制御と視知覚

われわれは絶えず視線を動かし，必要な視覚情報を取り込んでいる．先行研究においても視線行動と身体運動には強固な時間的・空間的関係があることが明らかになっている[14〜16]．視覚情報はあらゆる運動行動に先行して重要な役割を担っており，個人の文脈や指向性により異なるものの，他者の視線に反応し，操作対象の特性を捉えることから，姿勢反応や構えの準備を行い，すれ違う人や障害物との関係を調整している．移動や身体の動き，もしくは環境自体の変化で生じるオプティカルフロー（光学的流動，第13章参照）を知覚し，情報として利用している．

ギブソンによれば，人間は知覚を通して環境に含まれる意味のある情報を抽出し，行為している[13]．さらに，環境のなかには，知覚した観察点に対して自分自身の身体がどのような位置や距離にあるのかを特定する情報が存在するとしている．つまり，環境を知覚することが同時に自分自身をも知覚することであるということである．

3. 周囲環境への適応に向けて

脳血管障害患者は発症直後の弛緩期から，それぞれの生活場面のなかで，自身の身体を代償的戦略で制御することに汲々としている．身体障害ゆえに，必要以上に視覚機能に頼ろうとする傾向が強くなり，ベッドと車椅子間の移乗時，アームレストや手すりに依存してしまい，運動のための姿勢調整ができていない状態で動作を遂行してしまう場面が多い．その結果，空間の特性を得ることができず，対象の特性や距離，周囲との相互関係を十分に把握することができない．

また，トイレや浴室などの狭い空間では，立ち上がった際に間近にある壁やドアに対し，接近してもたれかかる傾向が強い．しかし，側面構造に対する不適応さからバランス保持の手がかりとなることは少なく，かえって屈曲姿勢を強めてしまい，危険性を高めてしまう．環境の知覚（視覚）と自己身体の知覚（体性感覚）が乖離した状態で生活動作を遂行することにより，活動の努力性や困難性を助長している．

作業療法における ADL（Activities of Daily Living：日常生活活動）アプローチにおいて，訓練室では"できる"（できる ADL）が，病棟では"できない"（している ADL）という対象者に遭遇することは少なくない．訓練室の環境は整備されており，動きやすい環境になっていることや，セラピストの存在が安心感となっていることが考えられる．しかし，対象者が長時間生活している場所は病棟，病室である．対象者にとって毎日繰り返し活動している環境にもかかわらず，現実は活動へ制限を生じ，困難さを感じている状態にあることが多い．

そのため ADL への介入場面では，対象者が環境情報をしっかり捉えているか否かについてセラピストが観察・評価する必要がある．目的とした活動の前に，どのようなバランス戦略をとっているか評価することは，環境に対する不適応を把握するうえで前提となる．不適応の原因については，セラピスト自身が頭のなかで組み立てた原因を手がかりにするのではなく，対象者と一緒に動くことにより得られる情報をセラピスト自身も知覚しつつ評価につなげていくことが望ましい．

4. 側面構造への接近

生活の拡大に向けて，課題となるのが活動空間への移動，接近である．われわれは壁や

実践編1 生態心理学的アプローチ

テーブル，椅子，棚など多くの側面構造に囲まれて生活している．壁は空間を特定し，行動の方向性を明確にする意味では視覚的に身体の安定を促すが，対象者が壁に接近する場合は運動を制約しやすい特徴を有する．地面から垂直に立ち上がる壁面には輪郭がなく，視覚的な運動制御の手がかりは拡大と縮小を繰り返す肌理（きめ）の変化のみである[10]．このような状況において，対象者は筋緊張を高め，固定的な姿勢をとることが多くなる．

身体に障害を有する対象者は，不安定な状態により身体を過剰に固定するバランス戦略を選択しやすく，環境との相互作用が困難となる．動作遂行する環境下で自身の行える最善な動作を選択しているものの，環境情報は知覚されにくく，側面構造への適応が困難となりやすくなるため運動に制約が生じ，不安定な動作となってしまう傾向にある．

5. 側面構造への適応に向けて

生態心理学の考え方に基づけば，自己を定位する視覚情報は，空間そのものにはない．地面や側面構造，天井あるいは正面に立ちはだかる障壁などから，自身の運動に伴ってもたされる見えの変化が，その場と自分自身の関係を特定する手がかりとなっている．対象へ向かう運動を誘導するなかでは，側面構造の持つ圧迫感を取り除き，直接的な目標点の視覚情報よりは周辺の空間構造から周辺視野に捉えられる光学的流動を運動の手がかりとしていくことが望ましいと考える．

治療場面においては，側面構造への接近を通して，肌理の変化と姿勢制御を同期させ，視覚系と固有感覚系の協調を促していく．その際，バランスが不安定な状況では，偏った知覚行為循環に陥りやすくなるため，重心位置が支持基底面から逸脱しない（外方へ崩れるモーメントが最小限となる）姿勢の設定を基準に，活動空間として側面構造への接近（および離隔）を促しつつ，外部環境への適応を図っていく必要がある．支持面から重心が逸脱しないような安定した姿勢を保障したなかで，活動空間に対する対称的な構えと十分な接近を促すようにかかわっていく必要がある．

■ 見渡すための機能（頭頸部，眼球の運動性改善）

重度の障害を有した対象者の知覚行為循環の偏りは，情報が少ないことによってではなく，異質な情報が入ってくることにあると考えられている[17]．身体の不安定さや，知覚行為循環の問題により引き起こされる頭部の過剰な移動，過剰な身体の固定による眼球および頭頸部の拙劣な運動は視覚情報を異質なものへと変化させる．対象者が周辺環境から視覚情報を適切に捉えるためには，眼球運動のみならず，周囲を見渡すための頭頸部や眼球運動の運動性や自由度を高めていく必要がある．

■ 側面構造に身体を合わせる（図6）

前述した準備段階を踏まえて，より積極的に外部環境と自身との関係を捉えるように側面構造である壁面と適応関係を再構築する体験は，その活動範囲の拡大に向けて重要とな

Chapter 3 道具や環境の違いにおける身体反応の変化

介入前　　　　　　　　　　　　　　　介入後

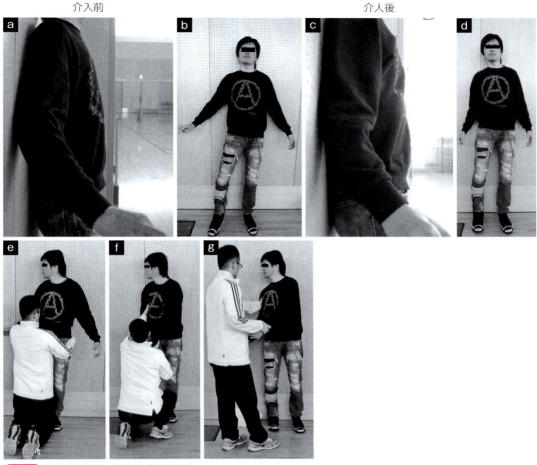

図6 側面構造に身体を合わせる

交通事故による脳外傷により右片麻痺を有した事例．a, b：介入前：腰背部を浮かせ，胸郭を釣り上げた姿勢をとり，姿勢も非対称的であった．c, d：介入後：壁面を身体の参照点（リファレンス）として取り込み，身体の安定，姿勢の対称性が認められる．e：圧迫感に影響を受けている状況．過剰に身体を固定しており，床や側面からの視覚情報の変化，オプティカルフローも生じにくくなっている．また，体性感覚・前庭迷路系からの情報変化も生じにくくなっている．f：背面が側面構造に適応してきていることを確認し，側面構造への接触を維持しながら頭頸部の回旋を促し，視覚情報の変化や見えの変化を情報として取り入れていく．g：肩甲帯が壁面から離れる反応が認められたら，できるだけ重心移動を最小限としつつ接触面を上腕部へ移行していく．体軸内の回旋が十分に得られるようであれば下肢を振り出していく．

る．壁面から受ける圧迫感を取り除き，適応を図るために2足直立の安定を維持しながら，胸郭接触で壁面から得られる情報を基に身体と構造物という知覚の相互作用から安定を与える．壁と接触するくらい接近して視線を動かすとオプティカルフローの変化率が大きくなる．そして，他の身体部位を参照点とし臀部や背面の接触を促しながら動くことで知覚させていく．このとき，圧迫感に影響を受けて過剰に固定された姿勢を呈している場合は，体性感覚や前庭迷路系からの情報変化も生じにくくなっており，床や側面からの視覚情報の変化，見えの変化（オプティカルフロー）も生じにくくなるため注意が必要となる．背

実践編 1　生態心理学的アプローチ

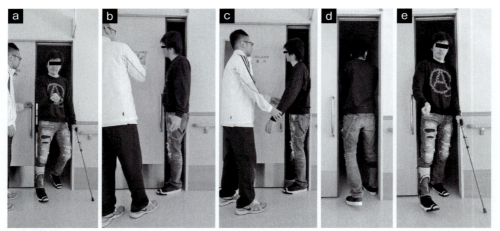

図7　側面構造への適応（狭い間隔を通り抜ける）
a：下肢はワイドベースで，体幹の回旋がないまま，身体の固定性を強めている．ドアの開閉は，自身の身体幅と合致しておらず見守りを要した．b〜d：ドアから通り抜ける先となる向こう側をのぞき込むように誘導していく．移動の誘導は，側面構造に身体を適応させ，接触部位を運動の手がかりとして進行方向に回り込むように実施する．e：上半身の回旋もみられ，ゆったりとした円滑で安定した動きとなっている．ドア幅も自身の身体幅と合致している．

面が側面構造に適応してきていることを確認し，側面構造への接触を維持しながら頭頸部の回旋を促す．対側の壁面を見ながら，視覚情報の変化や見えの変化を情報として取り入れていく（空間的定位）．この際も両足底から得られる床反力情報を維持しつつ，身体の余計な力を抜きながら動くことよう促していく（基礎的定位）．反対側の肩甲帯が壁面から離れる反応が認められたら，できるだけ重心移動を最小限としつつ接触面を上腕部へ移行していく．体軸内の回旋が十分に得られるようであれば下肢を振り出していく．この際，接触面の移行に合わせた下肢の振り出しを促す．何か意図しようとすると，身体内部の反応として課題を実現するための全身の筋緊張状態が，環境との相互関係で準備される．このタイミングは，運動を行おうと意図する前段階であるため，対象者にはあくまでも壁との接触を意識してもらいつつ，下肢を振り出すという運動へ意識が向くことのないように注意する必要がある．これらの過程を経て側面構造を安心できる場所として認識させていく．

■ 狭い隙間を通り抜ける（図7）

　日常的な移動は，複雑に入り組んだ遮蔽物の間を縫うように行われている．生態心理学では，「遮蔽」という重要な概念を扱っている．遮蔽の発生の仕方で「まだある」と「もうない」を知覚し，重なり合いが動くことで発生する「遮蔽」は，縁（エッジ）を生み出しその輪郭を露わにする[10]．

　身体に障害を有した対象者の臨床場面での観察では，ドアなどの隙間を通過する際，その幅が十分に広いにもかかわらず，身体を過剰に固定（制動）し，歩行速度を減少させる傾向にある．隙間を通り抜ける際にも，隙間そのものへ注意が集中し，それを構成するドアや壁，机に向けられておらず，両側の縁に過剰な注意を払いながら通る，あるいは身体

が通り抜けるのに十分余裕のある隙間に対しても，肩を過剰に回旋させながら通るという反応が多く観察される．柏木は，臨床場面において，狭い隙間を通り抜ける場面において，成人片麻痺者の注意が隙間そのものに向けられ，それを構成するドアや壁に向けられず，その結果，その隙間に強引に押し入ろうとすると述べている[11]．このように，障害を有した対象者では，動作能力そのものが発症前と比較して変化しているだけでなく，知覚（できると思うこと）と行為（実際に行うこと）との関係性に乖離が生じる[18]．しかし，障害により身体が不安定となった対象者においてその傾向性はさらに強まり，知覚と行為の乖離に対して十分に対応できないだけでなく，最悪の場合は転倒などの危険性につながると考える．

　隙間の通り抜け課題は，移動と視覚探索の協調を目的として実施する．ドアから通り抜ける先となる向こう側をのぞき込むように誘導していく．移動の誘導は，側面構造に身体を適応させ，接触部位を運動の手がかりとして進行方向に回り込むように実施する．最初は，下肢への重心移動は最小限に留め壁面での視覚変化を促す．徐々に体幹の回旋を促しながら重心移動を促し，ドアとの隙間を抜けるように頭部，体幹，骨盤，下肢と通り抜けていく．この際，前面，後面で側面構造との接触を促し，通り抜ける経験から知覚を促す．最終的には反対側へのすり抜けなども含めて繰り返して実施し，側面構造に対する身体の適応を図っていく．

Point !

　実際に活動している空間であるトイレや浴室，洗面台など具体的環境における介入も重要である．対象者は目的指向的であり，非麻痺側優位な運動特性を考慮すると，対象となる構造物や取り巻く環境を十分に観察したうえで，活動空間の探索を促していく必要がある．配置されている対象物や環境との関係性を具体的に捉えられるように方向づけていくことが重要である．また，具体的な活動場面においても下肢および体幹が支持として機能できるように安定した姿勢を促しつつ動くことを経験することにより生活空間からの視覚情報の取り入れやすくなる．

おわりに

　本章では，作業療法場面で介入することの多い，身体・認知障害を有した対象者に対する道具操作と生活空間への適応について，生態心理学に基づき，臨床実践を踏まえて述べてきた．リハビリテーションにおける多くの生活場面で，道具を介した対象との接触が重要な役割を果たしている．道具は提供するだけでなく，その効率的な構造に即した知覚情報を取り入れることに配慮したうえで提供していく必要があり，場合によっては徒手的な

実践編 1　生態心理学的アプローチ

誘導を実践することも必要となる.

　生活空間への適応については，側面構造への適応というひとつの場面を挙げて説明した．リハビリテーションにおける生活の拡大に向けて，課題となるのが活動空間への移動，接近である．われわれは壁やテーブル，椅子，棚など多くの側面構造に囲まれて生活しており，側面構造への適応は重要な課題であると捉えている．その際，便宜的に各システムを分けているが，行為そのものは同時的に行われており，ある特定の知覚システムだけが強調されることはなく，各システムと環境との相互作用が重要となる.

Message

- セラピストから見えにくい，対象者の「知覚」と「行為」の評価と治療は，相互のかかわり合いのなかで明らかになってくる環境の持つ要素や可能性について知っていく必要がある．それは，われわれの「周囲にあること」に気づくことからスタートするのではないかと考える.
- 対象者の方々が環境からどのような情報を得ているのかを捉えるためにも，動作や行為の際，対象者の反応を捉えていく姿勢が重要となる.
- 生態心理学概念をもとに作業療法士が臨床実践において考えることは，環境のなかに「～したくなる」要素を探ることであると考える．対象者の機能的評価やゴールにとらわれるあまり，セラピストが活動の可能性を探そうとする前に，対象者と活動を通したかかわりに限界をつくらないことを心がけていきたい.

（中伊豆リハビリテーションセンター作業療法科）生田純一

◆参考文献

① 佐々木正人：アフォーダンスの視点から乳幼児の育ちを考察．小学館，2008
　　乳幼児の育ちをアフォーダンスの視点で記録しており，DVD映像の視聴もできる．環境が人に与える「行為の可能性」を考えるきっかけとなった.
② 佐々木正人・三嶋博之：アフォーダンスと行為　シリーズ身体とシステム．金子書房，2001
　　衣類を身につける全身の動き，食事時の手の動きなど，生活上の行為を生態心理学的な思考で分かりやすく解説されている.
③ 長崎　浩：動作の意味論．雲母書房，2004
　　ウォーキングからリハビリテーションまで，日常動作の普遍性を考察されている．ギブソン，ベルンシュタインらの思想に触れながら，動作の意味を考えさせられる.

◆引用文献

1) 松村　明（編）：大辞林 第3版，三省堂，2006
2) Iriki A, Tanaka M, Iwamura Y：Coding of modified body schema during tool use by macaque postcentral neurons；Neuroreport. 1996；7（14），2325-2330

3) Gibson JJ：Observations on active touch. Psychol Rev. 1962；69（6），477-491
4) 岩村吉晃：タッチ 神経心理学コレクション．医学書院，2001
5) ベルンシュタイン NA（著），佐々木正人（監訳)：デクステリティ 巧みさとその発達．金子書房，2003
6) 樋口貴広，森岡 周：身体運動学―知覚・認知からのメッセージ．三輪書店，2008
7) 玉垣 努，別府政敏，野村 進：頸髄損傷者の食事用自助具の比較検討．作業療法．1995；14：224
8) 玉垣 努：C6A 頸髄損傷者の ADL 自立度．OT ジャーナル．1996；30，719-724
9) 松本琢磨，玉垣 努：把持具．OT ジャーナル．2003；37，131-136
10) Gibson JJ（著），古崎 敬，古崎愛子，辻敬一郎 他（共訳)：ギブソン生態学的視覚論―ヒトの知覚世界を探る―．サイエンス社，1985
11) 柏木正好：環境適応 第 2 版．青海社，2007
12) Lederman SJ, Klatzky RL：Hand movements：a window into haptic object recognition. Cogn Psychol. 1987；19（3），342-368
13) 干川 隆：知覚と行為との相互作用に関する再考―生態学的自己の発達と障害の観点から―．熊本大学教育学部紀要．2002；245-260
14) Land MF：Eye Movements and control during real-world scene perception. Trends Cogn Sci. 2003；7, 498-504
15) Grasso R, et al.：Eye-head coordination for the steering of locomotion in humans：an anticipatory synergy. Neuroscience Letters. 1998；253, 115-118
16) Hollands MA, et al.：Visually guided stepping under conditions of step cycle-related denial of visual information. Exp Brain Res. 1996；109, 343-356
17) 山本伸一，他（編)：活動分析アプローチ―中枢神経系障害の評価と治療 第 2 版．青海社，2011
18) Warren WH, Whang S：Visual guidance of walking through apertures：body-scaled information for affordances. J Exp Psychol Hum Percept Perform. 1987；13（3），371-383

Chapter **4**

摂食・嚥下機能への外・内環境からの
アプローチ

Summary

本章では，入院中の患者の食事動作を中心に述べていく．入院している患者の行動範囲は実に狭く，入院前に当たり前に行っていた動作でさえ行う意欲が落ち，無表情の患者が増える．こうした患者が，食事動作を通して楽しさを発見し，日常の動作を再び自然に行えるようサポートする方法として，環境の提供という観点から紹介する．病室であっても，患者がその環境のなかでアフォード（環境に適応し，動くための情報抽出）できるような身体づくり・環境を提供することで，自らが動作したいと思う意欲や，動作ができることや食事をすることへの喜びの感情を引き出せる可能性がある．本章ではこうした環境の提供に関する具体的な取り組み事例について紹介する．

Key words　食事動作，環境設定，アフォーダンス，快感情，ダイナミックスタビライゼーション

Ⅰ　食事動作の基礎的知識

1.　人生における食事の持つ意味

　食事は生命維持という重要な役割を持つ一方，日常生活における大きな楽しみのひとつであり，家族や知人を含む他者との交流といった社会的行為の側面も持つ．食事場面では，食べ物の性質（味，色，におい，食感）や，一緒に食事をする人との語らいが，人の五感を刺激し，「おいしい」「いい匂い」「うれしい」「楽しい」など，幸福感や満足感を与える．手嶋[1]は「美味しく食べるときに使う脳の機能は大脳の支配領域の70〜80％をしめ，美味しさを感じる脳の回路は"愛"を感じる至福の回路である」と述べている．

　このように，食事は生きる意欲につながる重要な行為であり，人生において必要不可欠なものである．しかし，入院患者の多くは食べたいという思いや願いは強いが，おいしく食べることはおろか，食事を十分に摂ることすら難しい．

　患者が食事をするとはどのようなことなのか．本章ではこの問題について，本書のテーマである知覚・環境設定に着目しながら話を進めていく．

2. 食事摂取を困難としている原因

　何気なく，または意識することなく，私たちは食事動作を遂行することができるが，入院中の患者の多くは食べることに介助を必要としている．その要因として，加齢による口腔周囲の筋力の低下，口唇の運動機能の低下，唾液の流量の減少，咽頭の下降に付随する筋力の低下[2]，摂食に対する集中力の低下，味覚や嗅覚の感受性の低下が挙げられる．さらに脳卒中・神経疾患，呼吸不全，認知症，廃用症候群，薬剤，栄養障害，歯の欠損などによる影響が加わることで，より一層食事摂取が困難なものとなる．

3. 代表的な摂食・嚥下アプローチの問題

　現在，嚥下機能向上を目的として，嚥下体操や口腔ケアによる口腔内刺激による嚥下機能向上の報告は多い[3]．これらに対するアプローチはベッド上で行われることが多く，介入が頭頸部に集中している．また，食事動作としては他動的な援助が多く能動性が乏しい．食事行為が本来持つ楽しさ，味わいなどといった感情に働きかける要素へは配慮が少ない印象を受ける．

　私たちが行動を起こす前や行動結果を認識した後には，それぞれに対応した快感情の反応が起こる．行動結果が利得的なものであった場合には快情動が喚起される[4]．手嶋[1]が述べたように，食事動作が患者にとって快情動が生まれるもの，"愛"を感じる脳の回路が賦活できるよう，本章では既存のアプローチに加えて，環境・知覚を活かすことにより食事行為がさらに円滑に行えることができた実例について紹介する．

4. 知覚システムと食事

　ギブソン（J. J. Gibson）は，人の行為と運動制御に大きく関与している知覚システムとして，①基礎的定位システム，②視覚システム，③聴覚システム，④触覚システム，⑤味覚・嗅覚システムがあるとした[5]．これら知覚システムはそれぞれが別々に機能しているのではなく，すべての受容器をつなぐ身体を通じて同時に情報を共有し，協調的に機能するとしている．

　食事動作は食材の姿（見え），香り，音，触感，テクスチャー（食感）など複数の知覚を取り入れながら進んでいく．台所から聞こえる調理の音や，どこからともなく漂う匂いに対して顔を向け食事内容に想像を巡らす．また，食卓に座れば色合いや匂いを認識し食べたいという情動が生まれる．箸で食材をつかむことで食物の硬さを知り，口へ入れるために箸と口は近づき，そして食物を口腔内に入れ，咀嚼と呼吸によって味を感じる．食事行為は，これまでいわれている食事摂取の先行期から食道期までの5段階（**表1**）[6]の循環の

実践編 1　生態心理学的アプローチ

表1 摂食・嚥下メカニズムの5期モデル

先行期：食物が口に入る前の時期で，何をどのくらい，どのように食べるか決定する時期
準備期：食物を口に取り込み，咀嚼して食塊形成する時期
口腔期：食塊を口腔から咽頭へ移送する時期
咽頭期：反射運動により食塊を咽頭から食道へ移送する時期
食道期：食道の蠕動運動により食塊を食道から胃へ移送する時期

ほかに，見たり，嗅いだり，食物に手を伸ばし口に運ぶといった運動と，それを支える姿勢保持といった環境と自身との循環，食べることにより生まれる情動の循環がある．これらがひとつの循環となったものを食事循環と考える．知覚しながら食事するには，能動的な動きを引き出すこと，そして様々な感覚情報が相互に関与する必要がある．

Ⅱ 食事に対する姿勢と環境

1. ダイナミックスタビライゼーション—食事のための機能的な姿勢—

　私たちが食事をするとき，姿勢について意識を向けることは少ない．正座をしていても，歩きながらでも，椅子に腰かけていても，どんな姿勢であっても食事行為を遂行することができる．これはどのような場面・姿勢においても口と食べ物が一定の関係を保つためと考えられる．

　口と食べ物の一定の関係を維持させるためには，頭頸部を軽度前屈し，食物を口に運ぶために常に上肢の自由度を確保する必要がある．これら上肢・頭頸部の自由度を引き出すためには，基盤としてダイナミックスタビライゼーションが機能する必要がある（第7章参照）．嚥下という動作は各部位の運動に支えられ，各部位の運動はさらに無意識的である姿勢制御している筋緊張によって支えられている．臀部からの支持面情報に基づき体幹の動的安定性が保障され続けている状態でなければならない．

2. 病床における食事姿勢

　脳血管障害などで寝たきり状態を余儀なくされた患者は，常に病室の天井を見続け，視線のみ動かして臥位で過ごしていることが多い．運動が困難なため身体が環境（ベッド）に適応することが難しく，上半身が後ろへ反り返り，頸部伸展位で固定的な姿勢をとりやすい．また下部体幹，腹部，股関節周囲の姿勢筋緊張が低下し頭部を持ち上げることも困難な状態になる．支持面と接する身体部分は頭部・肩甲帯・骨盤帯などの骨が突出した部位となりやすく，特に頭は枕を押しつけることで安定を得ようとし，ブリッジ活動が優位

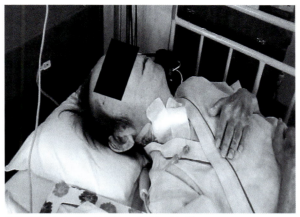

図2 寝たきり状態の患者の姿勢
頸部伸展位で固定的.

となる[7]（**図2**）.

　通常摂取した食物は食道や胃，腸といった消化器系の蠕動運動と重力によって肛門まで運ばれていく．廃用性症候群に陥った患者は蠕動運動自体も弱く，腹部の緊張低下から腹圧も上がらないため，重力の作用が重要である．しかし背臥位にある患者ではこの重力の利点が生かせないため，食道逆流などの問題を呈すると考える．以上のことからも，病院における食事には様々に配慮すべき点が存在する．

Point !

　頸部伸展位や寝た状態の食事摂取は非常に飲み込みにくいばかりか，食べ物や飲み物が気道に入り込みやすくなる．頸部が伸展位となると，結果的に舌運動制限，舌骨の前方挙上困難が起こり，嚥下活動が制限を受ける．また，頸部の筋緊張亢進が下顎の後退を起こし，咀嚼活動を制限する[8]．これ以外に，頸部伸展位は胸郭を上方に引き上げるため，吸気位の状態となる．胸式または腹式呼吸も阻害されるため，副呼吸筋である胸鎖乳突筋などを過剰に利用して呼吸をする．この作用は頸部伸展位を助長することにつながる．呼吸機能の低下は誤嚥時の"むせ"に影響するため，誤嚥予防の観点からも注意が必要である．

3. 食事姿勢と環境の工夫

　寝たきり状態などで姿勢が固定的になると，筋緊張は常に同じ部分が高くなる．この傾向性について，冨田[9]は，「支持面を知覚できないということは自分を支えてくれるものがないことであり，安心して自分が存在できなくなる」，「不安や恐怖を感じると筋活動によ

り，身体内部の結合を強くして，硬くなり，動けなくなる」と述べている．このような固定的な状態から脱却するためのアプローチとして，身体と環境の接地面，すなわち支持面に着目している．「支持面がわかってくるにつれ四肢は体幹に結合された状態から解放され，動いて支持面を探索して知覚することができるようになる」[9]．筆者は，冨田の考え方を踏まえたアプローチにより，環境と身体とを適応させるために必要な能動的な動きを引き出し，食事動作の改善を目指してきた．以下にそのモデルケースを紹介する．

■ 固定的・頸部伸展位からの脱却

臥床時の支持面を知覚しにくい状態から，身体各部位がベッドからの圧を知覚し支持面から支えられ，安楽な姿勢（ブリッジ活動からの脱却）を準備するところから介入する．

表在筋の過緊張が抑制されたことを確認できれば，次に脊柱を細かく動かし深層の筋を活性化する（**図3**）ことで身体の分節性が得られ，より支持面との関係性や自身の身体の状態，まわりの環境への働きかけが可能となる．患者の身体内部で深層の筋による姿勢調整が図られれば，反り返りや頸部が固定的になって嚥下反射を阻害していた呼吸補助筋群の過緊張が改善される．過剰な筋緊張からの脱却は，必要最低限の筋緊張で姿勢を保ちつつ，動きたいと思ったときに動作できる身体へと患者を変化されることができる．

> **Point！**
> 身体がベッドから浮き上がるのは，背部が表在筋群によって連結され緊張を呈しているためであり，浮いている部分に対してタオルを差し入れる，または徒手的に支持面に接触させ感覚情報を入力させるといった介入を行う．

■ ダイナミックタッチの利用

脳血管障害や脊髄損傷などの感覚障害がある患者の場合，ダイナミックタッチという考えが重要になる．ダイナミックタッチは触覚システムのなかに含まれ，単に手で触れた触

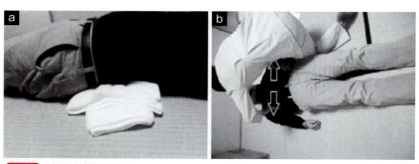

図3 安楽な姿勢準備
a：タオルを入れ支持面の拡大．b：揺すり動作による深層筋の活性化．

覚とは異なり，意識的にモノを振って揺らすなど，モノの状態や特性を知ることができる（第13章参照）．ほかにも対象を介在しその先にある別の対象の特性をも知ることができる．例えば見なくても棒でモノを突いたり転がしたりして，それがどのような情報を持っているかを知ることができるし，場合によってはそのモノ自体をいい当てることもできる．

ダイナミックタッチを利用できれば，局所の感覚や運動機能が障害されていても，感覚や運動機能が残存する身体部位を揺り動かすことで，感覚を失っていても身体そのものの大きさや重さなど知覚することができる[10]．自覚できる感覚が低下・消失した患者にとって，ダイナミックタッチは新たな可能性に気づくきっかけとなる．よってセラピストは，患者自身がダイナミックタッチを利用（自らが臥床した状態で揺れる）することで，自身の身体の特性を知覚できるように援助する．揺れ方がわかりにくい患者には介助しながら揺れる練習を行い，少しずつ自分自身で揺れることによって身体を知覚できるようにかかわっていく．

■ 起き上がり動作の誘導

ベッド上臥位にて，表在筋の筋緊張のアンバランスにより固定的となった身体から脱却し，自己の身体に気づくことができれば，画一的な動きではなく，環境に応じた起き上がり動作ができるようになる．例えば，私たちがベッドから起き上がる際，右側に壁があれば左を向いて起き上がるか，まっすぐに長坐位となる．環境に合わせて動き方が変わる例である．様々な起き上がりを誘導することによって，どんな環境でも起き上がることが可能となる．

Point !

私たちが起き上がるとき，まず頭を持ち上げる．頭を持ち上げるには，頸部は屈曲位になる必要があり，咀嚼や嚥下に必要となる舌骨上筋群の活動[6]が見込まれる．頭を持ち上げ保持する際には，横隔膜や腹部筋群の働きが必要となり，起き上がりからしっかり動作誘導することで，よりこれらの筋収縮が得られやすくなる．これら動作の前には必ず，頸部や肩，背部の過緊張を軽減して行う必要がある．これを怠ると胸郭は頭部と腹部をつなぐ役割ができないためである．

■ アプローチの効果が維持されるための環境づくり

治療的なアプローチを実施し，その場で獲得された機能であっても，次回実施時まで維持することは難しい．それは日常的にその動きを利用することができていないためと考える．

アプローチの効果を維持するには，その実施時間以外の日常的な動作を増やす環境づくりが必要である．ベッド上で臥床したままの状態から抜け出させるために，患者の興味を引くものを，届く場所（自らが動けると知覚している場所）に設置する．置くものは患者によって異なる．一番興味を引き，なおかつ訓練効果を維持させる動きをみつけ出すこと

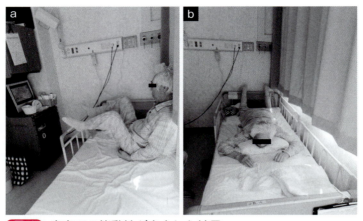

図4 病室での能動性が向上した結果
a：足を柵にかけながら座りテレビを見る状態．b：うつ伏せでリラックスした状態．

が，作業療法士としての重要な役割であると考える．興味・関心チェックリストなどを使用し，行動を引き起こすきっかけを見つけるのもひとつである．自らが対象へ上肢を伸ばし目的のモノを取りに行くといった能動性は，身体を通して環境との関係を把握するきっかけとなり，行動のレパートリーを増やすことにつながる（**図4**）．セラピストに求められていることは，対象者とともに環境を探索し，環境に対しての働きかけ方，身体の使い方をともに発見することである．

4．ベッド上での食事動作について—視覚の影響—

　病院では車いす座位をとることができない患者は，食事摂取の際に臥位姿勢のままでベッド頭部を上げ，患者の前にオーバーテーブルを設置する．状態が安定し，頭部のベッド挙上が可能な患者であっても，十分にベッドが上げられておらず，顎の高さにテーブルが設置されていることもある（**図5**）．その結果，患者には食物の内容がまったく見えない状況となっていることがある．こうした問題は，食事のテーブルを設置する看護師や介護士，セラピストが自身の目線からでしか食器位置を捉えておらず，患者の目線を意識できていないことが原因となって引き起こされる．

　視覚情報が食材の性質を理解し取り込む量や方法を選択するといった，食事に与える影響は87％に及ぶ[11]とされている．私たちは目を閉じて食事をすると食材を正確にいい当てることすら困難である．脳はまず視覚情報により食べ物を認識し，過去の食事経験から味を予測，体内でホルモンの分泌や消化酵素の準備を行うといったルーチンを経ている[12]．食事の内容が見えなければ食べ物を認識することはできず，食べたいという情動は生じにくく，食事摂取へと行為が進まないのは当然のことである．オーバーテーブルの高さが高

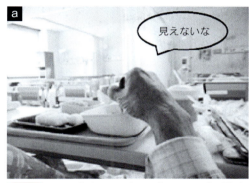
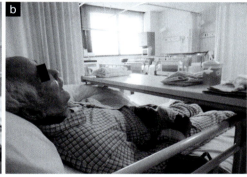

図5 顎の高さでのオーバーテーブル設定
食事内容が見えにくく、食べにくい状態.

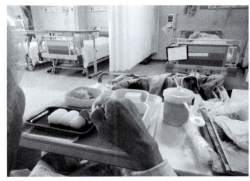
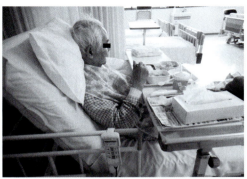

図6 肘の高さでのオーバーテーブル設定
食事内容を確認でき、肩関節屈曲角度が少ない状態.

すぎると，頸部伸展位となる可能性があり嚥下反射にも影響を与える．オーバーテーブルの高さを肘の高さに設定すると，頸部屈曲位となる．食器に入っている食事内容を視覚情報から得ることができるようにする必要がある（**図6**）．

口腔機能に障害がある患者には，嚥下障害だけでなく，発話の明瞭度が落ちる患者も多い．コミュニケーション方法として筆談を使用することがある．筆跡の明瞭さにおいても，頭の位置とオーバーテーブルの関係よって変化を認める（**図7**）．オーバーテーブルの高さが肘よりも高くなれば，視覚情報が入力されにくいばかりか，箸や鉛筆を持つ上肢は肩関節外転・挙上しなくてはならず，反対側へ倒れようとする回転モーメントが働き，それに対して倒れないように体幹を保持する働きも要求される．支持姿勢の調整と書字動作が同時に進行するため，上肢の動きの自由度が低下し，操作能力を下げてしまう．食事動作時であれば，疲労や食べこぼしを増やす要因となる．

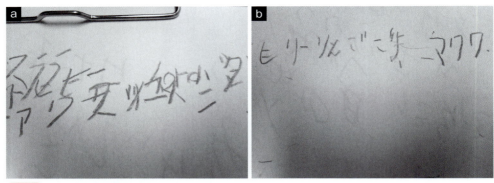

図7 テーブルの高低差による筆跡の違い
a：肘の位置にオーバーテーブルが設置された場合．b：顎の位置にオーバーテーブルが設置された場合．

5．嗅覚システムの利用法

　台所で調理され漂ってくる匂いについて，私たちは匂いがする方向へ顔を向けて匂いを嗅ぎ，何の料理であるか過去の記憶と組み合わせ，探索する．人は好みの匂いを嗅ぐと食欲がそそられ胃腸の動きが高まる．また，好きな香りを嗅ぐとリラックスできるという研究も多い．感覚系のなかでも嗅覚情報は，視覚・聴覚・触覚・味覚などとは求心路が異なり，大脳辺縁系に直行するのが特徴だといわれている[13]．
　病院では，配給車が病棟内に来たときに匂いが漂い，その方向へ顔を向け，例えば「今日はカレーやね」と会話する患者が見受けられる．例えば左半側空間無視がある患者では，左から嗅覚刺激が入ってくるようにベッド環境設定を行うことで左空間への反応を引きだすことができる．また，意識レベルの低い患者に対しては，食事の前に嗅覚刺激を入れることによって覚醒を促すことができ，その後治療場面での積極的な参加や発話が増える患者はとても多い．加えて，嗅覚刺激により腸の働きを高めることで食欲への意欲へとつながると考えられる．
　嗅覚刺激内容としては，その患者の好きな匂いがよいが，年齢とともに嗅覚は低下するため，果物などの酸性の匂いがよいとされている[2]．

Ⅲ その他の知覚情報が与える影響

1．環境が患者の姿勢に与える影響

　環境が患者の姿勢に影響を与えた一例を紹介する．
　患者は，もともと左片麻痺があり，車いすで食事動作をする際，常に重心は右へ傾き，

Chapter 4 摂食・嚥下機能への外・内環境からのアプローチ

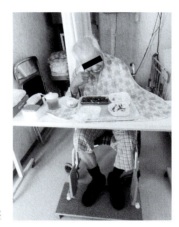

図8 右へ身体が崩れた状態

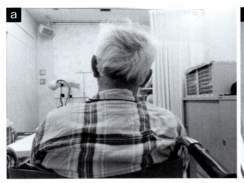
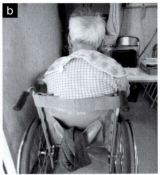

図9 壁が患者の姿勢を変化させた一例
a：壁の影響がない場合．b：左へ壁を設置した場合．

右上肢が体幹を支える必要があった．そのため，上肢の自由度がなく箸やスプーンなどの操作を困難とし時間がかかり，食べこぼしが多い状況であった（**図8**）．左右均等に体重をかけ，身体を正中に維持させる必要があるが，麻痺側の臀部は感覚の低下を認め，麻痺側へ重心を変化させることで，倒れるのではないかという恐怖感を増幅させた．その結果，麻痺がなく支えとして機能を発揮することができる非麻痺側へと身を委ねてしまう傾向が助長された．

この患者のように非麻痺側へ体幹の崩れがある場合，非麻痺側体幹もしくは臀部にクッションなどを入れることが多い．しかし，無理に麻痺側に寄せられた身体は麻痺側に崩れてしまうか，麻痺側への不安定さに対して安定を得るために非麻痺側へ傾こうとするかのどちらかとなり効果がないことが多い．正中に姿勢を維持させるためには麻痺側で自身の体を支えられるという感覚・麻痺側へ倒れる心配はないという安心材料が必要である．

この患者に対して，環境を変化させることで姿勢に影響を及ぼすか検証するため，麻痺側のすぐ横が壁になるように環境設定を行い，倒れても安心であるという環境を整えた．しかし，麻痺側の横に壁があるという環境設定だけでは身体を正中に姿勢を戻すことはできなかった．

実践編1　生態心理学的アプローチ

そのため壁が"もたれて安定できるもの"であることを知覚・認識してもらえるように，麻痺側の体幹を壁に持たれるように誘導し知覚してもらった．その環境への配慮により，患者の麻痺側に壁がある場所に車いすを設置すると身体の非麻痺側への崩れが軽減し重心は正中へ近づいた(**図9**)．

患者にとって，麻痺側の壁がもたれかかることが可能なものとして知覚・認識されたことで，重心が正中位に近づき，上肢が体幹を支える必要が軽減し食事時間が短縮した．

> **Point！**
> この一例が示すことは，単に適切な環境を設定するだけでなく，その環境によってどのような行為が保証されるのかを知る機会を提供することが，望ましい動作を引き出すことにつながるということである．

2. 匂いとリラックス効果の検証

筆者らが行った，匂いとリラックス効果についての検証では，脳血管疾患，呼吸器疾患，運動器疾患の患者10名（男女比1：1，平均年齢61歳）に好きな匂いを聴取し，その匂いを嗅いだ前後での身体の柔軟性を，座位での前方リーチ距離として計測した（未発表資料，**図10**）．

好きな匂いを嗅ぐことによってリーチ距離は平均4.48±2.69 cm向上した．この結果は匂いが身体をリラックスさせ，リーチ距離を拡大させる可能性を示唆する．好きな香りは副交感神経活動を活性化し，リラックス感を高めると期待される．交感神経系の高まった状態では，筋肉に力が入り過ぎ，柔軟な動きを制限してしまう．匂いが副交感神経系の活動を優位にすることで，力が入り過ぎた状態を改善し，柔軟性が向上したのではないかと考えられる．食事の前にまずその食事が何であるか嗅覚を刺激することで身体の柔軟性向上

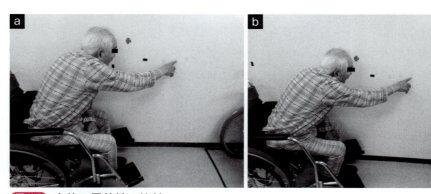

図10 身体の柔軟性の比較
a：嗅覚刺激が入る前のリーチ距離．b：好きな嗅覚刺激後のリーチ距離．

を引き出し，食事の際の上肢のリーチ範囲の拡大や姿勢保持に影響を与えると示唆される．

3. ミキサー食での食欲の改善

　嚥下に障害がある患者の食事は，咀嚼を少なくし飲み込みやすくするため，ミキサーや包丁などで細かく潰され，元の形状がわからない状態で出される．そのため患者は匂いがしても見た目では認識できず，味がするまで何を食べるのかわからないままである．また食事時間も決まっており，食事行為も誘導されるがままで，自ら食事に向かっておらず，味わいたいと思う気持ちを持たずに食事をする患者はとても多いと思われる．

　左片麻痺を患った症例は口唇・舌の動きが悪く，口唇閉鎖できず食べ物がこぼれることが多かった．そこで，目で見て何の食事かわからない状態で，まず匂いを嗅ぎ，そして味わうなかで，今食べたものが何であったのか考えてもらった．すると，自然と頸部は匂いを嗅ぐために，軽度屈曲する．また，口腔内に入った食物の匂いは，口唇を閉じることで鼻腔へ匂いを運ぶ必要がある．口腔内に入ったときから視覚からの情報がなくなるため食べ物の情報や匂いは口腔内の触覚・味覚・嗅覚に依存する．

　そこで，口腔期の間に「どんな味がしますか？　どんな匂いですか？」などの声かけひとつで人は味・匂いを探索しようとし，口唇を閉鎖し口腔内で食物を舌の上で転がすなどといった動きを認め，さらには食べこぼしが減少する効果を認めた．

4. 口腔内知覚—舌のアクティブタッチ—

　口中に1度食べ物を入れると，形や大きさは見えない．しかし，頭のなかではどのような形であるかが浮かぶ．これは今まで経験してきた感覚情報の記憶が影響している．口腔粘膜や歯根膜のなかには，触・圧受容器が刺激され，触・圧覚感覚情報による立体感覚や「口当たり」「舌ざわり」「歯ごたえ」などで表現できる食感（テクスチャー）として知覚される[14]．食感を知覚するためには口唇閉鎖・舌の動きが必要となる．口唇は対象に合わせて形をつくり，食物を受け入れる準備，吸う・咥える動き，咀嚼時に食べ物が口腔外へもれ出ないよう防ぐ必要がある．また，舌は食べ物を迎えに行くように樋状となり，食べ物の性状を知るために口蓋へ押しつける，臼歯へ送り込むために舌前部がねじれる．その後，舌をねじったまま舌背を歯の内側に押しつけるなど，様々な動きが必要となる．この舌の運動は口腔内の食材の状態によって導かれる．しかし，舌にその状態を知覚する運動機能がなければ適切な運動が導かれない．一般に食感と匂いがおいしさに影響を与える2大因子と考えられており[14]，食感を知覚できなければ，食に対する意欲（食欲）を持つこともできなくなる．

実践編 1　生態心理学的アプローチ

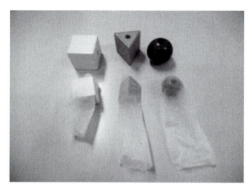

図11　口腔内形態知覚訓練

■ 舌の探索活動を誘発させる

　舌の麻痺や廃用性の筋萎縮がある患者に対して，舌の運動として舌を前に出す，左右・前後に動かす練習は一般的である．しかし，舌は複雑な動きを必要とされており，前述の運動だけでは不足であると感じる．

　そこで著者は，舌の可動性の向上を目指すために，ビニール手袋のなかに三角・丸・四角などのさまざまな形のブロックを入れ，口のなかで何の形であるか，どのような形態であったか考えてもらう介入を行っている（図11）．または固さの違う粘土で柔らかさの違いを当ててもらうなどの知覚・探索を行うことも取り入れている．

Point !

　口のなかにあるものの形を知覚するために，舌・口唇の動きは活発化し，その後舌の前方突出・左右移動距離は向上し，舌の可動性が向上すると期待される．舌の動きが向上し，探索活動により生じる複雑な動きが相まって，口腔期から咽頭期への食塊の移送時間の短縮につながるものと考えられる．

5. 聴覚システム―オノマトペの利用―

　脳卒中など疾患を持った患者や，加齢と廃用性症候群により耐久性が低くなり介助を必要とする患者は，食事摂取時間が長くなる傾向がある[6]．易疲労性の患者における問題は，もともと疲れやすいうえに，食事時間が延長することにより，食事を最後まで食べきることができず栄養を確保することができない点にある．さらに介助する者にとっても，介助時間の延長を引き起こす．

　介助を必要とする患者の食事は，ペーストや刻み食が多く，視覚による食材情報が少ない．また，介助され食事摂取するため，患者は自ら食材に手を伸ばさず受動的であるため，スプーンや箸から伝わる触覚的な探索活動もできず，食材の硬さもわからない．先行期は

形・硬さ・温度など判断をするが，介助での食事摂取では，先行期がなく食材が口のなかに入ってくる．そのため，食材が口に入ってくるまで口腔の準備できず，準備期と口腔期の時間が長くなると考えられる．

先行期を補うものとして，オノマトペ（擬態語）が利用できないかと考え，以下の実験を行った．日本語のオノマトペによる食感表現は445語と極めて多く，食感の微妙な違いをオノマトペで厳密に使い分けている[15]．脳卒中や認知症を有する10例を対象として，これまでの食事介助とオノマトペを用いながら行った食事介助において，準備期から口腔期にかけての時間の変化をみた．これまでの食事介助では平均 6.50 ± 4.53 秒を必要とし，オノマトペを用いた場合は平均 5.98 ± 4.51 秒と時間の短縮をみた（$t = 0.062$　有意傾向あり）．

オノマトペの情報により食物の食感を想像することができ，口腔準備ができたことが時間短縮につながったと考える．この結果によりオノマトペが先行期の役割を担う可能性が示唆された．

6. おいしさを感じるために

おいしさを実感した後は，そのおいしさをさらに期待してより多く摂取しようという前向きの姿勢になる．また，おいしさの基となるもうひとつの心理現象は快感情である．楽しい感情状態では，おいしさが高まる．

おいしさを感じるためには，視覚・聴覚・嗅覚・味覚・食感が必要となり，食べる行為を進めるためには，食事ができる姿勢の安定が求められる．セラピストはこれらの知覚入力がされているか見極め，提供していく必要がある．加えて，笑い・笑顔を取り入れることで，感情の脳内回路を活性化し，食事を生きるためだけに行うものではなく，楽しみの時間であると認識させることにつながるものと期待される．さらに，発声しながら笑う際の表情の動きは，咀嚼時に必要な口輪筋など口の周りの筋肉を使用しており，食事摂取の際に必要な口輪筋や表情筋を動かすため，嚥下機能の向上[16]ができる．

おわりに

嚥下の治療は，食べることができないから食べる・飲むといった練習，もしくは口や頭・頸部へのアプローチが多い．しかし，全身的に広く捉えるべきであり，食事とは"楽しさ"や，"環境とのやりとり"，"姿勢の影響"があることを忘れてはいけない．普段意識することのできない知覚に目を向けることができれば，効果的な治療が提供できるはずである．「何ができないのか」ではなく，「何を手がかりとして動こうとしているのか」・「何の情報があれば動きやすくなるのか」に着目し，どのような情報を提供する必要があるのかを考えるべきである．

実践編1 生態心理学的アプローチ

> ### *Message*
>
> - セラピストが決めた正常動作を繰り返し練習しても，場面や環境によって患者はその正常動作を利用できないことが多い．患者が何を感じ，どのように動きたいかという視点が必要である．
> - 人は様々な感覚情報を取り入れながら行動を選択している．適切な感覚情報を患者とともに見つけることにより，できなかった動作を補える可能性がある．
> - 食事は人が生きるために必要不可欠なものであるため，患者に栄養を摂取させることばかりに目がいくことが多い．しかし，セラピストは食事場面において患者が自ら食べ，楽しみを感じることができるよう工夫していきたい．

（野洲病院リハビリテーション課）奥山優子

◆参考文献

① 小山珠美，芳村直美：実戦で身につく！摂食・嚥下障害へのアプローチ．学研メディカル秀潤社，2012

　看護師の立場から様々な症例を通して，摂食・嚥下に対しての考え方やアプローチの仕方が書かれている．患者がどのプロセスにおいて嚥下障害を起こしてしまっているのかを理解しやすい

② 吉尾雅春：極める！　脳卒中リハビリテーション必須スキル．gene，2016

　生態心理学をリハビリの現場でどのように使用しているか，どのように考えるべきであるかが詳しく書かれている

◆引用文献

1) 手嶋登志子：高齢者の QOL を高める食介護論．日本医療企画，p96-99，2006
2) 冨田かをり：摂食・嚥下を滑らかに．中央法規出版株式会社，p25，2007
3) 居林晴久，矢野純子，TRUONG MINH Pham，他：高齢者の口腔清掃指導および口腔体操実施による口腔機能の変化．産業医大誌，2006；28，411-420
4) 小早川睦貴：意思決定における感情・情動の役割．OT ジャーナル，2011；45，710-716
5) J. J. ギブソン（著），佐々木正人，古山宣洋，三嶋博之（監訳）：ギブソン生態学的知覚システム，東京大学出版，2011
6) 小山珠美，芳村直美：実戦で身につく！摂食・嚥下障害へのアプローチ．学研メディカル秀潤社，p135，2012
7) 鎌田優子，真下英明：嚥下障害を有する脊髄損傷者の活動性に着目した治療介入．生態心理学研究，2013；6（1），73-75
8) 金子芳洋：障害児者の摂食・嚥下・呼吸リハビリテーション．医歯薬出版株式会社，p26，p99，2005
9) 冨田昌夫：障碍者の運動学習と環境適応．理学療法学，2004；30（3），140-144
10) 三嶋博之：エコロジカル・マインド．日本放送出版協会，p9，2000
11) 奥田弘枝，田坂美央，由井明子：食品の色彩と味覚の関係—日本の 20 歳代の場合—．日本調理科学会誌，2002；35（1），2-9
12) 川端一永，田水智子，吉井友季子：臨床で使うメディカルアロマセラピー．メディカ出版，p24-26，2000

13) 菅原　努：香りでこころとからだを快適に. オフィスエム, p62-97, 2007
14) 相良泰幸：食品感性工学. 化学工業日報社, p170-177, 2004
15) 早川文代：テクスチャー（食感）を表す多彩な日本語. 2008；52（9）, 42-46
16) 辻村　肇, 道幸成久, 石村仁志, 他：嚥下体操・カラオケ・笑いがもつ嚥下時間間隔の評価. OT ジャーナル, 2013；47, 496-1501

Chapter **5**

高齢者に対する生態心理学概念を用いた取り組み

Summary

めまぐるしい速さで高齢化が進む現代，リハビリテーションの分野でも，問題の所在が中枢疾患や整形疾患のみならず，加齢そのものが原因である高齢者に出会う機会が増加している．加齢に伴い身体機能や認知機能が低下するなか，高齢者へのリハビリテーションは，障害の改善と同様に，予防的介入も重要となる．いつまでも環境に合わせて柔軟に動ける身体を目指して，生態心理学やクラインフォーゲルバッハの運動学を取り入れ，実践している内容を，症例を交えて紹介する．

Key words　支持面知覚，お尻揺すり運動，オムツの特性，フロントレスト，基本動作

I　高齢者におけるフレイルの問題

わが国の高齢者の現状を捉え，高齢者が抱えるフレイル（frailty）の特徴を紹介する．

1．超高齢社会

2016年現在，わが国の65歳以上の高齢者人口は3,461万人，総人口に対して占める割合は27.3％で，過去最高の値となった[1]（**表1**）．めまぐるしい速さで押し寄せる高齢化は，今後さらに上昇を続けると予測される[2]（**図1**）．

リハビリテーション（以下，リハビリ）の分野においても高齢化の影響は非常に大きい．脳血管疾患や骨折の術後などの急性期を脱し，自宅や社会への復帰を目指してリハビリを行う回復期病棟において，対象患者の平均年齢は75.5歳であるという[3]．中枢疾患や整形疾患である以前に，加齢そのものが原因である高齢者に，今後ますます出会う機会が増えてくる．

2．平均寿命と健康寿命

2015年度に発表されたわが国の平均寿命は，男性が80.79歳，女性が87.05歳であり[4]，男女ともに前年を上回る結果となった．その一方で，寝たきりなどの廃用症候群や認知症

Chapter 5 高齢者に対する生態心理学概念を用いた取り組み

表1 年代別人口の割合

区分		総人口	0〜14歳	15〜64歳	65歳以上	70歳以上	75歳以上	80歳以上	85歳以上	90歳以上	95歳以上	100歳以上
平成28年	人口（万人） 男女計	12695	1597	7637	3461	2437	1697	1045	527	199	49	7
	男	6175	818	3858	1499	1004	660	370	160	47	8	1
	女	6520	779	3779	1962	1433	1037	675	387	152	41	6
	総人口に占める割合（％） 男女計	100.0	12.6	60.2	27.3	19.2	13.4	8.2	4.2	1.6	0.4	0.1
	男	100.0	13.2	62.5	24.3	16.3	10.7	6.0	2.6	0.8	0.1	0.0
	女	100.0	11.9	58.0	30.1	22.0	15.9	10.4	5.6	2.3	0.6	0.1
	人口性比※	94.7	105.0	102.1	76.4	70.1	63.7	54.8	43.6	31.1	20.6	15.9
平成27年	人口（万人） 男女計	12710	1612	7710	3388	2418	1638	1002	501	184	45	6
	男	6181	826	3891	1464	996	633	351	150	42	8	1
	女	6528	786	3818	1924	1422	1005	651	351	142	37	5
	総人口に占める割合（％） 男女計	100.0	12.7	60.7	26.7	19.0	12.9	7.9	3.9	1.4	0.4	0.0
	男	100.0	13.4	63.0	23.7	16.1	10.2	5.7	2.4	0.7	0.1	0.0
	女	100.0	12.0	58.5	29.5	21.8	15.4	10.0	5.4	2.2	0.6	0.1
	人口性比※	94.7	105.0	101.9	76.1	70.0	63.0	54.0	42.7	29.6	20.6	16.6

※：女性100人に対する男性の数

（文献1より原図を一部改変）

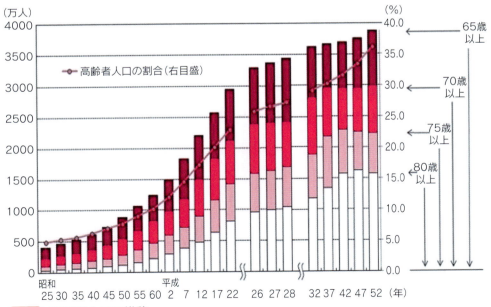

図1 高齢者人口の推移
昭和25年〜平成52年の高齢者人口および割合の推移を示す（文献1より原図を一部改変）．

実践編 1　生態心理学的アプローチ

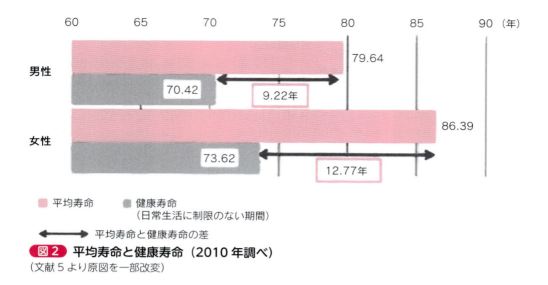

図2 平均寿命と健康寿命（2010年調べ）
（文献5より原図を一部改変）

になる高齢者の増加が現在深刻な問題となっている．

　年齢を重ねてもいかに健康に過ごせるか．この問題を考えていくうえでの指標のひとつが健康寿命である．健康寿命とは，世界保健機関（WHO）が提唱した指標で，平均寿命から虚弱や疾病，または認知機能の低下による介護期間を差し引いた期間をいう．つまり，健康体で自立した生活を送ることができる期間を示す．そして，平均寿命と健康寿命の差は，不健康な状態や日常生活動作（activities of daily living：ADL）に何らかの介護が必要な期間を指す．

　厚生労働省が発表した2010年の報告によると，平均寿命と健康寿命の差は，男性は9.22年，女性は12.77年であった[5]（**図2**）．また，近年の世界各国の健康寿命に関する調査では，日本が74.9歳で第1位であった[6,7]．とはいえ，約10年近くにわたり自立した生活が送れず，何らかの介護を要する期間が存在する．

　この期間をなるべく短縮し，年齢を重ねても自立した生活を送るためには，疾病によって低下した身体機能や動作能力の回復を目的としたリハビリだけでは不十分である．病気や怪我をしない身体をつくり，加齢による低下を防ぎ，維持をしていく．つまり，予防的観点でのリハビリが重要になる．

Chapter 5 高齢者に対する生態心理学概念を用いた取り組み

> **Point!**
> 予防的観点でのリハビリ実現のため，現在わが国では，地域包括ケアシステムの推進に努めている．高齢者が住み慣れた土地で，その人らしく暮らしていく．そのためには，地域で高齢者を支えていく力，つまり地域力が重要となる．地域力の向上のためには，リハビリ職の介護予防分野へのさらなる積極的な参画を進め，運動をとおして，身体機能および動作能力の改善や低下の予防を訴え続けなければならない．そして，年齢を重ねても，生活環境や目的動作に合わせて柔軟に，効率よく動ける身体づくりを目指していく必要がある．

3. フレイル

　フレイルとは，虚弱のことをいい，日本老年医学会が提唱している[8]．フレイルの状態にある高齢者は，身体機能面や精神機能面，または社会活動面が徐々に低下していき，近い将来健康面に重篤な問題を引き起こすといわれる[9]（**図3**）[10]．フレイルの診断基準には，フリードらの定義がよく用いられる[11]．それによると，「体重の減少」「筋力（握力）の低下」「疲労感の増加」「歩行速度の低下」「身体活動量の減少」の5項目のうち3項目以上が当てはまればフレイルとされる（**表2**）．

　多くの高齢者はフレイルの状態を経て，寝たきりなどの要介護状態に陥る（**図4**）．ただし，フレイルの概念はしかるべき介入により再び健康な状態に戻るという可逆性を兼ね備えている[8,12]（**図5**）．しかるべき介入とは，ADL障害やその原因となる機能障害をいち早く発見し，適切にかかわることである．こうした介入を実践するためには，フレイルにな

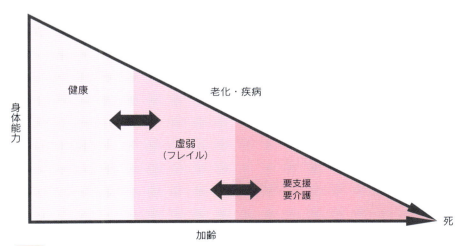

図3 フレイル（文献10より原図を一部改変）

表2 フレイルの診断基準

項　目	チェックポイント
体重の減少	1年間で体重が2〜3kg以上減少した
筋力（握力）の低下	ペットボトルが重くて持てなくなった
疲労感の増加	前よりも疲れやすくなった
歩行速度の低下	青信号のうちに横断歩道を渡りきれなくなった
身体活動量の減少	外出をしなくなった

5項目のうち，3項目が該当すればフレイル．

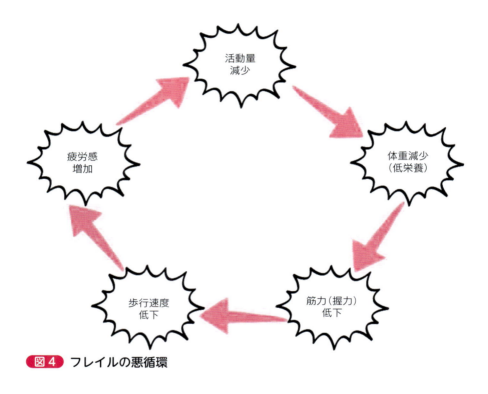

図4 フレイルの悪循環

る原因（大きくは栄養と運動が関与するとされる）を探る必要がある．

　栄養状態とフレイルの関連性については，低栄養のリスクがある高齢者の90％がフレイルかその一歩手前（プレフレイル）であったという[13]．低栄養状態でのレジスタンストレーニングは，筋量を減少させることがあり，逆効果に働く[13,14]．そのため，栄養管理とともに運動を実施することが重要となる．例えば，回復期病棟入院中の低筋量患者に対して，レジスタンストレーニング実施直後に分岐鎖アミノ酸とビタミンDを含む栄養補助食品を摂取させたところ，レジスタンストレーニング単独群よりも筋力やADLが改善したとの報告がある[15]．

　運動とフレイルについても多数の研究報告がある．一般的に加齢に伴い，筋力や身体の柔軟性，または持久力の低下が生じる[16〜18]．筋力は，50歳頃から加齢により低下し，70

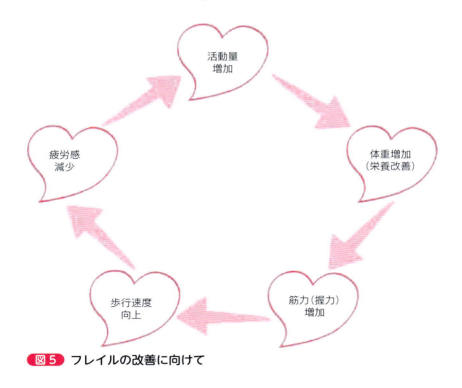

図5 フレイルの改善に向けて

歳までに約15％が減少する[16]．また，柔軟性は不活動なほど低下し，さらに加齢に伴い身体の自由度が減少する[17]．これらの影響を受けることで比較的早期に出現するのが，歩行能力の低下といわれる[9]．一方で，たとえ高齢であっても適切なレジスタンストレーニングの実施により筋力の増加が得られることは，1990年代にその有効性が確認されており，これまでも多くの研究報告がある．ただし，フレイルの高齢者は，健常な高齢者よりも低い強度でのトレーニングから行う必要があるとされる[9,16]．また，トレーニングのみではなく，家庭や地域で役割を持つことが活動性の向上につながる[9,12]．いずれにしても，不活動な時間を減少させ，活動量を高めることこそがフレイルの改善への手がかりとなる．

　筆者は院内での業務以外にも，市内の敬老会などへ健康講座として運動指導に行く機会がある．その際は手づくりのパンフレットを持参し，地域の高齢者と一緒に運動を行う．作成したパンフレットの運動プログラムは，主に筋力増強を目的としたレジスタンストレーニングと，柔軟性の向上を目的としたストレッチで構成している．さらに，こうした一般的な運動介入のほかに，支持面の知覚を促し，効率よく動くための身体づくりを目指して行っている運動がある．こうした運動こそが，本章の主題である生態心理学概念に基づく運動介入である．次項以降で詳しく紹介する．

実践編1　生態心理学的アプローチ

Ⅱ　支持面知覚とダイナミックスタビライゼーション

　私たちは目的や環境に合わせて姿勢をとる．そのためには，固定的ではなく，調節的でなければならない．本節では，調節的な姿勢を説明し，そのために行う運動を紹介する．また，知覚の観点からオムツの特性を考える．

1.　ダイナミックスタビライゼーション

　環境や目的動作に合わせた変化がつくり出せる身体であるためには，筋力や柔軟性などが必要であるが，もうひとつ考慮すべきは，支持面の知覚である．私たちは意識していないが，四六時中重力の影響を受けている．この事実は，どんな姿勢のときも，何をしているときでも変わらない．変わるのはそのときの支持面と身体のバランスを保つ戦略である．支持面を知覚し，床反力を利用しながら重力に抗して身体を保持するためには，筋緊張による身体のつながりが重要となる．

　強い筋力を有し，多関節にまたがる表在筋は，身体の安定に対して固定的に働きやすく，柔軟性に欠ける．一方，単関節筋の深部筋は固定的な安定性とは異なり，他の身体部位の動きに合わせて調節的に働く．このように，深部筋による調節的な安定性を，ダイナミックスタビライゼーション（dynamic stabilization：DS）という[19]．

2.　お尻揺すり運動

　筆者が日頃のリハビリや健康講座で支持面の知覚を促し，DSを目的に行っているのが，端座位で臀部を小さく揺する運動である（**図6**）．直感的にわかりやすく伝えるために，お尻揺すり運動と呼んでいる．骨盤をなるべく正中位に保持し，両側の座骨を手がかりに臀部を小さく左右へ揺すりながら支持面の知覚を促す．最初はなかなか小さく動かすことが行えず，表在筋を使った大きな動きになりやすい．その際は，後方や側方から介助して自分の揺れを相手に伝え，同調させていく．うまく同調が行えれば，次に，骨盤の上に積み上がる体幹や頭頸部が，固定的な姿勢保持から，DSになるように，臀部の揺れを頭側へ伝えていくように誘導する．介助する場合は，揺れ幅や速度を調整し，表在筋の筋緊張が緩和する揺れを患者とともに探索する．さらに，座骨の前後面や側面の知覚を誘導していき，知覚できる範囲の拡大を図る．

　図7の患者は認知症状が強く，活動性の低下が著しい状態であった．日常的に車いす座位になると，体幹の前傾が大変強かった．他動的に修正するが，すぐ元に戻り，リハビリ実施前は車いすのバックサポートに寄りかかることができなかった．そこで，端座位で後方から介助してのお尻揺すり運動を行った．自発的な動きがみられないため，身体を密着

Chapter 5 高齢者に対する生態心理学概念を用いた取り組み

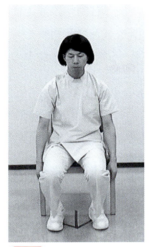
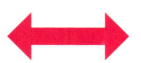
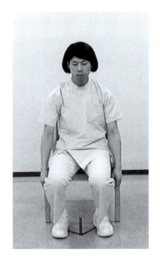

腰を起こした姿勢で行う

お尻を小さく揺する運動をリズムよく繰り返す

図6 お尻揺すり運動
健康講座で使用している資料から抜粋．写真では伝えにくいため，必ず手本を示す．大きな揺れや力が入り緊張した動きにならないように注意する．

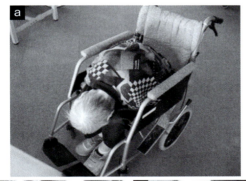

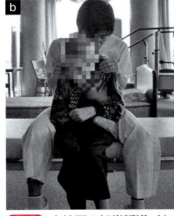
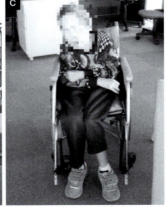

図7 支持面の知覚誘導（お尻揺すり運動）の前後
a：リハビリ前，体幹の前傾が強く，バックサポートに寄りかかることができない．b：後方から身体を密着させ，自分の揺れを伝えるようにお尻揺すり運動を行う．c：お尻揺すり運動実施後，バックサポートへ寄りかかることができる．

実践編1　生態心理学的アプローチ

させ，自分の揺れを伝えていった．お尻揺すり運動を実施した後，右側への傾きはみられたが，バックサポートへ寄りかかることができた．以降，病棟スタッフと相談し，なるべく食事前にリハビリを実施するように計画を立てた．その結果，以前よりも食事の際に姿勢を保持していられることが多くなり，食事の摂取量も増加した．

3. オムツの特性

入院の際，患者や家族から「トイレが1人で行えるように」という希望はよく聞かれる．排泄行為は，人が生きていくうえで必要な行為であるだけでなく，最も他人の干渉を拒む行為である．しかし，加齢に伴う身体機能の低下や，疾病による障害の影響により，排泄行為に問題を抱える患者や高齢者は多い．

Point !

排泄障害を考える際，リハビリ職は，トイレまでの移動，便座への移乗，下衣操作，排泄時の座位姿勢，腹筋や骨盤底筋群などによる排泄コントロール機能，後始末動作，尿便意の有無や頻度などを評価する．では，下着の種類の評価はどうだろうか．もちろん担当患者が現在どのような種類の下着（布パンツやリハビリパンツまたはオムツ）を着用しているかは把握していると思う．失禁の頻度やトイレまでの移動が困難な場合，布パンツよりも，オムツやリハビリパンツを着用するほうが便利である．しかし，本章の主題のひとつである「支持面の知覚」という観点でいえば，オムツやリハビリパンツの着用は大きなデメリットがある．

筆者は，オムツやリハビリパンツの着用を介護ケアの研修会で体験した．そこで，オムツを着用してプラットホームに座った際，大変衝撃を受けた．端坐位で座骨が知覚できなかったのである．先程のお尻揺すり運動を実施しても，まったく座骨が知覚できなかった．まるで分厚いクッションに座っているようであり，何より平らなところに座っている感じが得られなかった．結局，座骨を知覚するためにはより硬い面を持つ机の天板に座り，お尻揺すり運動を行う必要があった．

この体験によって，座位姿勢を考える際に，身体と接する座面の性質だけではなく，オムツの特性も含んだうえで訓練環境を考慮しなければならないと実感した（**図8**）．一見保持しているようにみえる端坐位でも，上肢が常に支持面に接し，作業活動に参加しないのは，上肢や体幹の筋力や可動性の問題ではなく，オムツやそのなかに重ねられたパッドによって支持面の知覚が行えず，手が離せないのかもしれない．

そのほかにも，オムツの着用は股関節の可動性の低下につながる．また，尿を吸収した

Chapter 5　高齢者に対する生態心理学概念を用いた取り組み

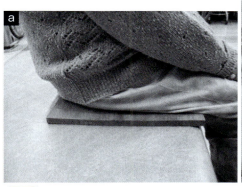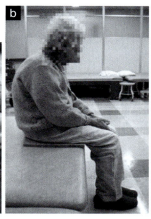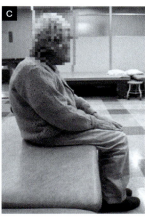

図8　支持面環境の工夫
プラットホームなど支持面が柔らかければ座骨が知覚しづらいため，板などの硬い物を臀部の下に敷き，知覚しやすい環境をつくる（a）．中央と右の写真は，板を敷いたとき（b）と敷いていないとき（c）の端座位の違い．板を敷くことで座面の知覚が促され，後方重心の改善がみられる．ただし，板を敷いて長時間の座位保持は，褥瘡発生のリスクが高まるため，訓練環境として使用する．

オムツは重く，動きにくさの原因にもなる．関心のある読者諸氏も，布パンツとオムツの違いを体験する機会を持ってみてはいかがだろうか．

Ⅲ　座位姿勢とバランス戦略

　車いすに座ることで生じる特有の座位姿勢に焦点を当て，バランス戦略の観点から，取り入れたい座位姿勢を紹介する．

1．車いす座位

　活動性が低い患者に対して，臥床による機能低下を予防する目的で，離床を促し，車いすに座っていてもらうことは，病院や施設でよくみかける．しかし，なかには自分で身動きがとれず，一度座ればそのままの姿勢で座り続ける患者がいる．
　通常車いすの座面は前方が高く，後方が低くなるように座角が設けられている．このように設定することで，座れば自然と重心が後方になり，座面とバックサポートによって骨盤と体幹を安定させる．しかし，なかには身体機能の問題や，車いすの適合性の問題，または長時間の座位保持が原因となり，姿勢が崩れ，臀部が前方へずれることがある．そのような場合は，アンカーのあるクッションを用いて，座骨の前方移動をくい止めたり，ティルト機能がある車いすでは，さらに座角を上げた設定を行う．いずれにしても，より重心を後方へ誘導して安定をつくる．しかし，過度の安定は，環境的に動作の制約を生む．

83

実践編 1　生態心理学的アプローチ

考えてみてほしい．ADL 場面で後方へ重心を偏位させた座位での活動はあるだろうか．おそらくそれは，疲れているときやくつろいでいるときに生じる骨盤を後傾させた座位姿勢である．ADL 場面でとるべき姿勢の多くは，重心を正中または前方に位置させた座位姿勢である．

2.　2 種類のバランス戦略

　骨盤を後傾させ，重心が後方へ位置する座位姿勢は，脊柱の伸筋が活動しづらく，円背になりやすい．つまり，体幹筋の活動がなくても後方へ重心を移動させることで姿勢の保持が行える．このとき，身体は前後に位置する身体の重みの釣り合いでバランスをとる．このような姿勢制御を，カウンターウエイト（counter weight）の活性化（以下，CW の活性化）という[19]（用語の説明については第 7 章参照）．**図 9** の患者は，後方に位置する体幹に対して頭部を前方へ突き出すことで前後のバランスをとっている．また，患者によっては座面を支点に後方に位置する体幹と，前方の下肢で釣り合いをとることがある．支点を挟んで，重りを釣り合わせ，やじろべえのように姿勢を制御する CW の活性化は，運動の自由度を抑え，より安定した静止状態を得るためのバランス戦略である[20]．つまり，変化がつくりづらく固定的になる．特に高齢者においては，CW の活性化による安定した座位を維持することで，固定的な座位が習慣化してしまう．ただし，決して CW の活性化の戦略が悪いわけではない．どのような環境においても CW の活性化での戦略しか選択できないことが問題なのである．そして，その原因の一翼を担っているのが，車いす座位である可能性も否定できない．

　ここで読者に体験をしていただきたい．ただし，協力者が 1 名必要である．1 人が端座位になり，もう 1 人が座った人のどちらかの下肢を持ち上げる（**図 10**）．持ち上げるとき，座っている人は，初めは骨盤後傾位にする．次に，骨盤を前傾位にして再び持ち上げる．持ち上げる人は，持ち上げたときの下肢の重さを感じてもらいたい．果たして，どう感じるだろうか．持ち上げる下肢は同じであるのに，姿勢の変化によって下肢の重さが変化したのではないだろうか．多くの読者が，骨盤が後傾位のときは軽く，前傾位のときはより重く感じてもらえたならば，ここでの体験は成功である．

　では，なぜ下肢の重さが変化したのだろうか．下肢そのものの質量は変わらないので，おそらく姿勢を維持するための姿勢制御の違いにより，下肢の筋活動に差ができたものと考えられる．

　骨盤後傾位は，先程の CW の活性化により支点を境に前後の重りで釣り合いをとる．つまり，後方の重みである上半身に対して，前方は下肢が重みとなる．ただし，下肢がただ存在していればいいのではない．やじろべえには，支点から重りまで延びる棒状の剛体が存在する．身体でも，下肢の重みを利用するため，棒状のものになり代わり，下肢と中枢

84

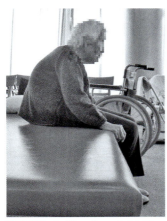

図9 円背のある高齢者の端座位

円背があり，骨盤が後傾している．手掌は支持面に接しており，上肢が支持機構として働いていることが多い．

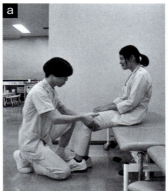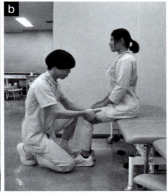

図10 下肢の重さの違い

1人が端座位になり，もう1人が座った人のどちらかの下肢を持ち上げる．持ち上げる際，座っている人は，最初は骨盤後傾位（a）で，次に骨盤前傾位（b）で持ち上げる．その際の下肢の重さの違いを感じてもらいたい．

部をつなぐ筋活動が必要となる．そして，このときの筋活動は，主に下肢の前面の筋が働く．つまり，股関節屈筋の活動が生じる．実際に骨盤後傾位では下肢の屈曲方向への動きは出現していないが，さらに体幹を後方へ傾けると，より末梢までの下肢の重みを利用しようとするために，膝関節が伸展する．また，腹筋や股関節屈筋の活動がさらに高まり，股関節屈曲が生じることがある．このように，もともと股関節屈筋の活動が高まっている下肢を，屈曲方向へ持ち上げるため，下肢は軽く感じられる．

一方，骨盤が前傾位のときは，CWの活性化とは異なり，カウンターアクティビティー（counter activity：CA）の姿勢制御を示す（用語の説明については第7章参照）．CAとは，元の運動に拮抗する筋活動で姿勢を制御することをいう[19]．固定的なCWの活性化と異なり，CAは支持面内において圧中心の位置をコントロールするため，自由度の高い姿勢制御となる．骨盤前傾位は，骨盤の動きに伴い，上半身が屈曲方向へ移動する．この元の動きに対して，バランスを保つために拮抗する筋活動が生じる．つまり，前方への傾きにより屈曲する身体に対して，拮抗する伸展の筋活動により姿勢を制御する．特に下肢においては，足底で支持面を捉え，伸展方向への運動，つまり地面を蹴る方向への伸筋が働く．そのため，下肢を持ち上げようとしても重く感じられる．

実践編1 生態心理学的アプローチ

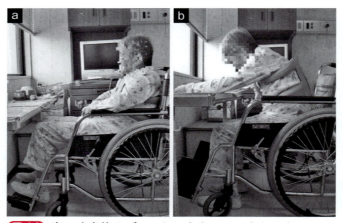

図11 車いす座位のバックレストとフロントレスト
車いす座位による，骨盤を後傾させ重心が後方にあるバックレスト（a）と，骨盤を起こし重心が前方にあるフロントレスト（b）．日常的に是非ともフロントレストでの座位保持時間を取り入れていきたい．

> **Point !**
> CA は CW の活性化とは異なり，より高度で複雑な反応であり，スキルが要求される動作のコントロールにはなくてはならない[19]．また，足底で支持面を捉え，下肢の伸展方向への活動は，立ち上がりの際にも必要な活動である．そのため，CA での座位保持を日常的に是非とも促していきたい．

3. バックレストからフロントレストへ

ここで提案したいのが，車いす座位でのフロントレストである（**図11**）．これまでの後方重心となるバックレストは，CW の活性化による姿勢制御であり，下肢は支持面に対して抗重力の活動を示さない．そこで，オーバーテーブルなどを支持し，前方重心となるフロントレストでの車いす座位を促していきたい．フロントレストでは，CA での姿勢制御によって，支持面に対して身体を支える抗重力の下肢の活動を促すことができる．また，上肢をオーバーテーブルに乗せて支持することで，ブリッジ活動により腹筋群の活動を高めることが期待できる．

IV 基本動作を考える

基本動作を，自立や介助の評価だけでなく，発達の観点から捉える．そのうえで，認知症患者へ実施している基本動作訓練を紹介する．

Chapter 5　高齢者に対する生態心理学概念を用いた取り組み

1. 生態心理学的視点

　私たちは生まれてから約1年半かけて基本動作を身につける．それは，決して親から教わるわけではなく，また自ら意識して学習するわけでもない．ただ生きるために動く．動くことで，自分の身体の変化を知覚し，同時に起こる環境の変化を知覚する．そのため，動くことは決して神経系からの命令が筋骨格系を動かす1方向的なものではない．環境の持つ情報，つまり，アフォーダンスを利用しながら，常に身体と環境とがやり取りを行う，双方向的なものである．これを知覚循環という．そして，知覚循環に基づき，重力と支持面のある環境に適応していく．適応とは，身体と環境とのやり取りのなかで秩序を見い出すことをいう[21]．

　秩序は，そのときその環境で危険を回避しながら動作を遂行するための身体の筋緊張やバランス反応を指す．そして，これらの反応は知覚循環のなか，無自覚に調整される．これを自己組織化という．自己組織化は，多数の独立した要素が自律的に協調して動くことによって特定のパターンを作り出すことである[22]．そして，特定のパターンは，人類史を通じた行動進化の淘汰を受けてきた歴史的な結果である[23]．ここでいう特定のパターンとは，時代や文化を越えて人類という種に共通してみられる基本動作を指す．発達を通してこれらの秩序を自己組織化し，すべてのADLの土台となっているのが基本動作である．そのため，基本動作への介入は，動作の獲得だけの目的ではなく，知覚循環を促し，その背景である筋緊張やバランス反応の自己組織化を図り，環境に合わせて柔軟に動ける身体づくりの目的を兼ね備えているのである．

2. 認知症患者へのアプローチ

　筆者は，特に重度な認知症を有する患者に対して，基本動作訓練を用いる．リハビリを行うなかで，認知症患者にとって馴染みのない動作は理解しづらく，遂行までに時間がかかったり，困難なことが多い．そのため，生まれてから今日まで繰り返し行ってきた基本動作を積極的に取り入れている．

　図12はミニメンタルステート検査（mini mental state examination：MMSE）が1桁の，活動性が低下した患者である．ほとんどのADL場面で介助を必要とした．病棟では車いすに座っているだけで，自ら積極的に動くことはみられなかった．ベッド上での寝返りや起き上がりは行えるものの，時間がかかったり，動作が途中で止まってしまうため，日常的には介助を行っていた．リハビリのときにも，訓練課題を言葉や視覚で伝えても，実施することができなかった．そのようななか，寝返り動作は，初動時の重心移動を誘導することで，比較的後続する動作が自発的に出現しやすかった．

　図12の上段は背臥位からの寝返りを誘導している．寝返り誘導時は，支持面の知覚を

実践編 1　生態心理学的アプローチ

促す．そのため，決して引っ張り上げるのではなく，支持面上を転がすように誘導する．また，身体が過度な筋緊張によってひと塊に動くのを避け，寝返る方向へ視線や頭部挙上の誘導から行い，それに続く頸部や体幹の分節的な動き（テンタクル活動）を導き出していく．このとき，下肢で支持面を蹴る伸展パターンにならないように注意する．**図12**の患者は，大変筋緊張が高く，なかなか分節的な運動が得られなかった．そのため，側臥位になることをただ目的とするのではなく，途中で何度も背臥位に戻り，その都度支持面の知覚を促した．

　寝返り後は，側臥位からさらに腹臥位への誘導を行っていった．腹臥位では，支持面と接する身体が胸部と腹部になり，身体を通る重力方向が背臥位と逆になる．そのため，これまで背臥位で生じていた過度な背筋の筋緊張の緩和を促すことができる．また，腹臥位での深呼吸や，パピーポジション，四つ這い姿勢をとることで腹筋群の活動を促すことができる．深呼吸の実施は，多くの高齢者は吸気を意識して努力することが多い．実際に努力してほしいのは呼気であり，なるべく長く，そして吐き切るように指導する．そうすることで，横隔膜や腹横筋，また，骨盤底筋群や多裂筋の活動を高めることができる．多くの高齢者は腹筋群の活動が低下しており，腹圧を高めることができず，特に円背の高齢者

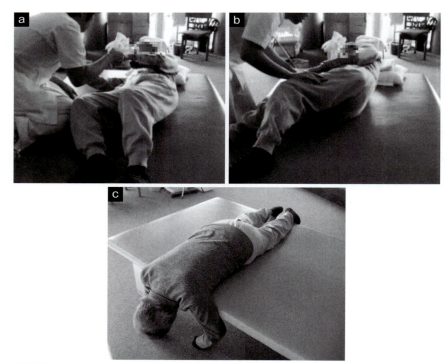

図12　基本動作の導入
a：背臥位から寝返りを誘導している．b：誘導時，支持面上を転がすように行うことで，支持面の知覚を促す．c：腹臥位への誘導．この後，深呼吸やベッドの端まで寝返りを連続的に誘導する．

はその傾向が強い.

> **Point！**
>
> 　腹臥位では，前項で取り上げた排泄問題をはじめ，循環などの問題を解決する糸口がある．患者をプラットホームへ誘導し，ルーティンに背臥位をとるのではなく，是非とも訓練姿勢として腹臥位の活用を勧めたい．ただし，ほとんどの高齢者は，最近では腹臥位をとっていないことが多く，腹臥位になることを拒んだり，誘導時に抵抗が生じることがある．そのようなときは，本人にとって恐怖や疼痛などの不快な印象を避け，「楽である」や「心地よい」などの快の印象の強化につなげる努力をする．快の刺激は側坐核の機能を高め，ドーパミンの放出により覚醒や意識の向上，神経可塑性に好影響をもたらす[20]．決して力ずくで無理やり誘導をしないように注意が必要である．

　図 12の患者は，腹臥位になるまでの寝返り動作時に，閉眼していることがよくあった．その際は，必ず目を開けてもらうように努めた．開眼して動くことは，身体が動くことで生じる体性感覚と，同時に視覚からの情報を同調させることで身体図式を更新する目的がある．そのため，ただ腹臥位をとることが重要ではなく，腹臥位に至る姿勢変換も同様に重要な意味合いを持つ．

　以上のように基本動作訓練を続けていくなか，実施前と比べ，MMSE や ADL の大きな改善には至らなかった．しかし，動作の速度が速くなり，途中で止まることが減少した．介護スタッフとも，以前よりも早く起きてもらえることが増えたと共感できた．そこで，これまでよりも日中に姿勢変換を促す計画を加え，他職種の協力の下，結果的に日々の起き上がり回数が増加し，活動量の向上につながった．

おわりに

　高齢者は，病態がひとつとは限らず，いくつも疾患が重ね合わさった病態であることが多い．そのため，局所的な介入ではなく，常に全身の状態に気をつけなければならない．特にフレイルや要介護状態になることで活動性が低下し，さらに固定的な姿勢となり，動きづらくなる．そのようなときは，リハビリ職としては，身体の傾向性を早く取り除き，重力と支持面がある世界で知覚循環の下，動きやすい身体づくりを目指す必要がある．そのための介入手段として，基本動作を取り入れていく意味は大きい．

　しかし，高齢者が抱える問題は多岐にわたっており，すべてをリハビリ職で解決することはできず，他職種との連携が大変重要になる．他職種がかかわることによって，介入の

実践編1　生態心理学的アプローチ

糸口は身体や運動といった機能面から，生活や地域といった環境面にまで拡大できる．そのためには，他職種を理解し，理解されるような連携が行える能力が，臨床での知識や技術と同様に，今後さらにリハビリ職として必要である．

Message

- 何気なく患者に行ってもらう姿勢や基本動作も，できる，できないのみの評価ではなく，どのように支持面を知覚しているか，どのようなバランス戦略をとっているかなどの視点が，リハビリ介入の糸口になる．
- 不慣れな動作に対しては，恐怖や防御的な反応を示すことが多い．そのようなときはセラピストの行いたいことに合わせるのではなく，必ず患者の反応をみながら，安心して楽に動けるように誘導する．
- 高齢者への介入には，リハビリ以外の過ごし方や他職種のスタッフの接し方（ケア）も重要である．リハビリ職はこれまで以上にケアの分野に興味を示すべきであり，ぜひともケアの分野にも生態心理学概念を導入していただきたい．

（野洲病院リハビリテーション課）伊庭新也

◆参考文献

① 三嶋博之：エコロジカル・マインド―知性と環境をつなぐ心理学．NHK ブックス，2000
　初めて生態心理学を学ぶのに分かりやすく，お薦めの一冊．
② ニコライ A. ベルンシュタイン：デクステリティ―巧みさとその発達．金子書房，2003
　動作を階層的に捉え，新たな視点で動きを考察することができる一冊．
③ 並川正晃：老年者ケアを科学する―いま，なぜ腹臥位療法なのか．医学書院，2002
　背臥位をとる弊害，腹臥位をとる意義が詰まった一冊．

◆引用文献

1) 総務省統計局：高齢者の人口．2016
　http://www.stat.go.jp/data/topics/topi971.htm （2016.10.18 入手）
2) 国立社会保障・人口問題研究所：日本の将来推計人口 Ⅱ推計結果の概要．2012
　http://www.ipss.go.jp/syoushika/tohkei/newest04/con2h.html （2016.10.18 入手）
3) 一般社団法人 回復期リハビリテーション病棟協会：平成 26 年度回復期リハビリテーション病棟の現状と課題に関する調査報告書．p26，2015
4) 厚生労働省：主な年齢の平均余命．2015
　http://www.mhlw.go.jp/toukei/saikin/hw/life/life15/dl/life15-02.pdf （2016.10.18 入手）
5) 厚生労働省：健康日本 21 （第二次）の推進に関する参考資料．2012
　http://www.mhlw.go.jp/bunya/kenkou/dl/kenkounippon21 02.pdf （2016.10.18 入手）
6) World Health Organization：Monitoring the health goal-indicators of overall progress. World Health Statistics 2016. 2016；7-12
7) Murray CJ, Barber RM, Foreman KJ, et al.：Global, regional, and national disability-adjusted

life years（DALYs）for 306 diseases and injuries and healthy life expectancy（HALE）for 188 countries, 1990-2013：quantifying the epidemiological transition. Lancet. 2015；386, 2145-2191

8）日本老年医学会：フレイルに関する日本老年医学会からのステートメント. 2014
https://www.jpn-geriat-soc.or.jp/info/topics/pdf/20140513 01 01.pdf（2016.11.23 入手）

9）村田伸, 岩瀬弘明, 大杉紘徳：虚弱高齢者の身体活動の意義およびその取り組みの実際と効果. 理学療法. 2015；32（2），136-143

10）葛谷雅文：老年医学における Sarcopenia & Frailty の重要性. 日本老年医学雑誌, 2009；46（4），279-285

11）Fried LP, Tangen CM, Walston J, et al.：Frailty in older adults：evidence for a phenotype. J Gerontol A Biol Sci Med Sci. 2001；56（3），146-156

12）小松泰喜：加齢に伴う体力低下と理学療法. 理学療法. 2016；33（6），484-490

13）高橋浩平, 若林秀隆：加齢に伴う栄養の問題とその対応. 理学療法. 2016；33（6），491-500

14）若林秀隆：理学療法とリハビリテーション栄養管理. 理学療法. 2013；40（5），392-398

15）Yoshimura Y, Uchida K, Jeong S, et al.：Effects of nutritional supplements on muscle mass and activities of daily living in elderly rehabilitation patients with decreased muscle mass：a randomized controlled trial. J Natr Health Aging. 2016；20（2），185-191

16）山田　実：加齢に伴う筋力低下と理学療法. 理学療法. 2016；33（6），528-534

17）加藤芳司：加齢に伴う柔軟性低下と理学療法. 理学療法. 2016；33（6），509-516

18）永井宏達, 森沢知之：加齢に伴う持久力低下と理学療法. 理学療法. 2016；33（6），535-542

19）冨田昌夫：クラインフォーゲルバッハの運動学. J Clin Phys Ther. 2000；3，1-9

20）冨田昌夫：基本動作の持つ意味—極める！脳卒中リハビリテーション必須スキル. 吉尾雅春（編）. gene, p114-122, 2016

21）冨田昌夫：生態心理学的概念に基づいた運動療法. 第 10492 理学療法士講習会資料. 2015

22）三嶋博之：エコロジカル・マインド—知性と環境をつなぐ心理学. NHK ブックス, 2000

23）長崎　浩：動作の意味論. 雲母書房, 2004

Chapter 6

中枢神経疾患に対する身体と環境の知覚に視点をおいたアプローチ

Summary

ある日突然，脳に損傷を呈すると，これまでに構築してきた身体と環境との関係が劇的に変わってしまう．患者は，突然の異変に対しすぐには適応できず，記憶と現実の間にギャップを生じ混乱した状態となる．そこでセラピストは，患者が有する現在の身体の状態で，環境との相互的なかかわりを新たに経験させ，自己組織的な機能を再獲得できるよう支援する．患者は，新たな身体と環境との関係性を学習し，さらに，自身で更新していける脳と身体を準備していく．本章では，心理学の観点から，身体と環境をつなぐ脳機能の役割について再考しつつ，評価および介入方法について紹介する．

Key words 中枢神経疾患，環境知覚，自己組織化，情動，環境と重力

Ⅰ 中枢神経疾患における身体と空間の認知

　脳に損傷が生じると，ごく当たり前にできていたことができなくなる．患者はどうやってその動作や行為をしていたか，どうすれば遂行できるのか，考えてもわからずに混乱してしまう．もともと私たちの動作や行為は逐一考えて遂行しておらず，中枢・身体・環境の関係性のなかで無意識的に遂行している．脳損傷は，この3者の関係性を突然破綻させる．そのため，中枢神経疾患のリハビリテーションでは，新たな身体条件の下で，身体と環境の新たな関係性を構築し直すことを念頭に置くことが重要であり，そこには知覚が重要な役割を果たす．

　以下では，具体的にどのようなプロセスを通して身体と環境の新たな関係を構築させるか，筆者の臨床経験に基づき紹介する．

1. 本章で用いる知覚について

　知覚とは，体性感覚と身体運動との混合によって生じる複合的な情報の抽出であるが，本章では，メルロ＝ポンティ（M. Merleau-Ponty）[1]が主張する身体と環境を基盤とするものにまで，拡張して知覚とする．

Chapter 6　中枢神経疾患に対する身体と環境の知覚に視点をおいたアプローチ

　われわれセラピストが患者に求める知覚とは，今の自身の状態で環境との関係性を更新するために，運動や感覚を適応的に調節し続けられる状態を指す．中枢と身体の更新は，患者が有するその時の身体を通して環境に働きかけた結果が基となり，中枢はより効率的な身体の状態にあるよう，また身体は，より均等な筋緊張で維持されるように調整を繰り返し維持され続けることで達成される．災害や人為的に人の手が加わらない限り環境は変わらない．しかし利用する側の中枢と身体の変化によって，その状態を更新できていないために生じるため経験する環境は変化する（例：発症後に立つと床との距離が遠く，前より高いところに立っているように感じ，恐怖感を訴える）．特に発症間もない患者の場合，動けないために更新が滞り，非適応な動作や行為が生じやすい．

　よって中枢神経疾患の患者に対するアプローチは，「変容した身体で環境へ働きかけ，その反応を基に中枢と身体と環境との関係性を更新する」こととなる．この働きかけを"探索"という．

2．非麻痺側優位な更新の問題点

　起き上がるたびに左腕を忘れてくる患者や，曲がり角などで腕が机などにぶつかっても平然としている患者，麻痺側の身体に怪我をしても非麻痺側の痛みとして訴える患者など，麻痺側に生じた問題に気づかない，または気づけない患者に出会うことは稀ではない．これらの患者は麻痺側を含めた身体の更新が進んでいない例だと考える．

　脳卒中発症後は，身体が半分なくなったように感じたり，そちらへ沈み落ちていくような恐怖感に襲われたりすることで，非麻痺側で柵をつかみ固まっていることがある．また急性期を過ぎ，どうにか非麻痺側を駆使して動くことができるようになると，意識や注意を非麻痺側に注ぎやすくなり，非麻痺側優位な知覚が形成されて麻痺側は放って置かれるようになる．この偏った中枢と身体の更新は，支持面を非麻痺側に偏らせ，その範囲でのみバランスを維持するような姿勢を形成し，麻痺側の身体や空間に向かう探索は生じなくなる．さながら，健常者が片脚立ちのまま生活しているような状態である．

3．麻痺側身体の脱身体化と再身体化

　マーフィー（R. F. Murphy）は，著書「ボディ・サイレント」のなかで，自身が骨髄腫瘍により四肢麻痺が進行するなか，徐々に身体を自分のものではない物体（非人称化）として捉えるようになった状態を「脱身体化」と記述している[2]．脳卒中の患者においても麻痺側の手に対し，「これが重い」や「この手が邪魔」など物体を指すような言動をすることがあり，マーフィーと同じように麻痺側が脱身体化しているように捉えられる．

　さらにマーフィーは，「再身体化」という考え方についても紹介している．マーフィーにとって，腫瘍が拡大し，麻痺が進行するなか徐々に動けなくなる身体を通して，人や社会

93

実践編 1 　生態心理学的アプローチ

と新たにつながる方法を摸索しながら，障害のある自分自身を受け入れていく過程が再身体化であった．脳卒中患者で考えると，病後の身体による動作や行為を通じて，環境および社会との関係を再構築することが，再身体化の過程といえるだろう．再身体化を実現するためには，脱身体化された麻痺側を再び身体の一部として取り込ませること，まさに3者の知覚が鍵となる．

4. 麻痺した身体を取り込む戦略

入來ら（1996）の実験[3]で，サルが自身の手の長さでは届かない餌に対し，熊手を使用し餌を取ろうとするときに熊手が身体の一部となり，脳内の視覚と触覚の統合領域が熊手の届く位置まで延長していることを確認している．この研究では，道具を身体の一部として使用しているときには，脳内においても身体の拡張物として表象されていること（道具身体化）を示唆している．

筆者は，この道具身体化の現象を脳卒中患者の再身体化に利用できるのではないかと考え，臨床において実践した．すなわち，単独では動かなくなった麻痺側身体を熊手（道具）に見立て，それを動かす非麻痺側身体またはセラピストの介助をサルの手として考えたならば，麻痺側を介して対象へ意図を持って働きかければ，麻痺側を再び身体の一部として取り込ませることができるのではないかと考えた．

【症例供覧1】右被核出血後左片麻痺と左半側空間無視，および左半側身体失認を呈した患者は，痙性により左手指が屈曲位で拘縮を呈していた．可動域の改善のため左手指を伸張すると，実際に伸張されている部位ではなく，左上肢の半分である肘関節に伸張感を訴えた．

この患者の左手に70 cmの棒を握らせ，セラピストの援助とともに目の前に置かれた玉を左へ移動させることを10回行った．口頭で玉を自身で動かすように求めながら実施した．

介入1週間後に再び手指の他動的伸張に対する伸張感を問うと，指し示す位置が前腕の真ん中まで移動し，さらに数日後には手関節まで移動した．臨床的に半側空間無視例でダブルデイジーや人物画の描写で脳内表象を捉える方法が使用されるが，この症例においての変化を追ったところ図1に示すように改善が認められた[4]．こうした結果は，麻痺側が身体の一部として再び取り込まれた可能性を示唆している．

【症例供覧2】中大脳動脈閉塞に伴い，左片麻痺と左半側空間無視を呈する患者の前に3種類の形や長さの異なる棒を置き，患者には左腕が見えないように衝立を置き，患者の左腕をセラピストが把持した．棒のひとつを持たせ他動的に振ったところ，患者は3種類のうちのどの棒を持っているかを正しく同定できた．注目すべき点は，一番左に置かれ棒であったとしても正しく同定できた点，つまり他動的に麻痺側上肢が振られた条件では，左

94

Chapter 6　中枢神経疾患に対する身体と環境の知覚に視点をおいたアプローチ

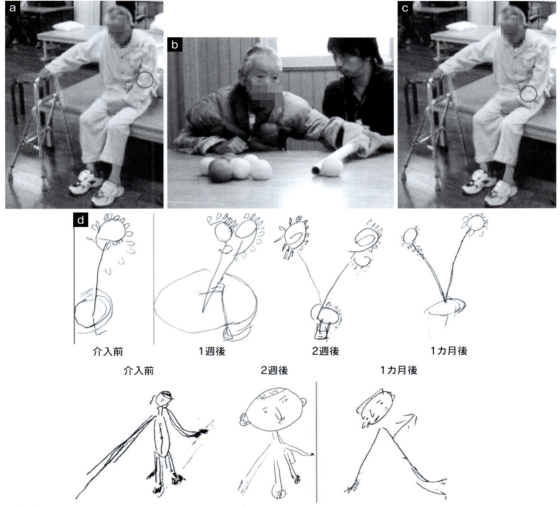

図1　左半側空間無視側での能動的探索が奏効した一例
a：介入前の身体失認範囲　b：左への玉移動　c：介入後の身体失認範囲　d：表象の継時的変化

側の無視が生じなかったことになる（**図2**）．

　解釈として，他動的に振られた棒に関する情報（慣性モーメントなど）は麻痺側上肢を通じて非麻痺側に伝わり，その棒が持つ情報を正しく知覚できたのではないかと考える．

　この2例の結果は，麻痺側が他動であれ能動性を持った運動であれば，今の自身と環境の関係を探索し更新できる可能性を示していると考える．また麻痺側の身体が取り込まれ，身体認知のみならず表象までを変化させた可能性も示している．

5. 巧みな非麻痺側の動作によって麻痺側を取り込む

　頸髄損傷患者の座位場面を考えると，床と接している運動や感覚のない臀部や両下肢の

実践編 1　生態心理学的アプローチ

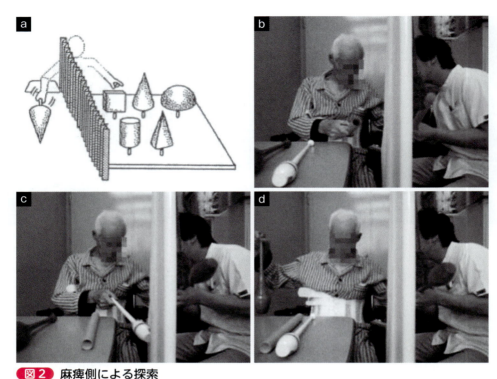

図2 麻痺側による探索
a：グレゴリー＝バートンらの"振ることで形を知覚する実験"．（文献9より引用）

後面で支持面からの床反力を感じ取ることができない．しかし，トレーニングを積むことにより難なく座位姿勢をとり，車いすを利用した移動も可能となる．患者自身は，床が支持してくれていることを知覚できているので，恐怖感もない．この知覚を支えているのが，頸髄損傷の影響を免れた身体部位による知覚である．

　こうした事例から考えれば，脳卒中患者においても非麻痺側を巧みに動かすことで，運動や動作が可能となるはずである．しかし，多くの脳卒中患者を観察すると，そのほとんどが非麻痺側の運動の拙劣さを有している．非麻痺側での立脚では，体重移動に伴う骨盤の外側移動がわずかに生じて上体がほとんど傾かずに動作を成立できるにもかかわらず，患者の多くは非麻痺側の股関節は固く緊張させ，可動性が乏しい状態となっている．体幹を非麻痺側に傾かせることで，非麻痺側のみ全身の空間における保持を請け負うこととなり，これまでに揺らぎながら安定を保っていたものが，麻痺側の筋弛緩に伴い左右筋群の引き合いが弱まるため，非麻痺者は麻痺側という大きな負荷を抱え，さらに固定的な安定性になる．このようなバランス反応のなかでは，非麻痺側は巧みさを発揮できない．したがって脳卒中患者の動作能力を向上させるには，麻痺側の機能改善と同時並行して非麻痺側の巧みさの再獲得が重要となる．

> **Chapter 6　中枢神経疾患に対する身体と環境の知覚に視点をおいたアプローチ**

> **Point！**
>
> 　中枢神経疾患に対する介入のポイントは以下の2つに集約される．
> ①非麻痺側や他者介助による麻痺側と環境の関係性に対する探索
> ②非麻痺側の巧さの向上（アスリート化と呼んでおり，健常なときよりもさらに巧
> 　みな状態になることを目指す）
> 　これらを達成できる事前準備として，身体の過緊張となった部位を整え，身体の軸
> となる深層の筋群を活性させることで非麻痺側はより繊細な運動が可能となり，麻痺
> 側を含めた身体と環境との間で情報のやり取りが向上する．ここから麻痺側も取り込
> んだ身体をもって起居動作や基本動作に進んでいくことが，日常生活の再獲得におい
> て非常に重要なかかわりとなる．

Ⅱ　基本動作を行う環境—容易に動ける環境の設定

1.　基本動作の重要性

　基本動作は様々な行為に組み込まれた下位のユニット群である．例えば，朝食は「ベッドから起き，座り，立ち上がり，テーブルまで歩き，椅子に座り……」といった基本動作によって行為が達成される．どんな行為においても基本動作自体は大きく変わらない．しかし，疾患により身体に問題が生じるとこの基本動作の遂行が困難となり，行為はつながりを失い，生活のリズムまで崩れてくる．朝目覚めた後，身体を起こし，洗面をして排泄をし，食事をするといった日常動作ができなくなることで，1日のリズムが崩れ，患者によっては昼夜逆転現象などにつながっている可能性はないだろうか．基本動作の獲得は，まず身体機能の改善のみならず，生活リズムの立て直しという観点からも重要なアプローチである．

2.　動けない理由のひとつ "恐怖感"

　中枢神経疾患によって，運動や感覚が麻痺し動けなくなることは前記したが，これ以外に人が動けなくなる要因として心理的作用が存在する．特に恐怖感は患者において多くみられる訴えのひとつである．リハビリテーション現場では，基本動作の練習を始めると「怖い」という患者や，怖いと口ではいわなくても，動かそうとすると全身に過剰な緊張が生じたり，本人は目的方向へ動こうとしているのに，それとは逆方向の動きにかかわる筋群が強く働いてしまったりするなど，基本動作が円滑に遂行できない患者に多く出会う．なぜ患者は怖いと感じたり，身体をこわばらせたりしてしまうのか，何がそう感じさせてい

実践編1　生態心理学的アプローチ

るのかについて要因を知らないと，適切なアプローチにつながらないのではないだろうか．

　筆者は，動作時の恐怖感が，その動きを制御できないときに生じる感情と捉えている．例えば，スキー初心者には，醍醐味であるはずのスピードや加速感は恐怖でしかなく，なかなかスタートが切れずに身体をこわばらせ，いざ進むと思っている方向と異なる方向へ曲がり混乱する．しかし一度止まる方法をマスターすると，徐々にそのスピードが楽しさに変わり，過剰になっていた力は適切なものとなり，思う方向へ向きを変えられるようになる．

　患者が動作時に恐怖感を持つのもこれに似ており，自身が起こした動作を制御することができず，またイメージする動きとその後の反応とが一致しないときに，混乱を生じて恐怖感につながる．

　こうした恐怖感を潜在的に感じ取っている場合もある．ベッドに寝ているのにベッドの端を非麻痺側の手でしっかりつかんでいる患者に対し「怖いか」と尋ねると「怖くない」といい，掴んでいた端を離すことができる．状況から判断すれば恐怖を感じない環境においても，意識していないときには恐怖を感じる場合があることを示唆している．

　恐怖感と強く関連が示唆されている脳部位は扁桃体[7]である．扁桃体は視床からの連絡が強く，視床の損傷は扁桃体機能不全をもたらす．近年ペンゾ（M. Penzo）ら[8]によって恐怖にかかわる脳領域として視床下部室傍核が関連していることが報告された．この部位が機能不全を起こすと，扁桃体の機能も低下して恐怖が感じられなくなる．これまで視床下部は視床より恐怖の情報を受けて多臓器へホルモン伝達を行っていたと考えられていたが，上行的にも作用があることがわかった．これら相互的な関係性によって恐怖感は調節されており，関連する部位の機能不全は恐怖感を強めたり弱めたりする．動作時の恐怖感は，リハビリテーションにおいて大きな妨げとなるため患者が示すサインや脳画像などに注意しておく必要がある．

3. 恐怖感を抱く患者への介入のポイント―容易に動ける環境の設定―

　ヒトが未経験の課題に臨むとき，それは大きなリスクを伴う可能性があることを暗黙的に知っている．それでも突き進めるのは，日頃の鍛錬とそれに裏打ちされた自信が持てているからである．しかしわれわれが経験する脳卒中患者は，新たな身体自体を自分のものとして知覚できていない時点からリスクのある動きを課され，それに順応することができない場合に，不安が先行し全身を硬直させ，恐怖感を訴える．

　安心して動くとは，自ら開始した運動が，いつでも自在に制御できる状態が整っている状態だと考える．その制御が早過ぎると目的の運動は遂行できず，遅過ぎると運動が行き過ぎてしまい，転倒転落につながり得るため，恐怖感につながる．

Chapter 6　中枢神経疾患に対する身体と環境の知覚に視点をおいたアプローチ

Point！

人は怖いと感じると体を硬直させ，そのために動揺が増えるといった悪循環を呈する．硬直した身体では，細やかで柔軟な環境知覚が困難となる．身体が制御を取り戻し，不安なく動作が行えるようになるためには，分節的な身体によって，支持面や環境との関係性を細やかに探索できるように準備してリハビリテーションを進めていく必要がある．そこで患者自体に探索できる身体の準備が整わない時期には，容易に動ける環境をつくることを勧める（具体例は以下のセクションを参照）．

4. 患者が動作する環境を整える

　寝返り動作や起き上がり動作の場合，ベッドの広さや，ベッド上のどの位置から動作を始めるかについて十分配慮する必要がある．ベッドの幅が狭い場合やベッド端近くは転落の危険があることが視覚から情報入力され，頸部や上肢・下肢といった身体の末梢部を中空に浮かして動作の連続性を保障するテンタクル活動よりも，支持面から背面筋を使い押し上げるようなブリッジング活動が選択されやすくなる．しかし患者が，ブリッジング活動優位な寝返り・起き上がりを選択した場合，押し上げられる範囲のみでは動作が完結しないため，柵を引っ張るなどの次策を講ずる必要があり，さらに全身的な背部筋優位な過活動を高めることとなる．したがって，寝返り動作や起き上がり動作を習得させようという段階においては，できるだけ広いベッドを選択し，体幹部が回旋しても体側で連続的な支持面との接触を保障できるよう，ベッドの中央にて動作できる配慮が必要である．

　立ち上がり（**図3**）には，体幹部ならびに骨盤帯の前傾が必要となるが，座位保持あるいは立ち上がり動作の練習を始めたばかりの患者にとっては，床面との距離が前方への落下としての恐怖心につながり，骨盤後傾位の座位となりやすい．その開始肢位から十分な前傾を行わずに立とうとするため後方へのモーメントが高まりやすく，何度繰り返しても立ち上がれず，最後には勢いをつけて立ち上がるために余計に身体を固めて遂行することになる．

　またセラピストは不安定な麻痺側に接触して練習することが多いが，前述したように非麻痺側も過剰に固めてしまっている患者が多い．そこで，いつでも手がつけるという安心感を得させるため，倒れても転落には至らないように昇降タイプのベッドで前面と非麻痺側を取り囲み，すぐに手が置けるよう水平な面を準備して行う．水平な面を利用する理由は，立ち上がりからその後の立位姿勢において"見えの情報（空間的広がりや光学的流動）"が，面があるときとないときで同じ状態になるようにすることを目的としている．

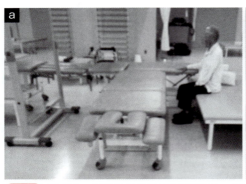
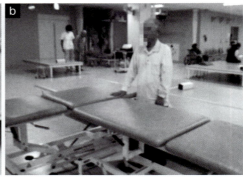

図3 安心して探索できる環境準備の一例
a：患者を囲む面の配置．b：囲まれたなかでの立位訓練．

5. 壁を利用した立位・歩行練習[5]（図4）

　早期の立位練習において，非麻痺側で立位姿勢を作ることが困難なため，麻痺側に傾くことが多い．その際には非麻痺側に壁を設定し，もたれながら立位をとることで，非麻痺側下肢での支持性の探索や非麻痺側に上体を傾けた重りの釣り合わせるバランス反応（カウンターウェイトの活性化）を少なくし，麻痺側下肢の伸展運動の練習も行うことができる．また杖歩行に向けて，杖を出す瞬間に一時的に重心を麻痺側へシフトする必要があるが，その移動量を壁から離れすぐに戻ることを利用して練習することができる．すぐに壁に戻ることができる環境が，能動的に麻痺側へ重心を移動し，かつ姿勢保持可能な移動量の反応を探索することを許している．筆者の経験症例では，この方法も用いて早い患者であれば介入3日目に麻痺側下肢の伸展反応が発揮できるようになり，4点杖による見守り歩行が可能になった例や，重度の高次脳機能障害を有する患者でも，排泄動作介助量が大幅に軽減できた例など，十数例で効果を経験している．

　壁を離れて自立歩行に向けた練習を開始すれば，①できるだけ患者の視界に入るところへセラピストの手を配置すること，②常にセラピストが側にいて，いつでも支えることができることを口頭で伝える，③セラピストがときどき背中に触れるなどして，安全を確保しているなかで歩行に挑戦している状態を維持することが，配慮すべき点と考える．

6. 基本動作を行う環境のまとめ

　突然の疾患によりこれまでに経験のない身体の状態で動くことは，冒険であり恐怖心が伴う．新たな身体の知覚が進み自ら探索が可能となるまでは，冒険に挑戦できる環境づくりから始めることが必要である．セラピストは患者の能力を正しく読み取り，的確な難易度を環境の中に準備することが役割となる．患者は容易に動ける環境のなかで，自身の身

Chapter 6 中枢神経疾患に対する身体と環境の知覚に視点をおいたアプローチ

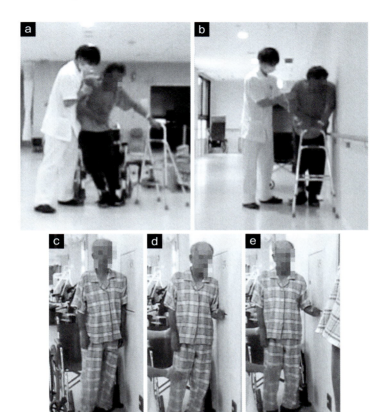

図4 プッシングに対する壁の利用（上）と壁を使った立位姿勢と麻痺側立脚における重心移動量の知覚（下）

a：壁にもたれると壁はそれを受け止め，反力を与えてくれる．
b：接触面には摩擦が生じるため，前後の動揺を打ち消すか軽減させ，立位保持に臨みやすい．
c：壁に接近して立つことで，上体が非麻痺側に傾けたバランスをとることを制限した立位姿勢が促しやすい．
d：壁がもつ肌理の情報（肌理がぼやけると壁から離れ，荒くなると近づいている情報）は，壁と自身との距離が知覚でき，肌理が一定であることで安心感が得られる（怖くない）．
e：歩行では壁から肌理の光学的流動が麻痺側に生じることで，非麻痺側に比べ刺激が強く麻痺側への注意が促されやすくなる．プッシング現象を示す患者では非麻痺側に壁を設定することでプッシング現象を軽減し立位や歩行練習が行える．

体の状態を知り，環境との効率的な関係を探り，そして自身で容易に動ける環境から離脱していくことができれば，その後はどんな環境においても，自ら適応的な身体を導き出すことが可能となる（**図5**）．

Point !
基本動作は出生から歩行を獲得するまでに辿った動作のパターンである．麻痺を持

101

実践編 1　生態心理学的アプローチ

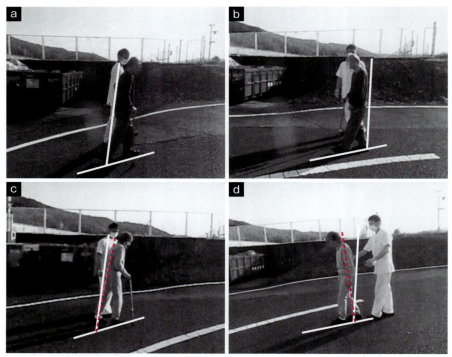

図5　坂道歩行における適応性の違い
a，b：坂に適応できている方の姿勢（白線）では，坂から受ける回転モーメントから歩行が滞らない絶妙な姿勢を保ちつづけられている．c，d：適応できていない方の姿勢（破線が上段との違い）後方転倒に対する恐怖感が強く，後方転倒を防ぐ構えによって坂の面に対して過度に前傾が生じている．前者のように身体と環境との間で適応できていない．転倒に対する恐怖心が，坂に適応するための知覚を妨げている．

つ新たな身体でこの動作を再び辿ることは，今の中枢・身体と環境の3者の関係性を再適応させるのに最も導入しやすく，多くのことを準備することに適した練習項目であると考え実施している．

III　環境との適応に配慮した自宅環境設定

1. アフォーダンスの視点から考えた自宅環境設定

　われわれの動作や行為を環境抜きに考えることは不可能である．大まかな動作はイメージできても，実際の場面で必要な力加減や動作の速度，筋群の組み合わせがつくる姿勢などは，そのときその場でないと決定できないためである．
　患者の非適応な動作や行為は，中枢・身体・環境の関係性のズレから生じていると先に述べた．患者は環境について，その要素を正しく抽出することが必要であり，そして，環

境に適応した運動や動作を誘発するために，自分の身体と環境との関係を知覚することが求められる．

　本章で述べる環境とは，生態心理学によるものであり，動物にとって動作や行為を達成するための価値ある情報である．それは何か固定したものではなく，面や肌理や，ときに影などである．例えば，立っている成人の膝の辺りにある面は，座ることを可能とするだけでなく，紙に書くことや何かを置くことも可能とする．これ以外にも，利用しようとする人が何を求めているかで，用途はいかようにも変化する．場所やものの材質などの制約を受けず，この高さの面があれば，前記と同じ利用が可能である．このように動物が持つ動作や行為からみた環境の価値を「アフォーダンス」という．

　アフォーダンスの視点から自宅環境設定を考えると，中枢と身体，そして環境に配慮した準備が可能となる．中枢は環境の価値に対して，言語的意味付けの規範などにかかわっている．中枢に問題が生じると，そのものの使い方を誤る失行を示す．身体に問題が生じると，その前に捉えた多様な価値が抽出できなくなり，動作や行為が滞る．逆にうまくアフォーダンスが導ければ，その場面での動作はスムーズに遂行できることもある．このように，中枢と身体，環境がその場の動作や行為とどのような関係をもっているかに注目することが，在宅環境設定には必要だと考える．

　【症例供覧 3】 退院前になっても立位・歩行に不安定性が残る場合，その対策として，退院後に戻る家屋に手すりを設置することはよく用いられる手段である．しかし，ときにこの手すりがデメリットとなる患者もいる．様々な日常動作をする際に，手すりを持った瞬間に頼りきった姿勢を取ってしまうため，正しい日常動作が定着しない原因となる場合などが，典型的な例である．

　患者（**図6**）は麻痺側に連合反応を有していたため，手すりが縦でも横でも，それを引いて立ち上がろうとし，麻痺側下肢は屈曲し浮き上がり転倒しそうになるため，常に介助者を必要とした．しかし，この患者は杖歩行になると麻痺側下肢を伸展して支持する．この違いについて，アフォーダンスの視点から考えてみる．手すりは患者が"引いても押しても支える"という情報を持っているのに対し，杖は"押すときのみ支える"という情報を持つ．患者は立ち上がり時に重心移動がうまく行えなかったため常に手すりを引いて立ち上がり，この上肢屈筋緊張が麻痺側の屈曲パターンを誘発させたと考える．杖は押すだけの制約によって「押す」緊張を上肢に与え，この伸展緊張が下肢の伸展パターンにつながったと考える．この患者の場合，自宅には手すりを設置せず空間のみ広げ，トイレなども杖で行くことを提案し，のちにトイレ動作が自立した[6]．

Point !

　在宅調整においても，その患者が持つ環境の知覚に着目して設定することでより有効なものになると考える．できるだけ自宅の環境に近い面や壁などを準備し，そこで

実践編1　生態心理学的アプローチ

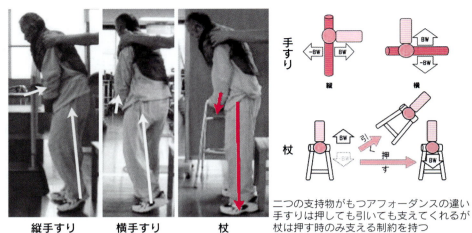

縦手すり　　横手すり　　杖

二つの支持物がもつアフォーダンスの違い
手すりは押しても引いても支えてくれるが
杖は押す時のみ支える制約を持つ

図6 手すりと杖のアフォーダンスの違いと身体運動への影響

3者の関係が適応して機能しているか，また機能するように練習を行っていくことが必要だと考える．

おわりに

　中枢神経の損傷におけるリハビリテーションについて，知覚の視点を加えまとめた．個々の患者が示すその症状は多岐にわたるが，いずれも身体と環境との関係が，疾患を発症することによって変わってしまったことが，その原因として根深く存在するケースが多くみられた．こうした患者へのリハビリテーションにおいて，セラピストは目の前の患者が，今の自身と環境との関係をどのように捉えて"生"を営んでいるか，そのマクロな視点を持てるようになることが重要だと考える．

Message

- ここに挙げた自験例は，アプローチがうまくいった患者たちであり，その裏では試行錯誤したものの，何も変えられず退院となった患者がたくさんおられる．その度に反省し，心理学の本を読みあさり，アイデアを持って次に望んだ結果をここにまとめた．
- 臨床は一回性の要素が大きい．統計学では語れないことも多く存在する．日々患者は山の天気のように変化し，良くなったり悪くなったりを繰り返しながらも徐々に環境へ適応し，新たな自分を受け入れ，人生の再出航をなされる．われわれセラピストができることは，あくまでその再出航の準備を一番よいかたちでさせてあげら

れるように支えることであると考える．

- そのためにも常に考え，患者とともにチャレンジし，反省する．この繰り返しだけ
が力になると実感している．先人の知恵を借りながら新しいものを創作していける
セラピストである続けたいと思う．

（舞鶴赤十字病院リハビリテーション科）真下英明

◆参考文献

① 吉尾雅春（監修）：極める！　脳卒中リハビリテーション　必須スキル．gene，2016
　　　本書の第4章には，生態心理学概念を用いたリハビリテーションの理論や介入方法などが
詳細に紹介されている．
② ＦＤアフォルター（著），冨田昌夫（翻訳），額谷一夫（翻訳）：パーセプション．丸善出版，2012
　　　知覚を学ぶにあたり，触─運動覚について詳しく書かれた一冊．
③ 樋口貴広，森岡　周：身体運動学　知覚・認知からのメッセージ．三輪書店，2008
　　　知覚に関する先人の研究がまとめられており，本書をもとに臨床への色々なアイデアを見
出させてくれた．知覚や脳の働きを学ぶのに非常に良書である．

◆引用文献

1）モーリス・メルロ＝ポンティ（著），竹内芳郎，小木貞孝（訳）：知覚の現象学1，みすず書
房．1967
2）RFマーフィ（著），辻　信一（訳）　ボディ・サイレント　病いと障害の人類学．新宿書房，
p130-133，1992
3）入來篤史：道具を使うサル（神経心理学セレクション）．医学書院，2004
4）真下英明：心的運動イメージを利用した左半側身体失認へのアプローチ．理学療法学．
2008；35（suppl 2），568
5）冨田昌夫：成人中枢神経損傷者の評価と治療．理学療法学．2002；29（3），59-64
6）真下英明：脳損傷者の住環境設定における生態心理学的視点の導入．理学療法京都．2009；
38，49-54
7）堀内智貴，上杉　繁：道具の身体化現象の評価方法に関する研究　指示棒接触による錯視の
時間変化の検討．ヒューマンインターフェースシンポジウム．2010；1039-1042
8）Penzo MA, et al.：The paraventricular thalamus controls a central amygdala fear circuit.
Nature. 2015
9）三嶋博之：エコロジカルマインド．NHKブックス，2000

Chapter **7**

運動器疾患に対する生態心理学的アプローチ
―クラインフォーゲルバッハの運動学を踏まえて―

Summary

運動器疾患は，健常な身体部分が代償することにより，動作の再習得が円滑に進む場合もある．しかし，高齢化社会を迎え，基礎疾患が存在したり，身体の可能性が低下したりする傾向性も相まって，円滑に機能回復へ結びつかないことが多くなってきている．重力に対していかに姿勢を構え，姿勢変換し，移動するのかといった観点から健常人や運動器疾患患者の姿勢・動作の特徴を捉え，支持面に接触する身体部分や平衡反応を評価することで，自律的な反応につなげられる可能性について説明する．

Key words 運動器疾患，支持面情報，知覚システム，パーキングファンクション，ダイナミックスタビライゼーション

I 生態心理学的概念に基づき運動器疾患を評価するための基本的な背景

　運動器疾患のリハビリテーションプログラムは，損傷部位，受傷機転，手術の有無，年齢など，多種多様であり，ひとくくりに説明することは困難である．疾患あるいは手術方法ごとの特異的な考え方やアプローチ方法は専門書に委ねることとし，この章のなかでは，いずれの運動器疾患にも共通する考え方として，重力に対して姿勢を構え，いかに姿勢変換し，移動するのかといった観点から健常人や運動器疾患患者の姿勢・動作の特徴について述べる．生態心理学に基づくアプローチとして，重力を含む環境下で動くための知覚システムも踏まえたアプローチの実際について解説していくことを前置きとさせていただきたい．

1. 健常人の傾向性

　疾患を有さない健常人が，臥位や座位などの安楽と思われる姿勢（**図1**）をとっていても，脊柱や四肢の可動性，身体の左右非対称性，平衡機能などは個人個人により異なる傾向性を示す．しかし，この傾向性はその個人の姿勢や動き方といった特徴として捉えられてはいても，統計的にまとめられたり，それを臨床現場で生かされたりすることは少ない．
　ある日，骨折するなどして，疼痛や異常過緊張などを要因とする新たな関節の可動域低

Chapter 7 運動器疾患に対する生態心理学的アプローチ

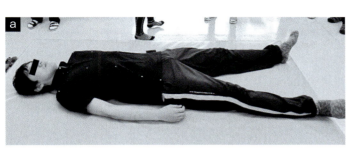
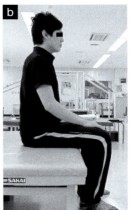

図1 健常人における背臥位と端座位の一例

下や筋力低下が生じたり，筋緊張の低下が認められたりすることにより，患者の障害が形成される．しかし，それらの問題が骨折部位や術創部周辺で起こるのみではなく，本来，健常であるべき反対側の身体部分や遠く離れた関節の可動性の制限などが複合的に絡み合って，起居・移動動作能力が制限されるとともに，その再習得に影響を及ぼす場合もある．そのような場合，骨折部位や術創部以外の問題については，長期臥床を原因とした廃用として判断されがちで，その関連性について深く探求することは少ない．

ここでは，骨折部位や術創部周辺で起こっている変化と同等に，患者自身が示す身体の傾向性を評価する方法を，「抗重力位で姿勢を保ち，動く」というごく当たり前でありながら，運動器疾患のリハビリテーション専門書においてはあまり述べられることのない観点から説明する．

2. 筋緊張に関する捉え方

ギブソン（J. J. Gibson）は，重力下においてわずかに動く（正中軸からわずかに傾く）ということにも平衡反応が出現しているとして，姿勢調整を説明している[1]．またそのなかで，重力に対する微調整は深層筋（姿勢調整筋）が担当し，意識に上らないレベルで調整が図られ，深層筋の活動は支持面圧分布の変化や，緩徐な筋の張力に対応するかたちでシステム化されており，表在筋の過活動は，深層筋の感受性を低下させ，微細な姿勢調整を困難にするものとしている．

Point!

筋緊張は，筋の緊張の程度や質を表わす臨床的な用語であるが，筋トーヌスの状態が恒常的に分布するのではなく，肢位の変更，運動企画によって大幅に変動するため，視診，触診，他動運動など，多角的に検査することが重要である[2]．

107

実践編 1　生態心理学的アプローチ

　シャルテンブラント（Schaltenbrand）[2]は筋緊張の役割を，動作や姿勢の背景に関与すると述べたうえで，筋の持つ2つの機能（短縮と固定）と，3つの役割（運動，姿勢平衡，運動停止）があると説明している．ベルンシュタイン（N. A. Bernstein）もまた同様に，筋緊張の役割が動的平衡としての姿勢において働く体肢の筋の緊張である「背景収縮」と定義し，筋緊張と姿勢との密接な関連を指摘している[3]．

3. 運動の拡がり

　クラインフォーゲルバッハ（S. Klein-Vogelbach）は，身体のある部分で目的動作が始まり，その部分が空間を特定方向に移動したとき，その移動を続けるならば，身体の内部では関節を越えて運動が1側あるいは両側へ拡がることを「運動の拡がり」として説明している（図2）[4]．運動の拡がりは，筋活動による制動（支援活動）や関節可動域が最大となるまで継続する．また，末梢より動きが拡がる場合，支点は中枢に向かって連続的に移動し，動きの延長線上には，その支持面が浮き上がった身体部分を支えるために必要十分な錘が提供される必要がある．支持面から挙上される身体部分は，それを支える運動延長線上の錘により保障されるテンタクル活動（テンタクルとは「触手」を意味しており，胴体から出た触手が動くような身体活動を示す．身体を釣り上げるように移動させることから，天井に面する筋群が主動作筋になる）[4]として定義づけられている．

4. 挙上動作における支持面と慣性モーメント量の関係

　背臥位にて伸展位にある下肢を，セラピストが他動的に挙上しようとする場合（図3），動き出しで踵が浮こうとする際に，支点を臀部として下肢の下方向に向けた慣性モーメント量は最大となる．そのため，下肢の長軸方向の延長線上の身体部分に錘（拮抗する重み）

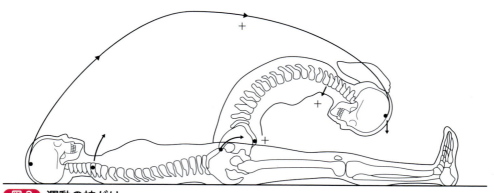

図2　運動の拡がり
頭頂部を最も動く点とした屈曲方向への運動の拡がりは，後頭環椎関節より始まり，支点を移動させながら，支持面と接する身体部分を変化させ，股関節を終わりの点とし運動が完遂する．

Chapter 7 運動器疾患に対する生態心理学的アプローチ

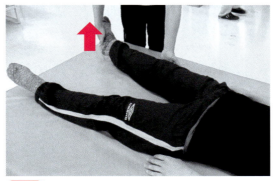

図3
セラピストが患者の下肢を他動的に挙上しようとする課題において，下肢が浮き上がる瞬間に下方へ向けた慣性モーメントは最大となる

が必要となり，それが保障されることにより下肢挙上は成立する．この際，支点が臀部あるいは同側の仙腸関節に支持面と接触する支点を設けられず，下肢からみて，さらに遠位に支点が設定されるようであれば，慣性モーメント量はさらに大きくなり，提供される錘の必要量も増加する．

5. 同時収縮を利用した代償パターン

　健常人の動きでも同様の反応を示すが，身体部位の運動の拡がりが，拮抗筋群の過緊張で連続性のある支点の移動が困難となる場合，身体部位を同時収縮させひと塊にしたうえで，挙上の主動作筋群の筋緊張を一気に高め，同時に運動速度も高めた代償パターンに切り替えることも特徴といえる．

　例えば，脊柱の可動性に乏しく，分節的な動きが苦手な男性が，頭頸部から体幹下部，両上肢を力んだ状態でひと塊にし，いわゆる腹筋運動を一定の速度以上で繰り返し行うことは可能であっても，その実行速度を低下させたり，ゆっくりと遠心性収縮で開始位置に戻らせたりという課題に対しては，動作の円滑性が損なわれる．

Point!

単に筋力や速度という観点から判断するのではなく，支点の連続性のある，必要なモーメント量が最小となる，可動性を兼ね備えた動きこそ経済効率が高まるという視点をもって，患者の評価を進める必要性がある．

109

実践編 1　生態心理学的アプローチ

　何らかの運動器疾患を有している場合においては，疼痛，筋緊張亢進，あるいは健常時から持っている傾向性が重なり合うことにより，運動の拡がりが途絶されやすくなる．途端に同時収縮を利用した代償パターンへと切り替えようとするが，運動の拡がりに参加する筋のうち，一部であっても低緊張な部分があれば，筋群を過緊張にして速度を高めることは困難となるため，運動の完遂が困難となる．そのため，その他のでき得る代償パターンへと切り替えが必要となる．人は常に自身の身体をモニタリングし，まわりの環境との関係性も知覚しつつ，遂行可能なパターンを選択抽出し，実施するものと考えられる．

6. 接触と反応（セラピストと患者の間にある協応関係）

　セラピストが，患者の身体部位を動かそうとする際，患者自身がその部位を過剰に固めてしまったり，あるいは脱力しきっていて，その身体部位の重みがすべてかかってきてしまったりする際には気づくが，通常の臨床場面などで，セラピストが操作するような外力を加えることに対し，患者は無自覚にかつ調整的に筋緊張を整え，動かしやすくしてくれているということは注目されることが少ない．

　例えば，移乗動作を介助する場合では，患者は筋緊張を無自覚に調整し身体を固めて，介助者側にかかる負担を軽減させるような反応を示している．高度な意識レベルの低下，あるいは明らかな拒絶があれば別だが，セラピスト側と患者の間では，接触と反応という関係性が無自覚に形成されている．

　さらには，前述した背臥位にて伸展位にある下肢を，支持面から挙上しようとする課題において（**図4**），例えば足尖部をより上面に接触面を増やし，引き上げるような運動開始であれば，患者は骨盤帯から下肢上面の筋による挙上保持のための筋活動が優位に働くため，筋活動の促通としては望ましいが，上面筋の筋緊張を高めてしまうため，それらを伸張するような可動性を高める課題には相応しくない．逆に，大腿部や下腿部を包み込むよ

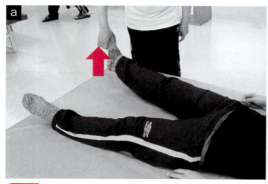

図4 望ましい反応を導くための用手接触
a：上面筋活動を促す接触．b：可動性を高める接触．

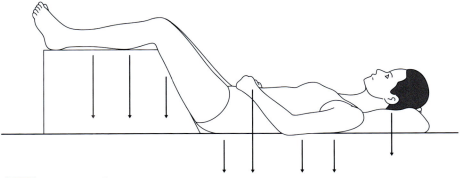

図5 パーキングファンクション
身体部分それぞれが支持面と接し，独立した重心を持っているため，互いに連結するような筋活動が生じない状態．

うに身体下面により接触面を増やすような保持では，上面筋の筋緊張は高まりにくく，可動性を高める課題には適していても，筋活動を促通するような課題には不適当である．すなわち操作者側と受け手においての協応関係が形成されているといえる．

7. 知覚システムを最大限に活用できるようにするための身体づくり

　クラインフォーゲルバッハは，身体の各部分が過剰な連結がなしに結びついている状態を，パーキングファンクションとして紹介している（**図5**）．全身を5つの身体部分（頭頸部・胸部・腰椎骨盤帯・上肢・下肢）に分け，おのおのの身体部分が，支持面と接し，独立した重心を持った状態を示す．完全に筋の無緊張な状態と異なり，必要最低限の筋緊張で各身体部分がつながれており，次に動くための準備状態が整っており，潜在的な可動性が最も高い状態といわれている．

　図5に示す姿勢を除いては，どのような姿勢においても身体部位を連結する筋緊張の高まりが必要となるとされているが，それに限定することなく背臥位，腹臥位などにおいても，よりパーキングファンクションに近いポジショニングへと誘導し，抗重力への運動や動作につなげていく必要がある．

II 生態心理学的概念に基づく評価の実際

　重力に対応した姿勢の評価は，視診，触診，可動性の実施により，それぞれの結果が合致していることが必要である．

実践編 1　生態心理学的アプローチ

1．姿勢観察

　矢状面では，頸椎のカーブと下顎の位置，胸郭の浮き上がりや形状，肩甲帯の回旋およびその位置と上肢の状態，腰椎のカーブと骨盤帯の前後傾斜および連結する下肢の状態などについて，支持面との関係性から観察する必要がある．左右差が認められるような浮き上がりのある部分には，下面から押し上げるブリッジ活動が存在し，筋緊張が亢進していると考える．身体部位各々が最低限の筋収縮で結ばれているとはいいがたく，固定的な過剰な筋連結が存在すると判断できる．

　前額面では，頸部や体幹部の軸の傾き，骨盤帯の側方傾斜，上肢および下肢の内外転などについて観察する．ベッド上で背臥位になる際，頸部が側屈していたり，体幹部の軸が傾きベッドの長軸方向と一致していなかったりすることが散見されるが，周りを取り囲む環境と身体内部の体性感覚とが一致していないことも予測される[5]．骨盤帯の側方傾斜は，胸部との過剰な連結を意味しており，下肢との連結も含めて身体中心に近づけ固定するといった反応を呈している．上肢や下肢の位置について，体側から離れた場所に位置する場合，肩甲帯の位置や骨盤帯の傾斜に由来する．これらは胸部あるいは腰椎骨盤帯の支持面に対する接触面が少ないことから生じる不安定性に対応する反応として捉えられる．

　水平面では，頸部，胸部，骨盤帯の回旋，上肢および下肢の回旋と左右差について観察する．頭部の回旋は，挙上しやすい側に向け回旋（および側屈）していることが多い．胸部の回旋は運動の拡がりにより，頭部から拡がる筋活動により影響されることもある．骨盤帯の回旋は，身体骨格を包み込む軟部組織の張り具合の差異により，低緊張側が沈み込むことで生じることがあり，支持面情報が得られにくい場合がある．上肢および下肢の回旋は，前額面のところで述べた代償的な反応を強化する傾向を認める場合や，頸部からの運動の拡がりに影響されている場合があると考えられる．

> **Point！**
>
> 　姿勢を観察していくなかで，体幹が捻れていたり，反り返っていたり，顎が上がっていたりといった明らかな変化は捉えやすい．しかし，わずかな背面の浮き上がりや骨盤帯のわずかな崩れ（回旋），下肢の外旋，足部の底背屈など，身体の左右非対称性も含めて詳細に評価することが非常に重要である．

　支持面に接触する身体部分は，身体表面の一定の張りにより，安楽な姿勢では広く接し，活動時には限局的になるものと考えられる．しかし，実際の患者の臥位姿勢において，臥床している背部と支持面の間には多くの空間が生じ，接触部分が限局化するため，単位面積当たりの荷重量は増加する．また，浮き上がっている身体を下面から支え上げるための

ブリッジ活動も生じている．背臥位から動き出そうとするとき，ブリッジ活動が生じている筋群の拮抗筋をテンタクル活動に使用しようとしても制動されるため，効率的な挙上活動は阻害される．さらに観察のなかで過剰な筋緊張が疑われる場合，触診にて確認することも重要である．

2. 可動性の評価（図6）

　体幹部背面の可動性の確認は，支持面に対する身体接触面の上を，骨が滑る範囲・抵抗感により判定する．外力は床面に対して平行に，回旋を伴わない動きとすることが望ましい．動かそうとする部位に対して，上方より一定圧を加えたままで側方に動かす．左右差のみならず，最終域での抵抗感も重要な情報となる．

　胸部では，胸郭上部（肩甲骨内側縁，肩峰，肩甲骨下角の各レベル），胸郭中部，胸郭下部について可動性を確認する．また，腰椎骨盤帯では，腸骨稜（第4-5腰椎レベル），上前腸骨棘（仙骨レベル），大転子2横指上（股関節レベル）で可動性を確認する．

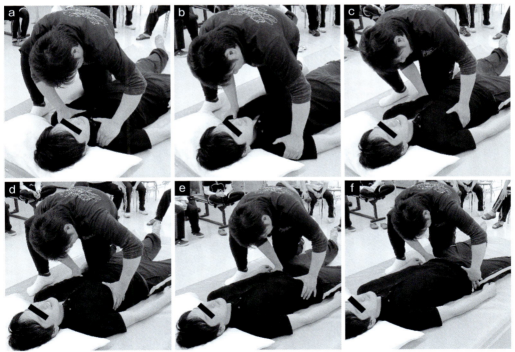

図6 体幹部背面筋の可動性を確認する
a：胸郭上部（肩甲骨内側縁）の高さで背部可動性を確認．b：胸郭上部（肩峰）の高さで背部可動性を確認．c：胸郭中部の高さで背部可動性を確認．d：胸郭下部の高さで背部可動性を確認．e：腸骨稜の高さで背部可動性を確認．f：大転子二横指上（股関節）の高さで背部可動性を確認．

実践編 1　生態心理学的アプローチ

> **Point !**
>
> 注意しなければならないことは，可動性がないこと＝筋が硬いという概念にとらわれないということである．例えば筋萎縮がある場合など，支持面に対して接触面が少なければ，支点が移動するような支持面変化は起こしにくくなる．つまり，知覚しづらい部分から支持面情報が得られないことにより，周囲の筋群も巻き込んだ過剰な制動（固定作用）が出現し，可動性が低下することがある．

III　支持面情報を得やすくするためのパーキングファンクションへの誘導

1. 胸郭および腰椎骨盤帯から律動的に揺する（図7）

　胸郭（あるいは骨盤）を両上肢で把持，支持面と接する身体部分をダイナミックタッチで知覚しながら，動かそうとする身体部位が，協応する振動数を探索しながら律動的に揺することで，支持面と接触する身体部位の可動性が拡大する．支持面への接触面が浮き上がってしまい，情報が入りづらい場合には，そのアーチに合わせてタオルを挿入し接触面（知覚できる範囲）を広げる工夫も必要である．

2. 頸部から揺らし身体軸を整える（図8）

　セラピストは両手掌と腹部を使い，頸部筋が過活動より解放される位置に保持する．また，頸部筋緊張の触知から，軸の歪みを判定する．前頸部の筋緊張に左右差がなくなる部

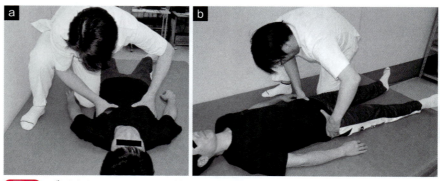

図7 ダイナミックタッチを利用した可動性拡大の方法
胸郭（a）および腰椎骨盤帯（b）から律動的に揺する．

分まで回旋および屈曲させ，小さく律動的に揺すりながら徐々に正中軸へと戻す．その後，頭側から尾側に向け，頸椎では小刻みに，椎体の横突起を保持し，椎体関節ひとつひとつを丁寧に揺すり，頸部筋の過活動を抑制し正中軸を整えていく．次に，揺すりをそれぞれの動きが制動されない固有の振動数を見極めながら，胸郭上部（肩甲帯含む）・胸郭下部・腰椎骨盤帯へと拡げていき，体幹正中軸の確立および頸部との一軸化を図る[6]．

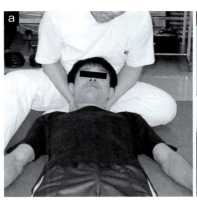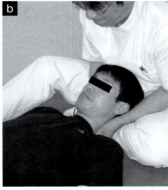

図8 頸部からの揺すり
頭頸部を保持し，セラピスト自身の小刻みで律動的な動きを伝える．

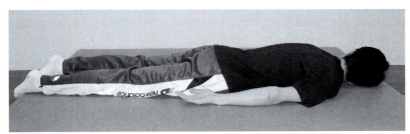

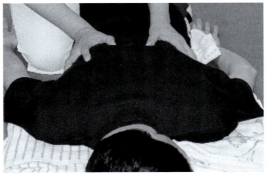

図9 腹臥位姿勢と腹式呼吸介助
左右非対称性や浮き上がりを観察しつつ，呼気に合わせて介助し，支持面接触を促し，支持面情報を得やすくする．

実践編 1　生態心理学的アプローチ

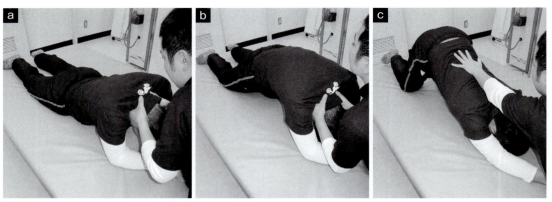

図10 パピー肢位から屈曲―伸展交互運動
頸椎から始まる屈曲運動を椎体ごとに連続的に伝え，最終域にて伸展運動に切り替える．次に骨盤帯から逆行する動きを誘導し開始位置へと戻る．

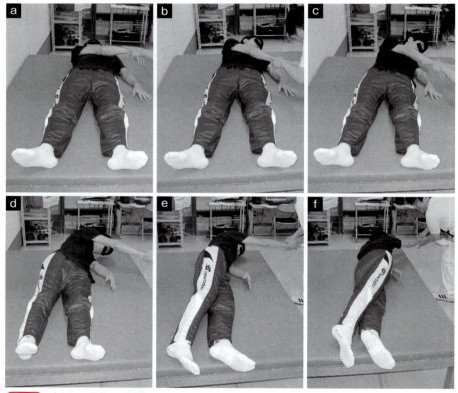

図11 寝返り動作の誘導
セラピストが引っぱるのではなく，上肢からの誘導により，患者自身の同調するような自律的な反応を促しつつ，動作を完結させる．

Chapter 7 運動器疾患に対する生態心理学的アプローチ

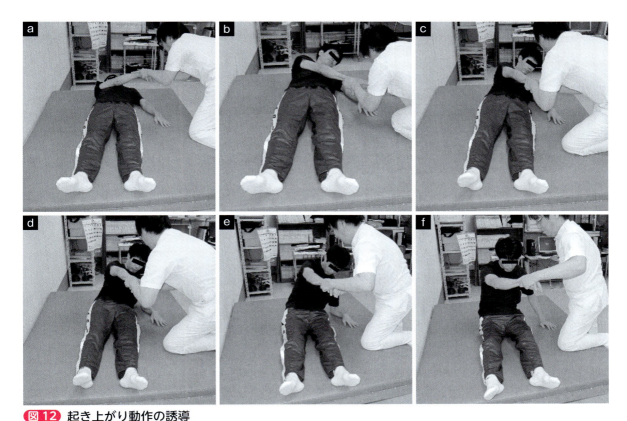

図12 起き上がり動作の誘導
セラピストは，患者の頭頸部が屈曲方向へと動く（顎を引く）ことが可能なポイントを見極めつつ，誘導する.

3. 腹臥位，パピー肢位でのアプローチ

　患者にとって背臥位，側臥位と比較して腹臥位をとることは少ない．しかし，姿勢を整え支持面接触に配慮し，効率的な腹式呼吸を行うこと（**図9**）により，腹部深層筋の活性化が図られやすくなる．パーキングファンクションへと導きやすくなることから，腹臥位をとることが推奨される[7]．

　まず，安楽にその姿勢が保持されているかを観察する．頭部は向きやすい方向に回旋させ，頸部筋あるいは肩甲帯周囲筋群の筋緊張および左右差を確認，脊柱の弯曲により胸部前面にタオルを挿入し浮き上がりを軽減することも必要となる．肩関節前面や骨盤帯前面の浮き上がり，足関節底屈制限などによる下肢の内外旋にも注意が必要である．

　腹式呼吸の誘導としては，患者の胸郭背面下部にセラピストの手を置き，胸郭前面の支持面との接触を知覚させ，痛みを生じない程度に肋骨を押し下げ，呼気を誘導する．また，単に筋緊張の調整したのみで終了するのではなく，パピー肢位からは，頸椎の屈曲からの運動の拡がりを利用した，脊柱の屈曲伸展交互運動（**図10**）なども，筋活動を活性化する意味から非常に重要である．

117

実践編1　生態心理学的アプローチ

4. 寝返り動作，起き上がり動作の誘導

　背臥位姿勢の傾向性を評価し，寝返り，起き上がり動作を観察することは，パーキングファンクションの評価のみならず，支持面接触による運動の拡がりと錘の利用といった観点から，体幹機能を評価するうえで重要である．

　回旋が不十分，あるいは支持面から挙上される身体部分をテンタクル活動として保障する重みが不十分である場合，重みを高める役割を持って頸部や四肢が先行する戦略も代償として認められる．また，その方策で動作を完結できない場合，背部伸筋群を利用したブリッジ活動として後方から押し出す戦略に切り替え実施することもある．このようなケースでは，低緊張であったり，運動の拡がりが途絶したりする要因を考察することにより，治療アプローチの手がかりが見つかると考えられる．

　実際には，上肢から誘導し，頭部挙上が保障される支持面が設定されるか，挙上の範囲が拡がるなかで支持面の連続性と，運動の拡がりが保障されるか，回旋動作における横径の大きい肩甲帯や骨盤帯の回旋を阻害する因子はないかなどを配慮しながら寝返り方向，あるいは起き上がり方向へ，前述した接触と反応に留意しながら導くことを基本とする（**図11，12**）．

Ⅳ　ダイナミックスタビライゼーションの評価とアプローチ

1. ダイナミックスタビライゼーションという考え方の捉え方

　クラインフォーゲルバッハは，身体部分が支持面に対して共通重心を持ち積み上がり，最低限の筋活動で姿勢を保持されており，深部の筋による姿勢調整がなされている状態を，ダイナミックスタビライゼーションと定義づけしている（**図13**）[4]．脊柱に直接付着する棘間筋や回旋筋といった深層筋による脊柱の安定性が確保されたうえで，四肢・末梢にある表在の大きな筋の働きを先導し，身体の円滑な動きが表現される．

　座位であれば骨盤上に脊柱，頭蓋骨が積み上がった状態であり，計25の関節が運動性を持ち，不安定要素となる．支持面と接触する身体部分は，両坐骨とその周囲の軟部組織により構成される．支持面に接触する骨盤自体の傾きは，その上に積み上がる脊柱・頭蓋骨を支える筋活動に影響を与える．重心移動としてわずかに揺らぎながら，変化するモーメント量を感知し，正中位を維持するために筋緊張を変化させ，抗重力位を保つためのシステム化された無自覚的な姿勢調整として捉えていく必要がある．

　姿勢保持においては，正中軸に近いところで身体の軸が整い，しなやかに微調整しつつ可変的に保持できることが，経済効率もよく望ましい．しかし，それとは対極的な様式で

Chapter 7 運動器疾患に対する生態心理学的アプローチ

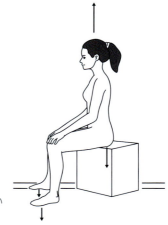

図13 座位でのダイナミックスタビライゼーション
頭頸部，胸部，腰椎骨盤帯が積み上がり同一の重心を持っているが，深部の姿勢調整筋により保持されている状態．

ある，表在筋を過活動にし基底面内に収めようとする様式についても，それ自体を異常なものとして捉えるのではなく，人間の持つ姿勢保持パターンの様式のひとつとして捉えることができる．なぜなら，その人の持つ傾向性，取り巻く環境，何をしようとしているかといった行為の文脈により，表在筋の過活動を用いた様式のほうが適切な場合もあるからである．例えば，急峻な崖の上の足許が30 cmもないような狭い場所を歩くような状況下において，人は揺らぐようなしなやかさのある保持を選択するより，崖の直立面に対し，それに相向かう筋群を過活動にして保持するほうが自然である．中枢神経疾患などで脳損傷がある場合に限らず，リハビリテーションプログラム進行に難渋する運動器疾患患者において，取り巻く環境や文脈による適切な様式を選択できないことが，一番の問題となることがある．環境からの情報を取り込む知覚システムをフル稼働させるために必要な身体づくりがいかにうまくいくか，その成否が重要となる．

2. 平衡反応に関する解釈

クラインフォーゲルバッハは，バランス反応を制動機構として捉え，カウンターウェイトの活性化とカウンターアクティビティとして紹介している（**図14**)[4]．

カウンターウェイトの活性化とは，支持面との間にできるだけ変化をつくらずに，身体内部で支持点に対して身体部分の重さを常に対にして動かすことでバランスをとる戦略である．これに対して，カウンターアクティビティは，体幹内部を動かして変化をつくり，支持面との間にも積極的に変化をつくり，相互関係を不安定にしながら，動くことでバランスをとる戦略であるとしている．

健常人においては，カウンターウェイトの活性化とカウンターアクティビティを単独使用したり，複合的に組み合わせたりすることが可能で，移動範囲や行為の文脈（環境要因も含め）にも影響される．

実践編 1　生態心理学的アプローチ

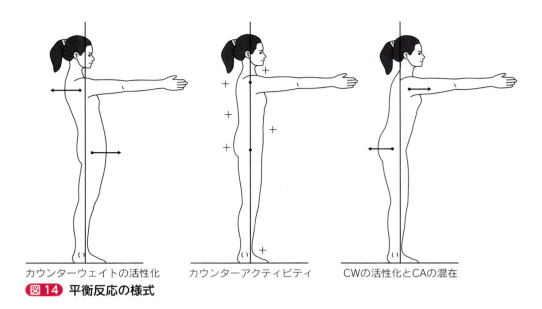

カウンターウェイトの活性化　　カウンターアクティビティ　　CWの活性化とCAの混在

図14　平衡反応の様式

　何らかの障害を有することで，健常人にみられるバランス戦略の融通性は減少し，カウンターウェイトの活性化に偏ったバランス戦略に陥りやすい．四肢をバランス保持のため棒状に固め対側の体幹部と錘を釣り合わせるため，末梢部が力んだ状態になりやすく，自由度が低下する．

3．バランス戦略の評価（図15，16）

　ここでは，矢状面より観察する．骨盤より上位の身体部分と下肢がバランスを保持するために連結しているのか，あるいは独立しているのかを観察する．骨盤後傾に対し，下肢を錘として筋連結している場合は，大腿部前面筋の緊張が高くなっており，また，カウンターウェイトの活性化として膝屈曲角度が90度より浅くなっていることも多い．
　次に，骨盤の前後傾は脊柱の彎曲に対しても影響を与える．骨盤後傾に対し，腰椎の前弯減少あるいは胸椎の後弯によりそれより上位の身体部分を前方に置くことで代償する場合もあるが，頭頸部や肩甲骨（上肢も含む）を前方移動させ前後方向でカウンターウェイトを活性化し，錘の釣り合いをとっている場合も多い．いずれにしても錘の釣り合いによるバランス戦略は，表在筋による過活動を生じやすく，深層筋優位な微細な姿勢調整を困難にする．
　前額面における観察の要点としては，骨盤が中間位か，側方傾斜があるか，回旋も含めた複合的な要素を観察する必要がある．骨盤が側方に傾いていれば，それがわずかな角度であれ，上位の脊柱，頭部，肩甲骨に移動と反対側への傾き（カウンターアクティビティ）

120

Chapter 7 運動器疾患に対する生態心理学的アプローチ

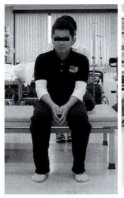
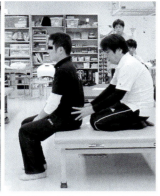

図15 ダイナミックスタビライゼーションの評価
腰椎骨盤帯，胸部，頭頸部が正中に積み上がっているのか，あるいはどう偏位しているかを確認する．

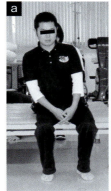
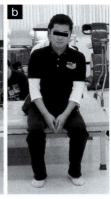

図16 平衡反応の評価
a：右殿部の低緊張により，腰椎〜下部胸椎はCW活性化優位,頸部のCAを強めて修正を図っている．b：腰椎からCA優位な反応を示し，頸部のCAも強固には出現していない．

や，骨盤の傾きに対し脊柱も同側に傾斜し，対側の上下肢を外転方向に挙上することで錘を釣り合わせる反応（カウンターウェイトの活性化）が生じる．患者自身が構えている坐位自体が正中位から偏位し，すでに傾きが生じている場合は，何らかのバランス戦略が出現しており，留意する必要性がある．

　脊柱の代償的な側屈は，一側に偏る場合もあれば，両側交互性に筋の過緊張を生じるものもある．前庭迷路性に起因する頸部の立ち直り反応から生じるカウンターアクティビティにより頸部・肩甲帯を過剰に固定し，バランスを保とうとする反応が生じている場合も多く，骨盤の傾きに起因する腰仙椎移行部から始まる運動の拡がりと，後頭環椎関節から始まる運動の拡がりが混在したかたちで，脊柱の彎曲が成立しているという観点を持って，ダイナミックスタビライゼーションやバランス戦略の評価に結びつけていく必要がある．

4. 座位での治療的な骨盤の動きの誘導

　骨盤を操作して転がりを引き出す（**図17**）ために，支持面上を動く骨盤接触面の軟部組織の可動性を高める必要がある．より支持面情報得られやすくするために殿部の張りが乏しい場合には，手やタオルを差し込んで動きを誘導することも有用である（**図18**）．また，腰椎レベルから徐々に上方へ向かい，脊柱椎体を両側から挟み込み横方向あるいは前後方向に小さく動かし，脊柱の反応をみながら運動の拡がりを確認しつつ，徐々に骨盤の動きを拡げ，かつ脊柱の反応性を高めること（**図19**）で，ダイナミックスタビライゼーションに導きやすくなり，カウンターアクティビティ優位な反応を誘導しやすくなる．

　特異的なアプローチとしては，前方に台を置き肘立て位で骨盤・脊柱の動きを引き出す

121

実践編 1　生態心理学的アプローチ

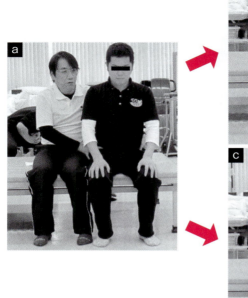
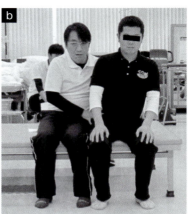
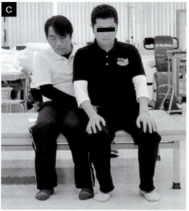

図17　骨盤の動きと脊柱の反応の確認
a：開始肢位．b：左側への骨盤傾斜の誘導．c：右側への骨盤傾斜の誘導．

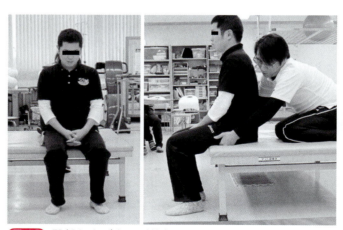

図18　殿部および大腿近位部からの誘導
殿部あるいは大腿近位背面に手を差し込んで支持面情報を補填し動きを引き出す．

Chapter 7　運動器疾患に対する生態心理学的アプローチ

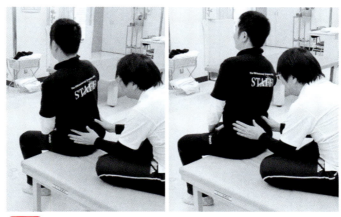

図19 脊椎への他動的な操作に伴うカウンターアクティビティの誘導
椎体の動きから骨盤・脊柱への運動の拡がりを利用し可動性を高める.

方法や前方から両大腿を保持し，両下肢を交互に回旋させ，動きを骨盤へと伝える方法がある．

5. 立ち上がり動作と立位について

　立ち上がり誘導では，離殿のタイミングが重要となる．視覚的情報からも影響を受けることで生じる身体の過剰反応としては，しっかり足部加重される前に早期の押し返しを認めることがある．また，前方に重みが少なければ頭部のお辞儀が大きくなり過ぎる，あるいは上肢を前方に過剰に振り出すことで移動する延長線上の重みを大きくする反応がみられる．前方への体重移動を補うために後方から押し出すブリッジ活動としては，後方に残した上肢で押す，下腿後面で後方の台を押すことが認められる．

　立位は，前額面で足部からみた下肢・骨盤・胸郭・頸椎の積み上がり，膝関節・股関節の偏位，頭部の軸・体幹の軸と脊柱のカーブ，下肢の内外転や軸との身体軸とのズレ，回旋の程度，および上肢の内外転・回旋の程度，肩峰・骨盤の高さの左右差について評価する．また，矢状面で足部からみた下肢・骨盤・胸郭・頸椎の積み上がり，膝関節・股関節の偏位，骨盤の前後傾，脊柱の彎曲・頭部の位置，肩峰の位置・上肢の位置などを観察する．

> **Point！**
> 　いずれも骨盤より上位においての評価ポイントは座位と同様だが，自由度の高い股関節をはじめ下肢による代償に配慮しつつ，体重移動範囲と平衡反応の様式を確認，また上下移動も含めた要素も勘案しつつ，総合的な立位の能力について評価する．

123

実践編1　生態心理学的アプローチ

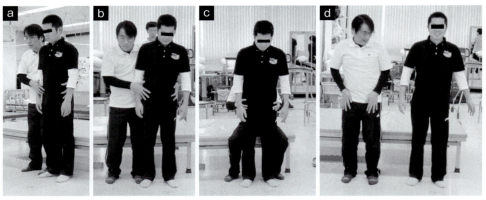

図20 立位でのアプローチ
a：開始肢位．b：ダイナミックタッチで足底面での支持面情報のやり取りを知覚しつつ，体動移動を誘導．c：体重移動に伴う脊柱の反応を見極めつつ誘導．d：同一支持面上での小刻みなスクワット練習．

6．立位でのアプローチ（図20）

　立位はあくまでも，歩行へとつながる準備段階である．まずは，骨盤を操作して，同一支持面上での運動範囲の拡大を促すことや，その際の平衡反応についてカウンターアクティビティ優位に反応できるよう，誘導の仕方やその範囲について反応を見定めつつ決定していく必要がある．また，律動的に両下肢の軽い屈伸を繰り返したり，交互屈伸をリズミカルに行ったりすることも，歩行のような組織化された動きにつなげる要素として重要である．

Ⅴ　自己組織化された歩行を導き出すアプローチの検討

　機能回復に難渋する運動器疾患における歩行は，骨盤が中間位から後傾位で後方に残りやすく，代償的に体幹上部の前傾，肩甲帯および頭部の前方突出が認められることが多い．下肢は有痛性の因子があれば疼痛逃避的に屈曲優位なパターンを呈しやすいが，例えば膝関節に対しては屈筋群，伸筋群とも緊張を高めており，いわゆる同時収縮の力んでいる状態といえる．そのような傾向性を持って歩こうとすると，歩幅は小さくなり，また足底面からの情報はうまく骨盤帯，体幹へと伝わりづらくなり，カウンターアクティビティ優位な平衡反応とはならない．加えて，同時収縮による過剰緊張は，例えば変形性膝関節症を呈している患者においては，関節面そのものよりも過緊張としている大腿筋（特に外側）の痛みを生じやすくなり，さらに滑らかな歩行を阻害する因子となる．

　歩行の再獲得に難渋する下肢運動器疾患で，スムーズに杖歩行を開始できない場合に，セラピストはピックアップ型の歩行器を補助具として選択する．キャスター付きのものとそうでないものがあるが，患者にとっては両上肢で体重を一定量支えることで，下肢荷重

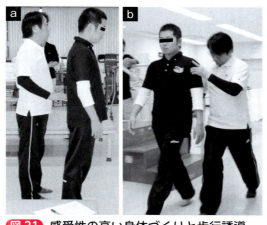

図21 感受性の高い身体づくりと歩行誘導
a：ダイナミックスタビライゼーションのとれた立位.
b：体幹部を安定させた状態での歩行誘導.

を免荷できる半面，両上肢と肩甲帯を過剰な筋活動で固定した歩行様式を習得することはできても，支持面に接触する身体部分から積み上がる様式とは異なることも前提に，次のステップであるT杖歩行，シルバーカーあるいは独歩に移行するタイミングを見計らわなければならない．

　知覚に問題がある，あるいは筋緊張に亢進あるいは低下を認めるということを運動器疾患に当てはめようとするといささか抵抗感があるかもしれない．しかし，モノの判別をする際においても，同時収縮のような力んだ状態よりも，そのモノを落とさない程度の最低限の力で把持し，動かすことで判別の正確性が増すことは，同様に自身の身体を知覚することにも適用されると考える．

　両下肢屈曲姿勢優位，大腿部・下腿部を過緊張にしているような患者においては，後方に残されがち，あるいは外方に崩れた位置にある股関節を中間位にし，正中軸から外れたモーメント発生を最小限にする．それに伴い，代償的に前方にあった体幹上部から頭頸部，および肩甲帯もまた中間位へと修正しやすくなるため正中軸に近い位置での保持を促す（必要に応じて徒手的に援助する）．その肢位を開始姿勢とし，立脚初期から中期に後方へと引き込みやすくなる股関節を中間位から後方に崩れないよう支えつつ，肩甲帯を上方に牽引しながら，体幹部をより安定させた状態での歩行援助を行うことは（**図21**），本人に歩行獲得時から潜在的に備わっている歩行のリズムやスムーズな体重移動など自律的な反応を促しやすくなる．

実践編 1　生態心理学的アプローチ

Ⅵ 症例呈示と治療的アプローチの概念

83歳，女性，第1腰椎圧迫骨折（図22）の症例

■ 受傷機転
〇〇〇〇年〇月〇日，午前7時頃，自宅の布団の上で転んでいるところを発見される．腰痛訴えあるもすぐに立ち上がり，歩いて食卓に行き朝食を摂った．午後3時後頃になり，寝そべって起きられなくなっており，総合病院に救急搬送され，第1腰椎圧迫骨折の診断にて同日入院となる．

■ 理学療法経過
装具装着まではベッド上安静臥床，2病日目にJEWETT型体幹装具（図23）装着，同時に筋力維持向上，起居移動動作の再獲得を目的に理学療法が処方され，同日より開始す

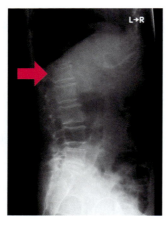

図22 症例1のX線画像（受傷当日）

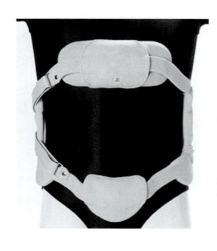

図23 JEWETT型体幹装具
前方の胸骨パッドと恥骨パッドをフレームで連結したもので，後方パッドにより胸腰椎を伸展位にする3点支持により，脊柱を伸展させるように矯正力が働く．脊柱を過伸展させることにより期待される効果については，椎間関節をロックした状態にすること，椎体にかかる荷重を軽減することであり，椎体前面の荷重軽減については高齢者に多くみられる圧迫骨折に対する非観血的な治療手段のひとつと考えることができる．

る．4病日目には，支えなしでの座位保持可能，軽介助での車椅子移乗可能，7病日目に，シルバーカー使用での屋内歩行可能となり，14病日目に屋内杖なし歩行，屋外T杖歩行自立にて自宅退院となった．

■ 初期評価とアプローチの重要性ついて

JEWETT装具装着により，体幹部固定性が高まるため，課題遂行的にベッドのギャッジアップ，ベッド端座位，介助による車椅子移乗，平行棒などを利用した起立，立位保持へと進めてしまいがちだが，身体の傾向性への配慮，疼痛部位の改善と楽に動ける身体づくりの観点が損なわれている．

このケースにおいても，装具を装着したうえでギャッジアップされたり，臥床位となったりが機械的に繰り返され，シーツのズレや衣服のたるみや捻れが生じており，ベッド上で自身の身体を動かそうにも困難な状態であった．このような状況下において患者は，装具との接触面で違和感，痛みを感じ，結果，装具を緩めたがるという悪循環に陥りがちとなる．

まず，パーキングファンクションを設定する以前に，シーツの皺を伸ばし，衣類のたるみと捻れを修正，装具をきっちりと締め直し，正中位に姿勢を整えたうえで，そこから姿勢の傾向性を評価する．装具を装着することで体幹部は棒状なものであると扱いがちであるが，JEWETT装具においては，胸腰椎の屈曲を制限するためだけのものであり，逆に体幹をひと塊とした背部筋緊張の高まりにより，身体を固めてしまっているのは患者自身であることを考慮し，装具に包まれていない部分からわずかな動きを，装具固定や筋緊張亢進により固めてしまっている身体部分に伝えていく．

■ 起居動作の誘導

わずかでも筋緊張亢進が変化させられたり，支持面と接触する身体部分に変化が生まれたりしてきたら，寝返り，起き上がり動作へと運動範囲を拡げていく．また，動作を先行する頭部挙上が可能か否か，支持面との関係も評価しつつ進めていく．背臥位から側臥位へは，骨折部周囲の疼痛に配慮しつつ，肩甲帯と骨盤帯が同時回旋で動けるよう誘導する．またこの動きの際にも，頭部挙上が腹部筋に保障されて行えていることが望ましい．起き上がりへは，側臥位からさらに骨盤を回旋し，支持接触面中心を大転子まで移動させたうえで，両上肢によるプッシュアップで腹部前面筋を活性化しながら起き上がることが望ましい．

■ 座位保持から移乗動作へ

座位姿勢においては，装具装着していても骨盤は後傾位となりやすく，腰椎から下部胸椎にて代償できない分，上部胸椎の後弯が強まりやすい．

骨盤を固定的にしてしまわないよう，支持面情報をセラピストの手掌や，タオル挟むなどして増強し，動いていくなかで正中軸を確立させていく．次に，恐怖感などによる視覚的な制動に配慮しつつ，体幹前傾，下肢での体重支持を，過剰な努力なしに行えるようセ

実践編 1　生態心理学的アプローチ

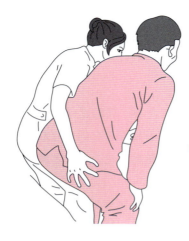

図24　起立動作の誘導
セラピストの身体側面を患者の身体に接触させ，体幹の前屈，体重の前方移動，離殿といった一連の動きを身体を通して伝えるように誘導する．

（文献 8 より引用）

ラピストが患者身体の側面に寄り添いながら起立動作を伝えていく感覚で一緒に動き誘導する（**図24**）．

■ 立位保持から歩行へ

　立位でダイナミックスタビライゼーションに配慮した姿勢保持については，股関節での低緊張に伴う，外方あるいは前方へのズレと筋腱作用による固定が生じないよう，中間位での保持とそこから前後左右への体重移動，屈伸運動による下肢全体の支持性強化に努める．歩行開始時は，可能であれば前輪キャスター付きピックアップ歩行器や，シルバーカーなど，前方への体重移動を自身筋活動による制動が可能なものを使用し，自己組織化されたリズミカルな歩行が可能となった後に，必要に応じてＴ杖などを使用させるよう指導していくことが望ましいと考える．

おわりに

　運動器疾患患者は，局所の障害であることが多く，健常な身体部分の代償などで動作を完了させてしまうため，課題遂行的な視点においては問題点として取り上げられないことが多い．しかし，高齢者のように運動器疾患であってもリハビリテーションプログラムに難渋する症例は，その代償機能すら発揮することができないため，抗重力下において姿勢を整え，平衡反応を伴いつつ動くことについて配慮した評価内容から，具体的なアプローチに結びつける思考過程がセラピストにとって重要だと考える．これらは，運動器疾患に限らず他の疾患でも有効であり，また維持期も含めたリハビリテーションの可能性を拡大できるような一助となることを期待する．

Chapter 7　運動器疾患に対する生態心理学的アプローチ

Message

- 日常の業務に追われるなかで，患者の反応が望ましい方向に進まなくても，その原因を患者自身の精神面の問題などに帰結してしまい，自己修正を図れず臨床を重ねてしまうことはセラピストとして非常に残念なことだと思われる．
- 患者を変化させることは，患者自身の成功感という報償にもつながり，意欲をさらに高める理由づけになるだけでなく，変化させたセラピストにも報償として，アプローチすることの喜びが，自身をステップアップする方向に進ませる．
- まずは目の前の患者から，「操作することと示される反応」は一対だということを忘れず，可変性のある操作を丁寧に繰り返し，患者の能力を最大限に引き出せるよう，自身の価値を高めていくことが何より重要だと考える．

（共立蒲原総合病院リハビリテーション科）和泉謙二

◆参考文献

① 長崎　浩：身体の自由と不自由．中公新書，1997
　　身体運動が世界と自己をつなぐものだということを，人は身体の自由を失って気づくものとして表現されており，心身二元論から解放したうえで，身体を動かすことの意味を再考できる．
② 多賀厳太郎：脳と身体の動的デザイン～運動・知覚の非線形力学と発達．金子書房，2002
　　人が運動発達していくうえで習得していく自己組織化について，物理的なモデルや合理性のあるシステム化によってなされている視点は，臨床応用していく価値が高い．
③ 高岡英夫：究極の身体．講談社，2006
　　人の構成や動きを発生学や物理学的な視点から捉え，効率的な運動であったり，しなやかさであったり，人らしい動きを表現するために必要な要素について再考できる．

◆引用文献

1) J. J. ギブソン（著），佐々木正人，古山宣洋，三嶋博之（監訳）：生態学的知覚システム―感性をとらえなおす―．東京大学出版会，2011
2) 岸本　眞，小枩武陸，藤野文崇：筋緊張障害に対する理学療法評価と治療の再考．大阪河崎リハビリテーション大学紀要．2011；5　21-30.
3) N. A. ベルンシュタイン（著），佐々木正人（監訳）：デクステリティ―巧みさとその発達―．金子書房，2003
4) S. クラインフォーゲルバッハ：Functional Kinetics：Observing, analyzing, and teaching human movement. Springer-Verlag, 1989
5) 和泉謙二，杉山　基，冨田昌夫：脳血管障害者における体軸の傾きとズレに関する研究．理学療法学．2007；34（学会特別号2），651
6) 冨田昌夫："体幹機能"．奈良　勲，他（編）理学療法検査・測定ガイド　第1版．文光堂，p366-370，2006
7) 冨田昌夫："基本動作の持つ意味"．吉尾雅春（総監修）極める！脳卒中リハビリテーションの必須スキル．gene，p114-122，2016
8) 渡辺章由：介助・誘導のワザとコツ　立ち上がり．リハビリナース．2008；1（1），28-33.

129

Chapter 8

生態学的π値の測定からみたリハビリテーション

Summary

本章では，生態心理学における重要な考え方のひとつである，「生態学的π（パイ）値」という考え方を紹介する．生態学的π値とは，環境と身体との適合性を示す測定値であり，行為の転換点を意味する値である．本章では，脳卒中後遺症による成人片麻痺者を対象に，生態学的π値を利用し，観察・評価したデータに基づき，生態学的π値の測定がリハビリテーションにどのように役に立ち得るのかについて概説する．

Key words　片麻痺，生態学的π値，身体サイズ，環境適合性，行為可能性

Ⅰ　生態心理学と出会う

　生態心理学に出会って，長い月日が流れたように思う．筆者がまだ駆け出しの頃，脳科学や解剖学，運動学の知識を詰め込むのに時間を費やしていたなか，ふと渡された本があった．「アクティブマインド」[1]という本である．その本には，人の行為に関する内容が詰め込まれており，その本を読むのに思わず没頭した．そこには，これまでの静止した姿勢観から離れ，能動的なものとして姿勢を捉える意味の内容が記述されていた．難解な内容にも思えたが，なぜかすっと飲み込み，消化してしまったという記憶が鮮明に残っている．この本に書かれた生態心理学の考え方をとおして，環境に適応するとはどういうことか，また片麻痺者の障害とは何か，といったリハビリテーションにおける重要な問題を深く考えるきっかけになった．本章では，生態心理学における重要な考え方のひとつである，「生態学的π（パイ）値」という考え方に基づき，生態心理学がリハビリテーションにもたらす意義について解説したい．

Ⅱ　日常生活における環境

1. 日常生活行為と環境

　私たちは，日常生活の場面において実に多様な行為を駆使している．朝起きて，トイレ

に行ったり，歯を磨いたり，食事を摂ったり，着替えて出勤したり……と，無数の行為を組み合わせることで日常生活を送っている．重要なことは，こうした日常生活行為が常に環境とのかかわりのなかで遂行されているということである．すなわち，日常生活行為は，周囲の環境の特性に合わせたかたちで行為を調整しつつ，持続しながら進められている．例えば，移動としての歩行について考えてみると，家から出て通勤するいつもの道も，よく晴れた日と雨の日では歩行の仕方には違いがある．また雪が降った日の朝やその夕方ではまた相違がある．革靴とランニングシューズでは，足の裏や膝への負担などの違いも出てくる．

　歩行の仕方には股関節や膝関節の動きの相違もあるが，ここで達成されるべきことは，転倒しないように気をつけてバランスをとり続けながら，前に進み，目的の場所へ移動することにある．二足で歩行するという行為自体は変わらないが，知覚される路面の状態という環境の変化によって，その歩行の仕方に制約を受けているということになる．

　食事をしている場面を詳細に観察すると，そこにはいくつもの発見がある．自分が食事をするときのことを思い出してもらいたい．自分がどんな風に食べているか，またお皿や茶碗がどのように配置されているかを思い出してもらいたい．並べられたご飯やおかず，味噌汁などがあるとすると，最初にごはんやみそ汁の位置を少し変えながら，おかずの向きやお皿の位置をセッティングしてはいないだろうか．食べやすいようにお皿の向きや位置を変え，そして手で箸やフォークなどを操作し，口に入れる食べ物の量をそのときの状態に合わせて決め，適切に口に運んでいく．そして，自分の食べやすいように食器の置かれているレイアウトを変え，食べているなかでもまたそのレイアウトを変え，食事という行為が進行していく．こうした行為の最中の坐位姿勢に着目すると，見かけ上の変化はわずかながら，それぞれの行為をスムーズにするために坐位姿勢が微調整されていることがわかる．食事をスムーズに進行していくための，いくつも重なる層のなかで環境への探索と知覚を繰り返し行為は制御されている．じっくりと患者さんの行為を見続けることで，環境と行為のつながりを少しずつみることができる．

2. 自己と環境との同時性

　生態心理学的に考えると，日常の生活空間は，面と面がつくり上げるレイアウトであり，またそのレイアウトが行為を規定する要因となる．家屋構造においては，通る場所としての廊下，通り抜ける対象としての隙間，登るべき場所としての階段や段差，というように，面と面がつくり上げるレイアウトが，環境としての空間を構成し，さらにその空間が，そこでなされるべき行為を規定している．

　ギブソン（J. J. Gibson）は自己と環境を切り離さず，環境が特定されるとき，同時に自己も特定されているとしている．この主張は，環境を知ることと，自己を知ることは同時

実践編 1　生態心理学的アプローチ

的であるという主張である．日常生活ではドアを開けたり，そこを抜けて廊下に出たり，
階段を上がったり，降りたりしている．通り抜けられるということは，環境としてその幅
は通れることの知覚があり，それは自己が可能かどうかの判断も同時に知覚されているこ
とを示す．このように，同時性を持つ自己と環境の関係性を数値化するために提案された
概念が，本章のメイントピックである「生態学的 π 値」である．

> **Point !**
>
> 　生態心理学的によれば，環境を知覚する際には，環境それ自体を切り出すかたちで
> 知覚しているのではなく，"通り抜けられる隙間"，"登ることができる階段や段差"の
> ように，身体と関連付けた形で知覚している．同様に，自己を知覚する際には，同時
> に環境との関係が知覚されている．こうした考え方を表現するのが，自己と環境の同
> 時性という言葉である．

Ⅲ　生態学的 π 値

1.　環境との適合性の指標：生態学的 π 値

　一般に，環境の特性を数値的に表現する際には，長さや面積，体積を表現する単位が用
いられる．こうした数値的表現は，環境それ自体の物理的な特性を表現するには適してい
るものの，生態心理学的にみれば，環境の特性のみの一方向的な測定になっており，身体
との関係性を示すことはできない．

　こうした背景から，生態心理学者のウォーレン（H. W. Warren）[2]は，環境を自己との関
連づけるかたちで捉えるための指標として，生態学的 π 値を提案した．これは身体のス
ケールと環境のスケールを，比（両者の相対値）をもって示した値である．以下の数式で
表現できる．

生態学的 π 値 ＝ 環境の特性 ／ 身体の特性

　すなわち，生態学的 π 値を用いれば，目の前にある椅子の座面は何センチかと表現する
のではなく，「下肢長の何倍か」という形で表現でき，自己と環境の関係を示すことができ
る．

　ウォーレン[2]は，こうした考え方をとおして行為の本質がみえることを実証するために，
実験を行った．この実験では，参加者に対して様々な高さの段差を呈示し，「手をつくこと
なく目の前にある段差を上がることができるか」を，Yes/No 形式で回答してもらった．
参加者を身長の高い群と低い群に分類し，「上がることができるか，できないかの境界と

Chapter 8 生態学的π値の測定からみたリハビリテーション

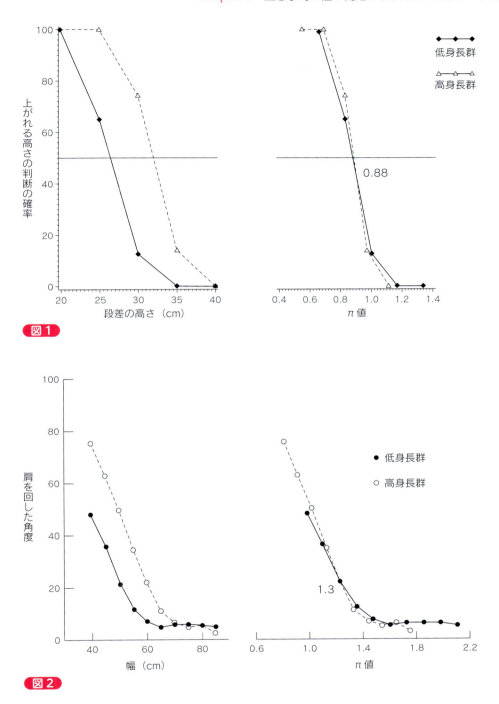

図1

図2

なった段差の高さ」の結果を比較した．その結果，その段差の高さをセンチ単位で比較すると，身長の高い群のほうが高い値を示した．この結果は，単に身長の高い人のほうが高い段差を上がることができることを示しているだけであり，特に面白味はないであろう．ところが，この段差の高さを，「参加者の下肢長」との比（すなわち生態学的π値）として

133

実践編 1　生態心理学的アプローチ

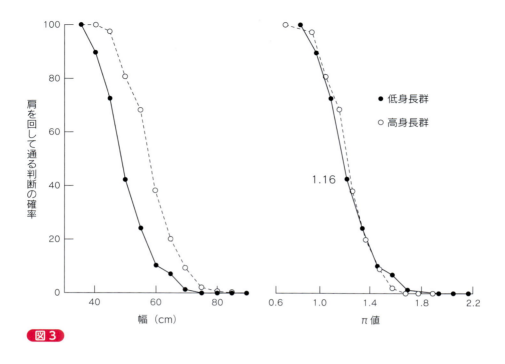

図3

表現した結果，両群ともそのπ値は0.88となることがわかった（**図1**）．この結果は，私たちは身長の大小にかかわらず，手を使わずに段差を上がれるかどうかについて，下肢の長さの0.88倍よりも高いか低いかを基準に判断していることを示している．

　身長の大小にかかわらず，私たちが生態学的π値を利用して自己と環境の関係性を知覚していることについては，隙間を通り抜ける場面でも明らかになっている．この研究もやはりウォーレンらによる研究である[3]．実験では，2枚の暗幕で隙間をつくり，実験参加者に様々な幅の隙間を通過してもらった．隙間が狭いと感じた場合は自由に体幹を回旋してよい条件の下で，体幹の回旋を始める隙間の大きさを測定した．その結果，参加者は身体の大小にかかわらず，肩幅の1.3倍より狭い隙間の場合に肩を回旋することがわかった（**図2**）．すなわち，私たちは肩幅を基準にすることで，目の前のスペースがその1.3倍よりも大きいか小さいかを適切に判断し，小さい場合には，体幹を回旋して接触を避けているといえる．

　また別の実験として，歩いて通過するのではなく，離れた距離から隙間幅を見て，体幹を回旋しないで通れるかどうかの判断をしてもらった．その結果，今度は身長の大小にかかわらず，生態学的π値は1.16となった（**図3**）．

> **Point !**
> 　生態学的π値とは，環境と自己の関係性を比（両者の相対値）で表現した値である．生態学的π値で表現すると，身長の高い・低いにかかわらず，私たちが環境を自己と関連づけるかたちで知覚していることがわかる．

生態学的 π 値の概念は，「私たちが環境を知覚する際，自己の身体特性と関連づけるかたちで知覚している」という可能性を示唆するものである．手を使わずに上がれる高さは，下肢長と関連づけて知覚する．通りぬける隙間幅は，肩幅と関連づけて知覚している．繰り返しになるが，この概念が示した重要なメッセージは，手を使わずに上がれる高さを，物理的にそれが何センチの高さか，という計算に基づいて知覚しているのではなく，自己の下肢の長さの何倍の高さかという値を基準に知覚しているということである．こうした知覚をしているからこそ，私たちは日常環境をかたちづくる様々なものをみたときに，瞬時かつ的確に，目的としている行為が遂行可能かどうか判断できるのである．

Ⅳ　生態学的 π 値からみた片麻痺者の特徴

1.　麻痺を伴った身体

　ある日突然，脳に障害が起こることで麻痺が発症する．これまで意識することなく行ってきた日常の生活行為は，麻痺という運動障害により困難なものとなる．動作が制限されることで，日常の行為は障害を伴った身体部位の動きを中心に制限されることになる．そこから，運動障害を伴った身体のリハビリテーションとしての日常の生活行為の再獲得が始まる．

　これまで紹介してきた生態学的 π 値の観点からみた場合，リハビリテーションにおいては，単に運動能力の問題だけではなく，障害を伴った身体を通して自己と環境の関係性を適切なかたちで知覚できているのかという観点から，麻痺のある対象者を観察し，評価する必要がある．効果的なリハビリテーションによって運動能力が改善した場合，行為のバリエーションは必然的に増していく．果たして対象者は，こうした運動能力の改善に伴い，自己と環境の関係が変わっていくことについても適切に知覚できているだろうか．このような視点でリハビリテーション対象者をみることの意義を，生態学的 π 値の概念は示している．

Point !

　麻痺という障害とともに，麻痺に伴って知覚がどのように変化したかを考えることは，麻痺という障害が対象者の行為にどのような影響を与えているかの理解を深めることになる．

2. 片麻痺者における隙間通過時の生態学的π値：歩行開始初期の場合

　筆者は片麻痺者の知覚・行為特性を生態学的π値の観点から評価するため，成人片麻痺者10名に対して，隙間を通り抜ける課題を実施し，生態学的π値の測定を行った（**図4**）[4]．前節で紹介したウォーレンら[3]の方法と同様に，実際に歩いて隙間を通り抜けてもらう場合と，離れた距離から隙間を見て通り抜けることができるかどうかを判断してもらう場合のそれぞれで生態学的π値を算出した．

　最初の測定として，対象者が歩行可能となり始めたころに測定を行った．その結果，ウォーレンら[3]で示された実際の通り抜けでは肩幅の1.3倍，離れた距離からの判断では1.16倍が基準となっていたが，全体的にそれらの数値よりもかなり大きいことが示された（**図5**）．また，通り抜けの判断と実際の通過における生態学的π値の相違が大きい場合があることもわかった．つまり，離れた場所からみて「体幹を回さずに通れる」と判断した幅と，実際に体幹を回さずに通った幅との差が大きいということである．図5における対角線上にπ値が位置した場合には，通れると判断した幅と実際に通った幅とが一致していることになる．一方，対角線上から離れた場合には不一致が大きいということになる．例えば，ある片麻痺者は，離れた距離から判断した場合の生態学的π値は1.3（すなわち，肩幅の1.3倍よりも広い隙間を通り抜けられると判断した）であったが，実際に歩いて通過する場合には，生態学的π値が1.6と大きくなった．これは，離れた距離から判断した「通り抜けられる幅」は，実際に歩く際の判断よりもずっと狭く，知覚された判断と実際の行

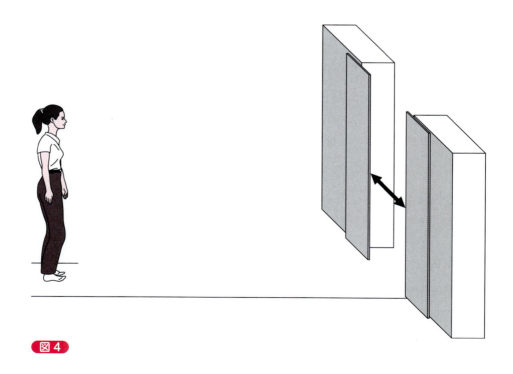

図4

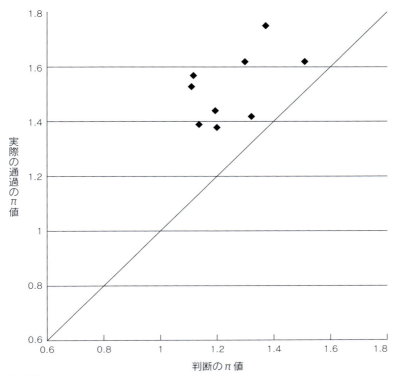

図5 歩行開始時の通り抜けの結果

為に齟齬が生じていることを示唆する．

　歩行開始初期の段階では，下肢の支持性や歩行時の安定性がまだ不十分であることから，体幹を回旋せずとも接触を回避できるのは，肩幅よりもかなり広い隙間であろうと考えられる．2つの場面での生態学的π値に齟齬が存在しているということから，歩行開始初期は，自己と環境の関係性を適切に知覚できる段階にはないといえるかもしれない．ただし，いずれの場面においても生態学的π値が1を大きく上回ったということは，歩行時の不安定性を知覚して判断していると捉えることもできる．この点に着目してみれば，障害を持つ自身の身体特性を考慮してある程度適切に知覚できているとみてとることもできよう．

3．片麻痺者における隙間通過時の生態学的π値：歩行自立時

　次に，この片麻痺者10名が歩行自立となった頃に，再び同じ測定を行った．その結果，歩行開始時よりも生態学的π値が低くなった（**図6**）．さらに，歩行開始初期に測定した結果と比較して，2つの場面における生態学的π値に認められた齟齬は減少し，**図6**における対角線上に近いところにデータが分布する傾向がみられた．ウォーレンら[3]が示した基準に近いπ値となっている片麻痺者も，半数程度認められた．

実践編 1　生態心理学的アプローチ

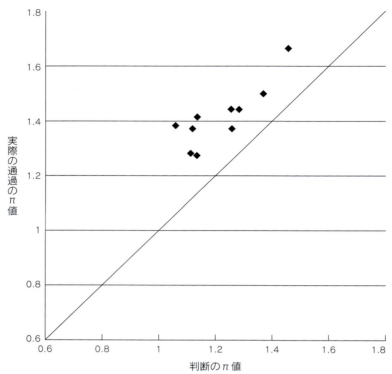

図6 歩行自立時の通り抜けの結果

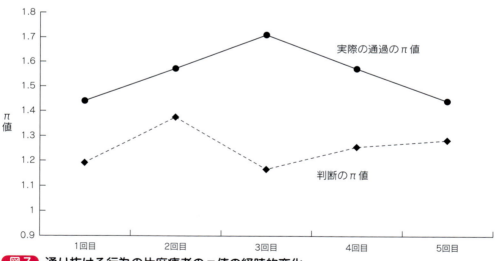

図7 通り抜ける行為の片麻痺者のπ値の経時的変化

　歩行能力の向上とともに生態学的π値も低下したという結果から，歩行が安定してくることにより，環境と自己とを関連づけた知覚も安定してきたことがうかがえる．一定の時間をかけて改善した歩行能力の向上のなかで，身体に根ざした知覚の精度が向上してくるのではないかと考えられる．

4. 通り抜ける行為の経時的変化：事例報告

筆者は前述の実験以外にも，リハビリテーションが進み，片麻痺者が回復とともに歩行可能になっていく過程において，生態学的π値がどのように変化するのかについて測定を行っている．ここでは1人の片麻痺者のケースを示す．

■ ケースＡ：70代．脳梗塞・左片麻痺．測定開始は発症より1カ月後

隙間を通り抜ける場面における生態学的π値を，歩行開始時から歩行自立時までの3週の間で，5回測定した．結果を**図7**に示す．経時的変化の流れをみると，1回目の測定時のπ値から2回目の測定では，実際の歩行場面ならびに離れた距離からの判断場面のいずれにおいても，生態学的π値が高くなる傾向を示した．3回目では，歩行場面で値の増加がみられ，判断の場面では値の低下がみられ，2つの場面における生態学的π値に離齬傾向が認められた．4回目には離齬傾向は減少し，歩行自立時の5回目ではその差はさらに減少した．生態学的π値は，歩行場面で1.44，判断場面で1.28であった．

歩行開始時と歩行自立時だけをみると，生態学的π値にはあまり違いがないようにみえる．しかしその経過をみると常にどちらのπ値も変動していることがわかる．歩行開始時には，歩行経験を通して自らの身体の不安定性を自覚するため，生態学的π値が高くなるのではないかと，筆者は捉えている．その後は，歩行能力は徐々に向上するが，生態学的π値の辿った経過は一様ではなかった．リハビリテーションの現場では，歩行可能となった時点より日々の歩行練習が始まり，歩行自立を目指していく．歩行能力の回復の過程は時間とともに比例していくように見受けられる．これに対して，自己と環境の関係性の知覚（すなわち適切な行為を導く知覚）は，必ずしもそれに一致するかたちで改善するわけではないようである．

生態学的π値の観点からみると，発症前の身体との違い，その行為能力の違い，さらに身体が日々の回復によって変化が起こり，日々身体に関連づけられた環境の知覚が変更されていく様子がみてとれる．

Point !

リハビリテーションにおける歩行評価のなかで，生態学的π値の測定を行うことで，単に運動機能としての歩行能力を評価するだけでなく，環境に即した安全な行為の選択ができるかといった，知覚的観点から歩行能力を評価することができる．知覚的観点からみた歩行能力（適切な行為可能性の知覚）は，必ずしも運動能力の改善に比例するかたちで改善するわけではない．

実践編 1　生態心理学的アプローチ

5.　行為の学習と生態学的π値

　片麻痺者にみられた生態学的π値の経時的な過程は，麻痺した身体に根ざした知覚と行為の学習過程ともいえる．生態学的π値に基づく評価に変動傾向がみられるのは，片麻痺者が身体に根ざした環境の知覚を通して，試行錯誤しながら行為の可能性を探っているからであるように思われる．少なくとも歩行開始初期は，麻痺を持つ前の経験が邪魔をして混乱する場面もあると思われる．その混乱は，経時的変化で生態学的π値にみられたような齟齬として現れると考えられる．リハビリテーションによってこの混乱を解消していく作業は，片麻痺者のリハビリテーションの本質の部分ではないかと筆者は考えている．

　生態学的π値を使用することで，知覚的な側面から行為の学習の到達度を可視化することができる．片麻痺者が新たな環境に出会ったときに，学習の成果が試されることになる．そうした場面を提供し，学習の成果を評価するとともに，学習効率の向上を目指すことに効果的なリハビリテーションのヒントがあるのではないだろうか．

おわりに

　本章では，生態学的π値とは何か，そしてそれはリハビリテーションにおいてどのように利用できるかについて概説した．生態学的π値は，自己身体の知覚と環境の知覚とを基にした，行為可能性の知覚ともいえる．筆者は，片麻痺者の歩行開始時から歩行自立時までの間で通り抜けるという行為の継続的な測定を通して，生態心理学がリハビリテーションにどのように応用可能なかたちでつながるかを考えてきた．

　生態心理学はリハビリテーションの理論として発展してきたわけではないため，直接的な介入に結びつきにくいように思われる．しかし，生態心理学の発想はリハビリテーションにとって筋力や可動域，感覚といったとは違う発想をもたらしてくれた．こうした発想は，知覚に根ざした患者の理解，ならびに介入方法の提案などにつながる可能性がある．

Message

- 生態学的π値を測定することで，身体と環境を関連づけた知覚がどの程度適切にできているかを評価することができる．生態学的π値の測定は，リハビリテーションにおける身体の状況や環境への働きかけを把握する手段として有用である．
- 麻痺という障害とともに，麻痺に伴って知覚がどのように変化したかを考えることは，麻痺という障害が対象者の行為にどのような影響を与えているかの理解を深めることになる．
- 片麻痺者が新たな環境に出会ったときにどのような振る舞いをするかを知ることは，学習の度合いを知ることにつながる．生態学的π値を使用することで，知覚的

140

な側面から学習の度合いを可視化することにつながる.

（セントラル病院松濤リハビリテーション科）豊田平介

◆参考文献

① 佐々木正人：新版　アフォーダンス. 岩波書店, 2015
　　生態心理学を広く理解するための入門書. ギブソンのアフォーダンスの発想や, 生態心理学におけるキーワードがわかりやすく説明されている良書. 初版から 20 年経ち, その間の生態心理学の知見も加わり, 初版と合わせて読むとその経緯がわかる.
② 佐々木正人, 三嶋博之, 他：アフォーダンスと行為. 金子書房, 2001
　　日常の行為を観察ベースで分析し, 生態心理学の思考で紐解いていく. 日常の行為を組織化している知覚の存在を, 身体と環境をつなぐ情報としてわかりやすく説明している.
③ JJ ギブソン（著）, 古崎　敬（訳）：生態学的視覚論. サイエンス, 1986
　　Gibson の晩年の著作を訳したものである. 視覚を主とした生態光学の内容が主であるが, 運動知覚やアフォーダンスについての記述がある. 生態心理学に興味を持ち, 理解を深めたい人には是非, 手にとってもらいたい.

◆引用文献

1）佐々木正人：アクティブマインド. 東京大学出版, 1990
2）Warren HW：Perceiving affordance：viual guidance of stair climing J Exp psychol Hum Percept Perform. 1984；10（5）, 683-703
3）Warren HW, Whang S：Viual guidance of walking through apertures：body-scaled information for affordance. J Exp psychol Hum Percept Perform. 1987；13（3）, 371-383
4）豊田平介：行為の調整と学習. 理学療法科学. 2006；21（1）, 81-85

実践編 2

認知科学的・神経心理学的アプローチ

Chapter 9
多感覚相互作用と立位姿勢制御

Chapter 10
認知科学的視点からみた手の行為の学習

Chapter 11
高次脳機能障害と身体表象

Chapter 12
統合失調症，自閉症スペクトラム障害における
身体イメージの障害と介入

Chapter 9

多感覚相互作用と立位姿勢制御

Summary

本章では，脳卒中片麻痺者の立位姿勢制御における多感覚相互作用にかかわる研究知見を解説する．第1節では，脳損傷に起因する視覚依存や感覚選択の問題について研究を概観し，臨床で観察される症状との関連性を整理する．第2節では，一般的なバランス評価法では特定できない治療標的を抽出するための評価手法に関して説明し，第3節では感覚（再）組織化を促すための介入手法を分類整理して紹介する．

Key words 脳卒中，立位姿勢制御，多感覚相互作用，バランストレーニング，知覚支援装置

I 多感覚相互作用と立位姿勢制御

1. 脳卒中片麻痺者の立位姿勢制御と多感覚相互作用

■ 脳卒中片麻痺者における視覚依存と感覚選択の問題

　一般に，脳卒中片麻痺者は立位姿勢や歩行の際に視覚に頼っている印象が強い．実際，この経験的事実は多くの研究によっても支持されている[1~7]．しかし，この問題の細部に目を向けた研究によると，脳卒中片麻痺者は視覚に依存することに加えて，状況に応じて依存すべき感覚を選択できないことが示されている[2]．状況変化に応じて感覚を選択する能力の検査として，感覚統合機能テストがある．この検査では，異なる6つの感覚条件で立位姿勢を保持し，身体動揺量を計測する（**図1**）．各条件では，視覚と体性感覚のいずれか，または両方に操作を加えることで，依存すべき感覚を操作し，その際の姿勢動揺量から感覚入力の影響を検証する．

　この検査を知るうえでは，前庭障害者を対象とした研究がわかりやすい．この研究では，若年健常者と前庭障害者を対象として，感覚統合機能テストを用いて6つの感覚条件における身体動揺量を比較した[8]（**図2**）．その結果，条件4，5，6では若年健常者に比べて，前庭障害者の姿勢動揺が有意に大きな値を示した．このデータの解釈として，条件4（開眼，体性感覚矛盾）では足部からの体性感覚情報が不正確となるため，視覚，前庭感覚を用いて身体状況を把握しなければならない．しかし前庭障害者は，視覚のみが正確な情報

Chapter 9　多感覚相互作用と立位姿勢制御

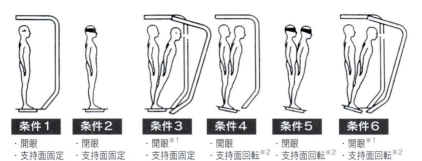

図1　感覚統合機能テストにおける6つの立位条件
※1：条件3，6は動揺に同期して前景が移動（視覚矛盾）．
※2：条件4，5，6は動揺に同期して支持面が回転（体性感覚矛盾）．

（文献8から引用）

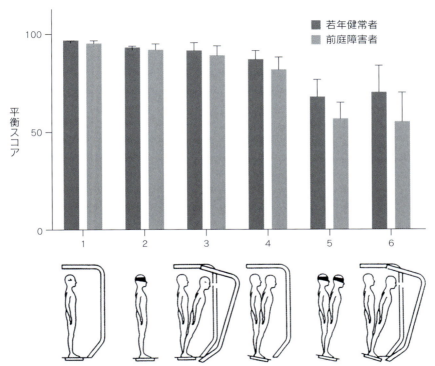

図2　若年健常者，前庭障害者に対する感覚統合機能テストによる平衡スコア

感覚統合機能テストでは，身長と前後方向の足圧中心移動から動揺角度（θ）を算出し，平衡スコア＝{12.5－(θmax－θmin)/12.5}×100から求める[2]．ここでは，直立が可能な限界角度を12.5°として，スコアが100のときは完全に静止していること，0のときは限界角度を超えていることを意味する．

（文献8から引用改変）

145

実践編 2 　認知科学的・神経心理学的アプローチ

源となるため，身体動揺を健常者ほど十分には補償できていないと解釈できる.

　次に条件 5, 6 をみると，これらの条件では依存すべき感覚が前庭のみとなるため，当然
ながら前庭障害者では，動揺が著しく増加する. さらに条件 5（閉眼・体性感覚矛盾），6
（視覚矛盾・体性感覚矛盾）を比較すると，むしろ条件 6 のほうが安定性は低い. 直感的に
は，視覚情報が完全にない状況よりも，開眼のほうが有利ではないかと感じるが，実際は，
矛盾する感覚情報の依存度を下げ，そして正確な感覚へと切り替える調整が入ることが，
安定した立位保持を困難にしていることがわかる.

Point !

　特定の感覚に障害を有すると，感覚情報の取捨選択が困難となり，感覚情報の変化
が与えるインパクトは健常者のそれよりも甚大になる. とりわけ，2 つ以上の感覚情
報が変化することで，障害を受けた感覚のみに依存せざるを得ない状況では，単純と
も思える静止立位ですら安定性を担保できず，ときには転倒につながるレベルの不安
定性を招くことになる[9].

　ボナン（I. V. Bonan）ら[2]の研究グループは，慢性期の脳卒中片麻痺者を対象として，
感覚統合機能テストを用いて立位姿勢動揺を分析した. その結果，条件 5（閉眼・体性感
覚矛盾），条件 6（視覚矛盾・体性感覚矛盾）において，患者群は同年代の健常者群よりも
著しく動揺が増加した. この試験中に条件 1～4 で転倒する者はいなかったが，条件 5 では
47%，条件 6 では実に 70%の患者が少なくとも 1 度は転倒を経験した. 筆者らはこの現象
に対して，条件 5, 6 において動揺が増加した理由は，不正確であるはずの視覚情報から重
みづけを解放し，前庭感覚を選択できない結果であると説明した. すなわち，視覚依存を
軽減させるためには，依存する感覚を視覚から切り替える必要があり，脳卒中片麻痺者で
は，この選択能力も障害されていると考えられる.

■ 視覚依存と運動障害の関係性

　では，こうした脳卒中片麻痺者にみられる視覚依存傾向は何を補償するために生じるの
であろうか. これに答えるひとつの研究として，マリゴールド（D. S. Marigold）ら[7]は，
患者の視覚依存傾向が左右身体動揺，荷重非対称性と関連があることを報告した. この研
究では，慢性期の脳卒中片麻痺者と同年代の健常者群を対象に，開眼，閉眼状態で足圧中
心を分析した. 第一に，足圧中心における前後左右の距離，速度に関して，視覚依存度（開
眼を閉眼で除した値）を患者群，健常者群で比較したところ，左右方向の動揺速度に関し
て，患者群では健常者群よりも視覚依存度が高いことが示された. つまり，左右方向制御
では，視覚情報がとりわけ重要な意味を持つことがわかった. 次に，荷重非対称性が重度，
中程度の患者に分類し，視覚依存度を比較すると，中程度の患者のほうが視覚依存度は高

Chapter 9　多感覚相互作用と立位姿勢制御

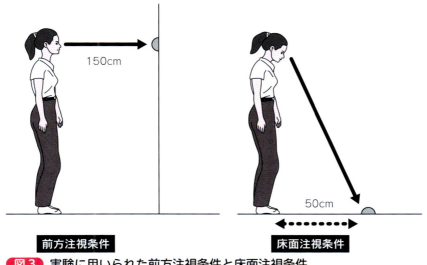

図3　実験に用いられた前方注視条件と床面注視条件

(文献10から引用改変)

かった.

　一見すると，重症度が高い患者のほうが視覚に依存しなければならない印象があるが，立位姿勢において，完全に健側に依存する患者よりも，ある程度麻痺側へ荷重し，左右重心制御が可能な者のほうが，視覚情報の利用率が高まるのではないかと考えられる．さらに，足圧中心と荷重非対称性の相関関係では，患者群では開眼条件において左右の動揺が大きいと非対称性も強いことが明らかとなった．一連の結果をまとめると，脳卒中片麻痺者にみられる立位非対称性は左右方向の重心制御を困難にし，そのため視覚情報に依存して左右方向のブレを補正していると解釈できる．

■ 静止立位時に足元をみることの利得

　ここでさらに，臨床でよくみかける患者が足元周辺に視線を向けることと姿勢動揺を分析した研究について紹介する．青木（O. Aoki）ら[10]は，回復期の脳卒中片麻痺者を対象として，前方を注視する条件，頭部を屈曲させることで床面を注視する条件（図3）で姿勢動揺の変化を記録した．その結果，健常者群は床面を注視すると前後左右の動揺が増加したのに対して，患者群では逆に動揺が減少するという対照的な結果が得られた．この結果の解釈として，健常者は姿勢制御に対して前庭感覚の情報処理が優先されたため，頭部偏移による前庭情報の変化が姿勢動揺の増加につながり，一方で患者は常に視覚を優先し，足元の空間から得られる環境情報および対象物を近距離でみることが姿勢安定化につながったと推察している．仮にこの推論が正しいならば，視覚を利用した環境情報の能動的な入手が頭部，視線の下方移動の一因になっているのかもしれない．

147

実践編 2　認知科学的・神経心理学的アプローチ

> **Point !**
>
> 　臨床的には，視線を床面に向けることは，どちらかといえばネガティブなイメージ
> で捉えることが多いが，視覚に頼ることで安定性を補償するための感覚戦略を担って
> いるとも考えられる．

■ 感覚情報に対する（再）重みづけの障害と脳損傷部位，半球

　これまでみてきたように，脳卒中片麻痺者は感覚，運動障害から視覚に過度に依存する
傾向が強く，この症状には感覚選択の問題も含むことがわかった．ここでもうひとつ重要
なことは，この障害は中枢神経損傷に直接由来するのかを知ることである．先に紹介した
ボナンら[2]の研究では，この問いについて手がかりとなる分析を行っている．彼らは，感
覚統合機能テストの参加者に関して，頭頂葉-島前庭性皮質（PIVC）の損傷有無をCT画
像に基づいて確認した．PIVCは視覚，前庭入力の統合部位であり，前庭入力の優先に伴
い視覚入力を抑制させる機能を持つことが知られている．分析の結果，PIVCに損傷を
負った患者は条件6（視覚矛盾・体性感覚矛盾）で姿勢安定性が低い傾向にあることがわ
かった．この結果から筆者らは，その領域に損傷を受けることが適切な感覚入力への重み
づけや視覚入力の抑制にかかわる神経活動を阻害する可能性に言及した．さらに，左右損
傷半球を比較すると，条件6では，左半球損傷者よりも右半球損傷者のほうが安定性が低
い傾向にあり，損傷半球による影響も確認された．つまり脳卒中片麻痺者の場合，皮質損
傷の局在または損傷半球側に基づいて感覚情報を選択する機能が損なわれており，これが
視覚依存の問題を助長している可能性がある．おそらく臨床的には，神経心理学的所見，
感覚機能評価およびバランス評価を総合的に検討することで，患者の病態と臨床症状の因
果関係を明らかにすることが重要となる．

Ⅱ　多感覚相互作用と立位姿勢制御の臨床評価

1. 代表的な臨床評価方法

■ 感覚相互作用臨床バランステストによる検査

　感覚統合機能テストは，特殊な機器を用いる必要があるが，臨床でも簡便に評価を実施
する方法がある．感覚相互作用臨床バランステスト（the clinical test of sensory interac-
tion in balance：CTSIB）はシャムウェイ-クック（A. Shumway-Cook）ら[11]により開発
されたもので，感覚統合機能テストを模した6条件により姿勢動揺が計測される．この検
査では，支持面の操作は臨床で頻繁に用いられるラバーマットで代用され，視覚矛盾条件

Chapter 9 多感覚相互作用と立位姿勢制御

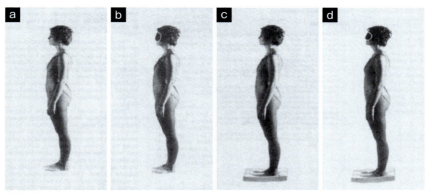

修正版-感覚相互作用臨床バランステストにおける立位条件
- a：開眼，固い支持面
- b：閉眼，固い支持面
- c：開眼，フォーム
- d：閉眼，フォーム

修正版-感覚相互作用臨床バランステストの採点法（BEStest に準拠）
- 3：30 秒間 安定
- 2：30 秒間 不安定
- 1：30 秒以下
- 0：不可能

図4 修正版-感覚相互作用臨床バランステストにおける立位条件と採点法

被験者は各条件で30秒間立位保持する．30秒間の立位保持ができなかった場合，2回測定を行い平均値を採用する．課題中に体幹側屈，股関節戦略を用いた場合は不安定と判定する．

（文献 11，12，13 から引用改変）

表1 BESTest のバランス機能評価項目

生体力学的制約	安定性限界	予測的姿勢制御	反応的姿勢制御	感覚定位	歩行安定性
支持基底面	垂直な座位と左右への傾斜	座位から立位	姿勢保持反応（前方）	**修正版-感覚相互作用臨床バランステスト**	自然な歩行
CoMアライメント	前方リーチ	つま先立ち	姿勢保持反応（後方）		歩行速度の変化
足関節可動性・筋力	左右リーチ	左右の片足立ち	代償的なステップ（前方）		頭部を水平回旋しながらの歩行
股関節・体幹側屈筋力		段差への足載せ	代償的なステップ（後方）	**傾斜版での立位**	歩行時のピボットターン
床に座り立ち上がる		立位上肢挙上	代償的なステップ（左右）		障害物の跨ぎ
					TUG
					TUG（二重課題）

CoM：Center of Mass　TUG：Timed Get up and Go test

BESTest では姿勢制御にかかわる6つの評価項目で定量検査が可能である．感覚定位にかかわる項目として，修正版-感覚相互作用臨床バランステストおよび傾斜条件が含まれる（太字箇所）．

（文献 13 から引用）

実践編2　認知科学的・神経心理学的アプローチ

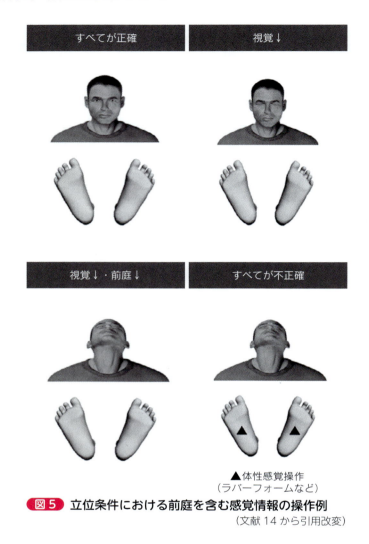

図5　立位条件における前庭を含む感覚情報の操作例
（文献14から引用改変）

はドームを顔に被った開眼条件で実施される．CTSIBをさらに簡略化し，4条件で行う検査として修正版-感覚相互作用臨床バランステスト（modified version of the clinical test of sensory interaction in balance：mCTSIB）も考案されており，ドームを用いない点から臨床で用いるには最も現実的方法である[12]（**図4**）．

さらにホラック（F. B. Horak）ら[13]は，治療的介入の標的検出，適切な治療デザインを立案することを目指し，バランス評価システムテスト（balance evaluation systems test；BESTest）を開発した．この統合的バランス評価システムでは，生体力学的制約，安定性限界，予測的姿勢制御，反応的姿勢制御，感覚定位，歩行安定性を個別に評価することを推奨しており，感覚定位の検査項目として，mCTSIBが含まれている（**表1**）．さらにBESTestでは，傾斜（Incline）/閉眼条件による検査が追加されており，この検査では，患者は10度傾斜がついた板のうえで閉眼立位となる．閉眼で傾斜した面に立位をとること

で，体性感覚，視覚情報を変化させた状態で前庭感覚への重みづけを増加させる．仮に重力に対して前庭が重力方向を十分に感知できない場合は，斜面に垂直に傾いた姿勢のまま立位保持することになる．この傾斜条件は，感覚制御における前庭感覚の貢献を知るためには有用な手法である．

■ 頸部伸展による前庭感覚入力の操作

これまでみてきた臨床評価では，主には視覚，体性感覚に操作を加えるものが多く，前庭感覚を操作する簡便な方法は見当たらない．これを補足する手段として，研究手続きで用いられる頸部伸展が応用できるかもしれない．研究領域では，しばしば前庭入力を変容させる条件として，頸部伸展動作が用いられる[14~16]．実際，この操作は耳石器に物理的変化を与えるために，前庭への入力情報を不正確にすることが可能なようである（詳しくは，文献 15，17 を参照）．例えば，閉眼にさせることで体性感覚に重みづけを変化させたい場合に，頸部を伸展させることで 2 つの感覚の正確性を下げると，体性感覚のみに依存する感覚を絞り込むことが理論的には可能となる（図 5）．ただし頸部伸展には，頸部周囲の体性感覚情報の変化，開眼時には視覚情報の変化を伴うために，その解釈は慎重に行わなければならない[16]．また，視覚と体性感覚の両者が不正確な場合に前庭操作（頸部伸展）をすることは，60 歳以上ではテスト中に転倒するリスクが高まるために十分な安全性への配慮が必要となる[18]．

Point !

臨床評価に関する研究から，脳卒中片麻痺者における多感覚相互作用を検査するバランス評価は，バーグバランススケールや脳卒中姿勢評価スケールだけでは問題を同定できないことが理解できる．そのため臨床的には，特定の感覚が使用できない環境を CTSIB や mCTSIB を用いてつくり出すことで，不安定性が生じるかを検査し，視覚依存や体性感覚障害の影響を明らかにする必要性がある．

Ⅲ 感覚（再）組織化のための治療戦略

1. 感覚（再）組織化を促す介入

これまで説明してきたように，ヒトは環境変化に対して依存すべき感覚を巧みに切り替える調整力を持つが，脳損傷によりその機能は変容するようである．それでは，何らかの介入により多様な状況変化に対応するための姿勢制御能力を再獲得することは可能であろうか．ここでは，無数にある介入手法を整理するため便宜的に，①感覚統合，②感覚増幅，

実践編2　認知科学的・神経心理学的アプローチ

表2

異なる手法による介入の分類[※]
感覚統合：必要な感覚情報を優先し，感覚を選択することを促すもの 　　　　e.g., 視覚情報の遮断[19]，複合的な感覚操作による課題指向型アプローチ[20]
感覚増幅：障害により減衰した感覚入力を物理的に増幅するもの 　　　　e.g., インソールの抑揚[21,22]，突起[23,24]，硬さ調整[25]および振動刺激[26,27]
感覚補完：障害部位以外の感覚入力により情報を補完するもの 　　　　e.g., 指先に対する接触[40,41]
感覚代行：装置を用いて人工的に感覚情報を付与するもの 　　　　e.g., 身体偏移方向を電気[45,46]，振動刺激で付与する装置[47~50]

※筆者による便宜的な用語の定義

③感覚補完，および④感覚代行に分類することで，アプローチ方法について整理してみたい（**表2**）．

■ 感覚統合

ボナンら[19]の研究グループは，脳卒中片麻痺者を対象として，視覚を遮断したトレーニングがバランス障害の改善に有効であることをランダム化比較試験により示した．彼らは慢性期の患者に対して，荷重移動やバランス課題を含むプログラムを視覚遮蔽した状態で週5回，4週間にわたり継続した．その結果，視覚遮蔽群は，感覚統合機能テストの1，4条件において対照群よりも有意な改善，条件5，6で改善傾向が得られた．筆者らはこの結果から，視覚遮蔽により体性感覚の利用率が向上したことに加えて，感覚を選択する能力が改善したと考察している．

また別のグループでは[20]，視覚のみではなく体性感覚にも操作を行う課題指向型アプローチの有効性を報告している．この研究では，複合的な運動から構成される10課題のうち，バランスにかかわる5課題に関して，介入群では閉眼および支持面にマットを用いて複合的に感覚操作を施した．週2回，8週間の介入結果，介入群では開眼・固い床面条件で左右動揺，開眼・マット条件で前後動揺が対照群に比べて有意に改善した．本研究においても，視覚や体性感覚に操作を加えることで，バランス能力の改善に至ったが，必ずしも動作や歩行能力までは転移しないようである．この研究では，立ち上がり動作時の身体動揺，そして歩行においては介入のない対照群に対して感覚操作の有利性を認めなかった．また，前述したボナンら[19]の研究においても，歩行能力は対照群に対して有意な改善は得られていない．したがって，視覚遮蔽，複合的感覚操作を含む介入が，動作や歩行まで影響を及ぼすかに関しては十分な根拠が得られておらず，臨床では課題設定への配慮が必要となる．

■ 感覚増幅

減弱した感覚入力を増幅させるためのひとつの手段として，支持面と接する足底感覚入力を増幅する方法が考えられる．これに関する過去の報告を概観してみると，インソール

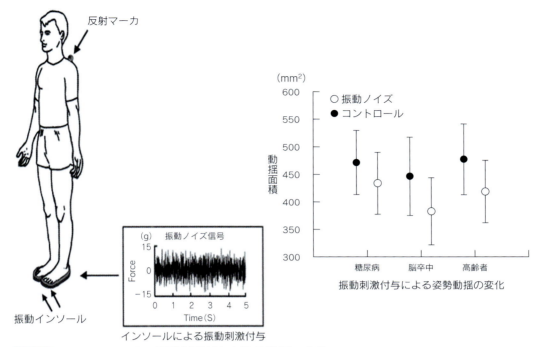

図6 インソールによる振動刺激付与と姿勢動揺の変化
実験では脳卒中片麻痺者，糖尿病性末梢神経障害者，高齢者に対して，足底に振動ノイズ刺激を付与した．静止立位時に刺激付与する条件では，刺激のない対象条件に比べて姿勢動揺が有意に低減した．

(文献26から引用)

表面の加工による抑揚[21,22]，突起[23,24]，硬さの調整[25]，さらに振動[26,27]を利用して足底感覚を刺激することが，高齢者，脳卒中片麻痺者，パーキンソン病患者および末梢神経障害者の姿勢安定性を向上させることが示されている．振動刺激を応用したもので，微弱な信号にノイズを加えることで信号の検出力が向上する確率共鳴と呼ばれる物理現象を応用したものがある．ヒトにおける確率共鳴の研究として，コリンズ（J. J. Collins）ら[28]は，指先に与えた振動刺激にノイズ付加することで感覚が鋭敏化することを最初に報告している．プリプラタ（A. A. Priplata）ら[29]は，慢性期の脳卒中片麻痺者を対象として，静止立位時にインソールを用いて振動を付与することが姿勢動揺に与える影響を検証した（**図6**）．30秒間×10回（振動ノイズ条件，振動なし条件を各5回）の静止立位における身体動揺を分析した結果，振動ノイズ付与により身体動揺量が有意に低減できることを示した．

■ 感覚補完

指先に軽く接触することで得られる感覚情報が，姿勢安定性に貢献することがわかっている[30,31]．多くの指先接触を扱った研究では，感覚情報の寄与なのか，物理的支持によるものかに関して議論されてきたが，これらの研究では，物理的支持性がないとされる1ニュートン（N）以下の接触圧においても効果が示されており，指先からの感覚情報そのものが姿勢安定性に貢献すると考えられている[32〜34]．この指先接触の実験パラダイムは，

実践編2　認知科学的・神経心理学的アプローチ

障害者を対象とした研究にも応用されており，末梢神経障害者[35,36]，パーキンソン病患者[37,38]，前庭障害者[39]，さらに近年では，脳卒中片麻痺者においても効果が確認されている[40,41]．これらの結果から，神経障害に起因するバランス障害に対しても，指先接触の効果は十分期待できそうである．しかし，片麻痺への臨床応用を考えたとき，指先接触は感覚入力が減弱した麻痺手を利用することに意味があるのか，それとも正確な感覚情報を優先するために健常手を使用すべきかについて疑問が残る．

カナ（B. A. Cunha）ら[40]は，この疑問を解決するために，慢性期の脳卒中片麻痺者における健常手，麻痺手による指先接触の効果を比較した．この研究では，肘関節を90度に屈曲し，1N以下の圧にて示指をバーに接触させた状態で立位動揺を計測した．実験の結果，接触なし条件に比べて，麻痺手，健常手ともに姿勢動揺が有意に減少したが，左右動揺のみは健常手のほうが麻痺手よりも効果に優れていた．この研究結果から，脳卒中片麻痺者における指先接触効果は，健常手，麻痺手に問わず一定の効果が期待できそうであるが，感覚入力に問題のない健常手のほうが，その利益は大きいようである．しかし，この研究

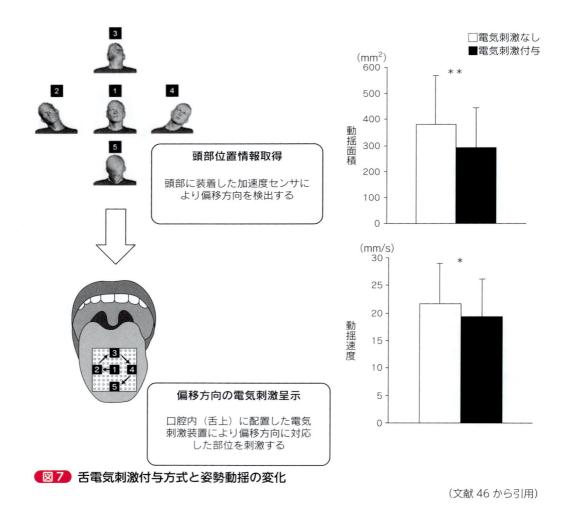

図7　舌電気刺激付与方式と姿勢動揺の変化

（文献46から引用）

Chapter 9 多感覚相互作用と立位姿勢制御

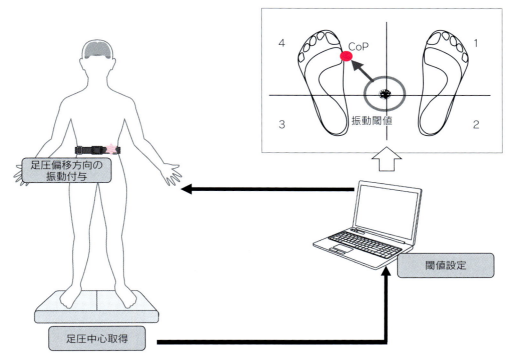

図8 足圧偏移方向を振動付与する体性感覚型バイオフィードバック装置
骨盤ベルトの前後左右（4か所）に振動子を配置しており，身体動揺が閾値面積を超えた際に移動した方向の振動子が起動する〔イラストのように足圧中心（CoP）が第4象限方向に移動すると，骨盤左前方の振動子が起動する〕．

（文献50から引用改変）

の対象者は，感覚および運動障害が軽度の患者であるため，異なる重症度の患者に対しての指先接触効果に関しては，さらなる検証が必要である．

■ 感覚代行

疾病により損失した感覚情報を人工的に代行することで能力を補塡することができる．視覚障害者が触覚によって点字を読むことは，別の感覚から情報を獲得する手段として古くから知られており，刺激付与装置により感覚を代行しようとする取り組みは，全盲者に対して体性感覚的に物体形状を認識させる実験から始まった[42]．初期の実験では，ビデオカメラで撮影した物体形状を，背部に設置した400個の振動子で呈示することで形状認知ができるかについて検討がなされた．この実験を通して，視覚を用いずとも，物体形状を触覚認知できることが明らかとなった[43,44]．

このような感覚代行研究をバランス障害に応用したユニークな事例が存在する[45,46]．この研究では，両側前庭神経炎によりバランス能力が低下した患者に対して，頭部加速度偏移情報を舌に電気刺激呈示することが姿勢安定性に与える影響を検証した（**図7**）．驚くことに，28名の両側前庭障害者のすべてがバランス能力を装置により代行し，さらに一部の患者では，20分の装着後，その後6時間に及び効果が持続した．

実践編2　認知科学的・神経心理学的アプローチ

　以上のように，感覚機能を人工情報により補完することで，姿勢制御を補償することは原理的に可能であり，その影響は持続効果をも有する可能性がある．

　脳卒中による重度感覚障害を持つ患者の場合は，そもそも体性感覚の入力量が極端に低いために，視覚，前庭感覚を操作，体性感覚を積極的に刺激しても感覚情報を優先することが困難となる．筆者らは，この問題を早期に克服するために足圧中心（CoP）偏移方向を骨盤に振動呈示する感覚入力装置の臨床導入を検討している（**図8**）．最初に，健常者の足底感覚を不正確にした条件で，装置適応が姿勢制御に与える影響を検証した．その結果，装置の適応により，振動呈示のない対照群に比べて有意に重心動揺を低減できることを確認した[47]．次に，末梢からの感覚が完全に断たれた両下腿切断による義足者[48]，中枢神経障害により重度感覚麻痺を負った脳出血患者[49]，いずれも装置を適応することにより姿勢動揺を有効に低減できることがわかった．

　これらの知見に基づき，脳卒中片麻痺者の集団を対象として研究を実施した結果，動揺面積および左右動揺距離において動揺低減が得られた[50]．これまで述べてきたように，脳卒中片麻痺者は視覚依存傾向が高く，特に体性感覚障害が重度な患者は，回復過程でその傾向をさらに強めていくことが予測される．そのため，発症初期から装置を適応することで，体性感覚に基づいた姿勢制御能力を再構築することが期待される．一方で，人工情報により感覚を補うことが，障害を受けた中枢神経の回復，視覚依存や感覚選択の問題にどう干渉するか，そして長期的効果は明らかではなく，実応用に向けては多面的な検証が必要である．

> **Point !**
>
> 　感覚の再組織化を促す介入では，セラピストがひとつまたは複数の感覚の正確性を系統的に変化させることで，様々な文脈に応じた柔軟な姿勢制御，つまり状況変化に対して感覚選択が適切になされる能力を高めることで，バランス能力を改善することができる．また，減弱した感覚情報を補う種々の手段は，即時的にバランス能力を向上し得るため，介入効率を高める手段として臨床応用することができる．

2. 感覚状況の変化に対する学習

■ 繰り返し練習が感覚重みづけ能力に与える影響

　多感覚相互作用と立位姿勢制御にかかわる研究では，短期または長期練習が感覚重みづけ能力に与える影響を調査したものがある．このような研究報告は，繰り返し練習が感覚重みづけ能力にどのような影響を及ぼすかを知るうえで有用である．比較的短期間の練習効果を示す例として，ヒュー（M. H. Hu）ら[51]は高齢者の感覚統合機能テストに対する練

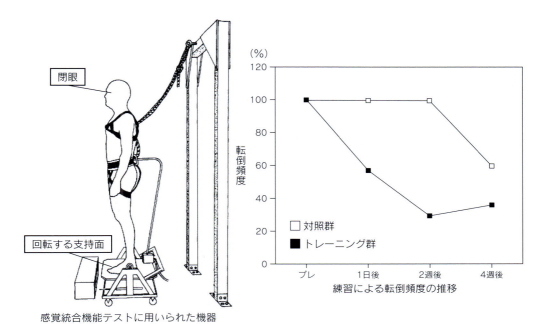

図9 感覚操作装置および転倒回数を指標とした適応過程
検査初回では，およそ9割の高齢者が転倒したが，1週間のトレーニングにより2割程度にまで転倒数を減少することができた．

(文献51から引用)

習効果の時間的推移を記述している．この報告では，感覚統合機能テストの条件5（閉眼・体性感覚矛盾）を高齢者に実施したところ，初回では9割もの高齢者が転倒したが，1日1時間の練習を繰り返すと，1日後には6割，1週間では2割程度まで転倒する者は減少した（**図9**）．この研究は，1日単位の練習であれ，不慣れな感覚条件に対する練習効果が期待できることを示している．

さらに，バランストレーニングを長期間継続してきた体操選手の場合，脳卒中片麻痺者とは逆に視覚にさほど依存していないことが示されている[52]．この研究では，球技を専門としたアスリート群と体操選手群において開眼，閉眼条件で姿勢動揺を比較した．その結果，開眼では2つの群に姿勢動揺の差を認めなかったが，閉眼ではアスリート群は身体動揺が増加したのに対して，体操選手群は影響をほとんど受けなかった．つまり，体操選手では視覚情報が遮断された状況でも，体性感覚や前庭感覚を利用することで安定性を十分に保持できることが見て取れる．さらに著者ら[53]は，体操選手は下腿筋に対する振動刺激による外乱に対して，アスリートに比べると素早く安定性を回復できることも報告している．これらの結果から，一般的なアスリートに比べて体操選手は，立位姿勢制御において視覚に依存しておらず，さらに感覚情報の切り替え能力に優れていることが理解できる．一連の知見から類推すると，長期間にわたる練習は，おそらく依存する感覚や選択能力に影響を与え，それは練習する課題の特性を強く受けると考えられる．

実践編 2　認知科学的・神経心理学的アプローチ

> **Point !**
>
> 　繰り返し練習は，それが短期間であっても感覚重みづけ能力に影響を与える．また，長期練習では，姿勢制御において依存する感覚そのものを持続的に変化させる可能性があり，それは練習で要求される課題特性の影響を受ける．そのためセラピストは，治療設計に際して，特定の感覚戦略が要求される課題設定を行うことで，個人に求められる感覚重みづけ能力の獲得を目指すことができる．

■ 練習効果を高めるための特殊な技術

　本節では，感覚（再）組織化のための介入手法，そして繰り返し練習が感覚重みづけ能力に与える影響について解説してきたが，最後に，練習効果を高めるための特殊な技術についても触れたい．第1節で述べたように，感覚統合機能テストにおける感覚矛盾条件では，不正確な感覚情報の重みづけを低減し，さらに適切な感覚情報へ切り替えることが要求される．この能力を有効に高めるためのひとつの方向性として，感覚矛盾状況を敢えて積極的に経験させる方法が考えられる．

　バナリュ（N. Bugnariu）ら[54]は，ヘッドマウントディスプレイ（HMD）による視覚情報呈示と支持面操作を組み合わせることで，人為的に感覚の矛盾（cue conflict）をつくり出した．この研究では，HMDで3次元空間の部屋を呈示し，部屋の回転画像を呈示しつつ，それとは現実空間で不一致となる方向へ支持面を回転させた．健常高齢者に対して，視覚と体性感覚の矛盾情報を1時間呈示したところ，練習中の身体動揺に伴う足部ステップ数が減少し，練習前後でタンデム立位におけるバランス能力が即時的に改善した．このように，装置を利用して人為的に感覚矛盾状況をつくり出し，現実空間では提供できない環境で集中トレーニングすることにより，有効に感覚間相互作用に働きかけることができるかもしれない．

おわりに

　バランス障害に対するリハビリテーションは，運動，感覚そして認知のそれぞれに対して等しくアプローチすることが重要となる．そのなかでも，本章では脳卒中片麻痺者を中心として，多感覚相互作用と立位姿勢制御にかかわる研究に関して概説した．本領域の研究を知ることは，課題や環境要求の変化に対して感覚入力を組織化する患者の能力を高めることに貢献する．そして，評価，治療方法のスキルを身につけることで，機能障害への治療はもとより，とりわけ活動制限，参加制約といった実環境におけるリハビリテーションへの応用を期待したい．ここでは，評価，治療アプローチを実施するうえで，相応な研究事例を挙げたが，臨床的な決定を支持し，根拠に基づいたリハビリテーションを実践す

るためには，さらなる研究による後押しが必要である．

Message

- 環境や課題変化に応じた柔軟なバランス能力を獲得するためには，運動機能のみではなく，立位姿勢制御における多感覚相互作用に着目する必要がある．
- 脳卒中片麻痺者における多感覚相互作用の研究では，視覚依存や感覚選択の問題が明らかになっており，これらの問題は患者に観察される運動行動と決して無関係ではない．
- リハビリテーションでは，バランス評価から治療標的の抽出を行い，広く多様な課題と環境条件でバランスを維持できる能力を高める支援をすることが重要である．

（早稲田大学理工学術院総合研究所理工学研究所）安田和弘

◆参考文献

① ノーマン・ドイジ（著），高橋洋（訳）：脳はいかに治癒をもたらすか—神経可塑性研究の最前線．紀伊国屋書店，2016
　　神経可塑性をテーマとした書籍である．本章でも扱った前庭障害者の感覚代行装置による平衡機能改善の取り組みが詳述される．そのほかにも，リハビリテーションに有用な最新知見が豊富な情報とともに紹介される．
② ローレンス・D・ローゼンブラム（著），齋藤慎子（訳）：最新脳科学でわかった五感の驚異．講談社，2011
　　五感およびクロスモーダル可塑性に関する書籍である．感覚機能が喪失したとき，ほかの感覚がいかに機能を補完するかについて記述されている．本書籍は姿勢制御に限らず，より深く感覚間相互作用の特性を学びたい方にお勧めしたい．

◆引用文献

1) Yelnik AP, Kassouha A, Bonan IV, et al.：Postural visual dependence after recent stroke：assessment by optokinetic stimulation. Gait Posture. 2006；24（3），262-269
2) Bonan IV, Derighetti F, Gellez-Leman MC, et al.：Visual dependence after recent stroke. Ann Readapt Med Phys. 2006；49（4），166-171
3) Corriveau H, Hebert R, Raiche M, et al.：Evaluation of postural stability in the elderly with stroke. Arch Phys Med Rehabil. 2004；85（7），1095-1101
4) Laufer Y, Sivan D, Schwarzmann R, et al.：Standing balance and functional recovery of patients with right and left hemiparesis in the early stages of rehabilitation. Neurorehabil Neural Repair. 2003；17（4），207-213
5) de Haart M, Geurts AC, Huidekoper SC, et al.：Recovery of standing balance in postacute stroke patients：a rehabilitation cohort study. Arch Phys Med Rehabil. 2004；85（6），886-895
6) Bonan IV, Colle FM, Guichard JP, et al.：Reliance on visual information after stroke. Part Ⅰ：balance on dynamic posturography. Arch Phys Med Rehabil. 2004；85（2），268-273

実践編 2　認知科学的・神経心理学的アプローチ

7) Marigold DS, Eng JJ：The relationship of asymmetric weight-bearing with postural sway and visual reliance in stroke. Gait Posture. 2006；23（2），249-255

8) Yeh JR, Hsu LC, Lin C, et al.：Nonlinear analysis of sensory organization test for subjects with unilateral vestibular dysfunction. PloS One. 2014；9（3），e91230

9) Horak FB, Nashner LM and Diener HC：Postural strategies associated with somatosensory and vestibular loss. Experiment Brain Res. 1990；82（1），167-177

10) Aoki O, Otani Y, Morishita S, et al.：Influence of gaze distance and downward gazing on postural sway in hemiplegic stroke patients. Exp Brain Res. 2014；232（2），535-543.

11) Shumway-Cook A, Horak FB：Assessing the influence of sensory interaction of balance. Suggestion from the field. Phys Ther. 1986；66（10），1548-1550

12) Cohen H, Blatchly CA, Gombash LL：A study of the clinical test of sensory interaction and balance. Phys Ther. 1993；73（6），346-351

13) Horak FB, Wrisley DM, Frank J：The Balance Evaluation Systems Test（BESTest）to differentiate balance deficits. Phys Ther. 2009；89（5），484-498

14) Pradels A, Pradon D, Hlavackova P, et al.：Sensory Re-Weighting in Human Bipedal Postural Control：The Effects of Experimentally-Induced Plantar Pain. PloS One. 2013；8（6），e65510

15) Brandt T, Krafczyk S, Malsbenden I：Postural imbalance with head extension：improvement by training as a model for ataxia therapy. Ann N Y Acad Sci. 1981；374，636-649

16) Vuillerme N, Chenu O, Pinsault N, et al.：Can a plantar pressure-based tongue-placed electrotactile biofeedback improve postural control under altered vestibular and neck proprioceptive conditions? Neuroscience. 2008；155（1），291-296

17) Jackson RT, Epstein CM：Effect of head extension on equilibrium in normal subjects. Ann Otol Rhinol Laryngol. 1991；100（1），63-67

18) Jackson RT, De l'Aune WR：Head extension and age-dependent posturographic instability in normal subjects. J Rehabil Res Dev. 1996；33（1），1-5

19) Bonan IV, Yelnik AP, Colle FM, et al.：Reliance on visual information after stroke. Part Ⅱ：effectiveness of a balance rehabilitation program with visual cue deprivation after stroke：a randomized controlled trial. Arch Phys Med Rehabil. 2004；85（2），274-278

20) Bayouk JF, Boucher JP, Leroux A：Balance training following stroke：effects of task-oriented exercises with and without altered sensory input. Int J Rehabil Res, 2006；29(1)，51-59

21) Hatton AL, Dixon J, Rome K, et al.：Standing on textured surfaces：effects on standing balance in healthy older adults. Age Ageing. 2011；40（3），363-368

22) Hatton AL, Dixon J, Martin D, et al.：The effect of textured surfaces on postural stability and lower limb muscle activity. J Electromyogr Kinesiol. 2009；19（5），957-964

23) Palluel E, Nougier V, Olivier I：Do spike insoles enhance postural stability and plantar-surface cutaneous sensitivity in the elderly? Age（Dordr）. 2008；30（1），53-61

24) Palluel E, Olivier I, Nougier V：The lasting effects of spike insoles on postural control in the elderly. Behav Neurosci. 2009；123（5），1141-1147

25) Losa Iglesias ME, Becerro de Bengoa Vallejo R, Palacios Peña D：Impact of soft and hard insole density on postural stability in older adults. Geriatr Nurs. 2012；33（4），264-271

26) Priplata AA, Patritti BL, Niemi JB, et al.：Noise-enhanced balance control in patients with diabetes and patients with stroke. Ann Neurol. 2006；59（1），4-12

27) Gravelle DC, Laughton CA, Dhruv NT, et al.：Noise-enhanced balance control in older adults. Neuroreport. 2002；13（15），1853-1856

28) Collins JJ, Imhoff TT, Grigg P：Noise-enhanced tactile sensation. Nature. 1996；383（6603），770

29） Priplata AA, Niemi JB, Harry JD, et al.：Vibrating insoles and balance control in elderly people. Lancet. 2003；362（9390），1123-1124

30） Jeka JJ：Light touch contact as a balance aid. Physical Therapy. 1997；77（5），476-487

31） Jeka JJ, Lackner JR：Fingertip contact influences human postural control. Experimental Brain Research. 1994；（3），495-502

32） Lackner JR, Rabin E, DiZio P：Stabilization of posture by precision touch of the index finger with rigid and flexible filaments. Experiment Brain Res. 2001；139（4），454-464

33） Kouzaki M, Masani K：Reduced postural sway during quiet standing by light touch is due to finger tactile feedback but not mechanical support. Experiment Brain Res. 2008；188(1)，153-158

34） Kimura T, Kouzaki M, Masani K, et al.：Unperceivable noise to active light touch effects on fast postural sway. Neurosci lett. 2012；506（1），100-103

35） Dickstein R, Shupert CL, Horak FB：Fingertip touch improves postural stability in patients with peripheral neuropathy. Gait Posture. 2001；14（3），238-247

36） Dickstein R, Peterka RJ, Horak FB：Effects of light fingertip touch on postural responses in subjects with diabetic neuropathy. J Neurol Neurosurg Psychiatry. 2003；74(5)，620-626

37） Franzen E, Paquette C, Gurfinkel V, et al.：Light and heavy touch reduces postural sway and modifies axial tone in Parkinson's disease. Neurorehabil Neural Repair. 2012；26（8），1007-1014

38） Rabin E, Chen J, Muratori L, et al.：Haptic feedback from manual contact improves balance control in people with Parkinson's disease. Gait Posture. 2013；38（3），373-379

39） Lackner JR, DiZio P, Jeka J, et al.：Precision contact of the fingertip reduces postural sway of individuals with bilateral vestibular loss. Experiment Brain Res. 1999；126（4），459-466

40） Cunha BP, Alouche SR, Araujo IM, et al.：Individuals with post-stroke hemiparesis are able to use additional sensory information to reduce postural sway. Neurosci Lett. 2012；513(1)，6-11

41） Lee SH, Lee D, Lee Y, et al.：Influence of light touch using the fingertips on postural stability of poststroke patients. J Physic Ther Sci. 2015；27（2），469-472

42） Bach-y-Rita P, Collins CC, Saunders FA, et al.：Vision substitution by tactile image projection. Nature. 1969；221（5184），963-964

43） Bach-y-Rita P, Collins CC, White B, et al.：A tactile vision substitution system. Am J Optom Arch Am Acad Optom. 1969；46（2），109-111

44） Bach-y-Rita P, Collins CC, Saunders FA, et al.：Vision substitution by tactile image projection. Trans Pac Coast Otoophthalmol Soc Annu Meet. 1969；50，83-91

45） Tyler M, Danilov Y Bach-y-Rita：Closing an open-loop control system：vestibular substitution through the tongue. J Integr Neurosci. 2003；2（2），159-164

46） Vuillerme N, Pinsault N, Fleury A, et al.：Effectiveness of an electro-tactile vestibular substitution system in improving upright postural control in unilateral vestibular-defective patients. Gait Posture. 2008；28（4），711-715

47） Yasuda K, Sato Y, Iimura N, et al.：Novel supplementary tactilebiofeedback system providing online center of foot pressure displacement for balance training rehabilitation：a preliminary study. Int J Phys Med Rehabil. 2013；1，148

48） 安田和弘, 堀川峻太郎, 室井大佑, 他：両側下腿切断者の立位姿勢に対する体性感覚バイオフィードバックによる感覚代行効果. バイオメカニズム学会誌. 2016；40（3），213-219

49） 安田和弘, 佐藤勇起, 貝吹奈緒美, 他：脳卒中による重度深部覚障害例に対する体感型バイオフィードバック装置の使用経験―足圧中心位置を振動呈示することで体性感覚情報を補完するヒューマンマシンインターフェースの開発―. 脳科とリハ. 2014；14，9-17

50） Yasuda K, Kaibuki N, Harashima H, et al.：The effect of a haptic biofeedback system on postural control in patients with stroke：an experimental pilot study. Somatosens Mot Res. 2017（in press）

51）Hu MH, Woollacott MH：Multisensory training of standing balance in older adults：I. Postural stability and one-leg stance balance. J Gerontol. 1994；49（2）, M52-61

52）Vuillerme N, Danion F, Marin L, et al.：The effect of expertise in gymnastics on postural control. Neurosci Lett. 2001；303（2）, 83-86

53）Vuillerme N, Teasdale N, Nougier V：The effect of expertise in gymnastics on proprioceptive sensory integration in human subjects. Neurosci Lett. 2001；311（2）, 73-76

54）Bugnariu N, Fung J：Aging and selective sensorimotor strategies in the regulation of upright balance. J Neuroeng Rehabil. 2007；4, 19

Chapter 10

認知科学的視点からみた手の行為の学習

Summary

第1節では認識器官としての手の役割について述べた。第2節では手の行為の学習を支える認知科学的視点として，運動の内部モデルと身体イメージについて概説した。最後に，第3節では認知科学の視点に立脚して介入した脳損傷患者2例の介入例を紹介した。1例は書字動作の獲得を目標とし手指での表面性状の識別課題を実施した症例で，もう1例は手指巧緻動作の獲得を目標とし，身体正中性の改善のための課題を実施した症例を取り上げた。

Key words　認識器官としての手，内部モデル，身体イメージ，誤差学習

I　手は認識器官である

本章の第1節では，身体の認識器官としての手の機能について述べる。まず，手が特異的に認知可能な情報について触れる。次に，アクティブタッチの視点から，運動と知覚の不可分性について述べる。第2節では，手の行為の学習に向けたリハビリテーションにおいて必要な要素について認知科学的視点から解説する。

1. 手に特異的な情報メカニズム

手は創造の道具であるが，何よりも認識の器官である[1]—アンリ・フォシヨン（Henri Focillon）

手で知覚できることは眼球で知覚することと異なり，体幹で知覚することとも異なる。それでは手が知覚できることとはどのようなものだろうか。それが，手の行為の改善を目指したリハビリテーションを考えるうえでの出発点となるのではないだろうか。レダーマン（S. J. Lederman）[2]は人間が物体に対して能動的に探索する際の運動パターンとその物体特性の関係性について，典型的な8種類に分類した。主だった6種類の探索方法から得られる物理的特性はテクスチャー（表面性状），硬度，温度，重量，大きさ，輪郭である（**図1**）。

実践編 2　認知科学的・神経心理学的アプローチ

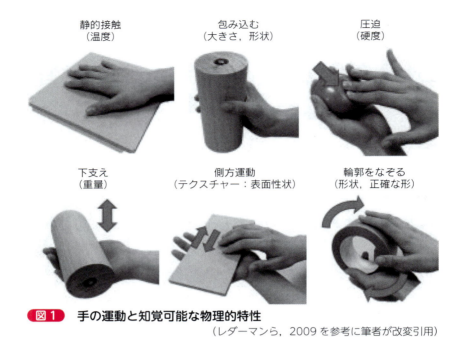

図1 手の運動と知覚可能な物理的特性
（レダーマンら，2009 を参考に筆者が改変引用）

> **Point!**
> 　手の重要な機能特性が「外部世界を知ること」であるなら，手の行為の改善を目指すリハビリテーションにおいては，手との相互作用（運動）によって得られる外部世界，対象物の物理的特性について体性感覚を介して情報構築し，認知する過程を踏む必要があるはずである．

2. 手の行為における運動と知覚の不可分関係

■ アクティブタッチの重要性

　アクティブタッチとは，手で自由に触ることによって生じる知覚のことであり，人間の手の行為，特に道具使用においてその重要性が指摘されている[3]．アクティブタッチによる認識の過程は能動的であり，末梢の感覚受容器から入力された感覚情報に対して，積極的な選択が行われる[4]．また，感覚を受容するために身体・手による探索活動（運動）が要求されることから，感覚・知覚と運動制御が不可分の関係であるといえる．

　手のつまみ動作や把持動作で得られる知覚は，対象物の物理的特性だけでなく，動作主体者の皮膚や筋の状態の影響も受ける[4]．例えば，摩擦情報の識別過程では振動の情報が必要となる[5]が，弱過ぎない範囲で指に表面性状からの圧がかかるよう手指の位置を調整しなければならない．硬度の識別では，接触面に対して垂直方向に動かしたとき，手がど

Chapter 10 認知科学的視点からみた手の行為の学習

のくらい深く対象物の接触面を動かしたかに依存するが，接触への圧が弱過ぎると識別が難しくなる．さらに，硬度の識別時には，自分の手の動きによって触った対象が動く（対象が柔らかい）ときに反応するニューロンや，反対に対象が抵抗して動かない（対象が硬い）ときに反応するニューロンが２野に存在することが報告されており[6]，認識そのものの神経機構の一部となっている．このように，手による対象物の認識や道具使用において，皮膚受容器による対象物に関する情報と，深部受容器による上肢，手といった身体の姿勢や運動に関する情報の両者を適切に処理する必要があることがわかる．

■ 手の機能面

手で対象物や道具を操作する場合，その形や使用方法によって手と対象物や道具との接触面が変化する．その多様な対象物との接触に対応するように，感覚野におけるニューロンの受容野の形が，手の対象との接触面の形にマッチするように，多様な形と大きさに統合されることがわかっており，その受容面は「機能面」と表現されている[7]．リハビリテーションにおいては，学習対象とする手の行為に応じて，手のどこの機能面によって，どのような動きで，どの体性感覚情報を受容し，情報処理される必要があるかについて，われわれセラピストと患者が共通認識，意図を持ち，訓練に臨むことが重要である．なぜセラピストだけでなく，患者とそれらの共通認識，意図を持つ必要があるのかについては，第２節で触れる．

Ⅱ 手の行為の学習を支える認知科学的視点

この節では，手の行為の学習に関連する認知科学の知見を概説する．まず，運動・行為の学習を支えるメカニズムとして，運動の内部モデルについて解説する．ここでは，特に意図・予測・注意が学習に与える影響について述べる．その次に，手の適切な行為遂行の基盤となる，身体の正中性・身体イメージについて述べる．

1. 運動・行為の学習の基盤となる運動の内部モデル

■ 病的状態からの回復は学習のひとつである

リハビリテーション領域において患者の行為の改善（回復）を，「病的状態からの学習」と捉えると，われわれセラピストは行為・運動学習のメカニズムについて理解し，提供するリハビリテーションの内容もまた，運動学習プロセスが考慮されている必要がある．しかし，患者は，その程度こそ違えども病的状態にあることから，運動学習プロセスが正常に機能していないことが考えられる．そこで，われわれは「患者の運動学習プロセスのどこが機能不全か」について病態を解釈し，リハビリテーションプログラムを構築する必要がある．

実践編 2　認知科学的・神経心理学的アプローチ

■ 運動の内部モデルと運動学習

近年，認知神経科学領域では，運動学習の基盤となる運動の内部モデルという脳内システムに関して多くの知見が報告されている[8~10]．内部モデルは対象物など外部世界の制御に必要な運動の入出力特性を模倣することができる神経機構であり[8]，われわれが行為をする際には，この内部モデルが駆動することでスムーズな行為を実現できる[9]．

内部モデルには順モデルと逆モデルの2つの下位システムが想定されている．順モデルは，脳から脊髄運動ニューロンまで投射された運動司令のコピー情報（遠心性コピー）から，運動結果によって得られるであろう感覚フィードバックを予測する（感覚予測）．逆モデルは，望ましい運動結果からそれを実現するために必要な運動司令を計算する[8]．遠心性コピーにより生成された感覚予測と，実際の運動遂行によって得られた感覚フィードバックとの比較照合により，誤差（不一致）が検出されることで内部モデルによる学習プロセスが駆動し[11]，内部モデルの修正により運動・行為の改変に至る[10]．つまり，運動・行為の学習とはこの内部モデルの修正プロセスによってなされるものであるといえる．

■ 運動の内部モデルにより生成される運動主体感

運動の内部モデルのうち，特に順モデルは運動学習だけでなく，運動主体感の生成にも関与することが示唆されている．運動主体感とは，「この運動を行っているのは自分自身である」という意識のことをいう[12]．運動意図に基づく感覚予測と実際の感覚フィードバック情報が一致することで運動主体感が生起される．つまり運動によって得られた感覚フィードバックが自身の予測どおりだった場合に，その運動を自分で行ったものであると認識するのである[13]．

認知神経科学領域の研究[14]によると，運動主体感は，運動実行前の下頭頂小葉の活動によって生成されることが脳腫瘍例に対する実験から明らかとなっている．運動の意図に基づく感覚予測と，頭頂葉に回帰してくる感覚フィードバックとの比較照合により得られる整合性によって運動主体感が生起されることから，運動それ自体や単なる感覚入力だけでは運動主体感や運動制御の改善には不十分であることが示唆される．

運動の内部モデルにおける感覚予測と感覚フィードバックとの不一致となり，機能不全状態となると，運動主体感や運動制御に影響を及ぼすことが報告されている．健常者を対象とした実験的研究により，運動意図に基づく感覚予測と感覚フィードバックに不一致を生じさせた場合，運動主体感の低下[15]や皮質脊髄路の興奮性が高まらないこと[16]が明らかとなっている．

臨床上，脳血管疾患例において，運動麻痺が軽度であっても麻痺側身体について「自分の身体でない感じがする」といった内省報告が聞かれることが少なくない．こういった患者の意識経験に感覚予測と感覚フィードバックとの不一致状態が影響している場合，いくら麻痺筋の筋力増強や単なる感覚入力を図っても解決に至らないであろうことは想像に難くない．むしろ，われわれに必要なのは，「運動意図に基づく感覚予測や，それと感覚

166

フィードバックとの不一致により生じる誤差情報の検出，そしてその誤差の修正といった運動の内部モデルにおいて，その患者の場合，どこに問題を抱えているのか」という視点に立脚したリハビリテーションを構築し，提供することであると考える．特に患者は行為における対象物との相互作用において誤った運動意図を持ち，それによる変質した感覚予測を構築しているために，感覚フィードバックとの誤差を検出できない結果，学習が阻害されていることがある．この点については，第3節の症例1にて具体的に紹介する．

2. 身体の正中性

■ 身体の正中性と手の行為との関係

手の行為の改善において，身体の正中性の獲得は重要な要素である．臨床上，上位運動ニューロン障害による神経症状が身体の生体力学的な変化を二次的にもたらし，身体の正中性を歪めさせることは少なくない．バーネス（M. P. Barnes）ら[17]は，神経原的要因で異常な筋緊張や姿勢を呈し，身体の正中性が崩れることで異常な運動パターンが生じ，さらにその過剰動作による代償・誤動作により炎症，合併症が出現することで，異常筋緊張が助長されると指摘している．

> **_Point!_**
>
> 上肢，手指の協調性低下の一因として，肩甲帯の不良アライメントの関与が指摘されており[18]，身体の正中性のうち肩甲帯を含めた体幹の正中性の獲得を図ることが，手の行為を学習する過程で必要である．

■ 身体の正中性の脳内表象

身体の正中性は脳梁を介した両側身体の情報の融合により，表象されていると考えられており[19]，その神経機構を支えるのは両側性ニューロンの存在である．顔面，口腔，体幹などの身体正中性を認知する第二次体性感覚野（43野）に，脳梁を介して得られる身体の左右両側からの体性感覚情報を受容する両側性ニューロンが存在することが動物実験において報告されている[20,21]．また，両側性ニューロンは第二次体性感覚野だけでなく，中心後回の手指領域や，肩，上腕，腰，下肢，足領域にも存在することが報告されている[22,23]．これらのことから，身体の正中性は体幹だけでなく，解剖学的な"正中"から離れた身体部位(手や足)からの体性感覚情報も含めて多重に表象されていると考えることができる．

一方，中枢神経疾患や運動器疾患により，認識器官である身体に神経学的，生体力学的な異常を呈した場合，何らかの知覚・認知の異常が生じると考えられる．それにより両側身体から得られる体性感覚情報は左右で不一致が生じ，身体の正中性も変質する．そのこ

実践編2　認知科学的・神経心理学的アプローチ

とにより，身体各部の体性感覚を統合した身体図式や，視覚・前庭・聴覚情報といった多感覚統合により構築される身体イメージといったより高次な身体表象の変質にもつながり，その結果として行為全体にエラーが生じることとなる．

> **Point !**
>
> 　身体表象が変質した状態では，いくらセラピストの言語的・徒手的誘導により運動学的に（みた目上の）身体の正中位をとれたとしても，患者の身体表象との不一致は残るために，患者は違和感のある姿勢・状態であると感じる．その結果，結局は学習されることなく，外部による指標（セラピストを含む）がなければ，左右非対称な姿勢へと戻ってしまう．

■ 身体の正中性，身体イメージの再構築に向けたリハビリテーション

　それでは，これらの知見をもとに，手の行為の改善を目的とした身体の正中性の再構築のために，リハビリテーションでどのような訓練を構築できるだろうか．前述したように身体の正中性は両側身体の体性感覚情報の融合により表象されている．しかし，手の行為の改善を考慮した場合，体性感覚の統合だけでなく上肢・手といった自己身体や外部世界の視覚情報との統合による，上頭頂小葉での身体イメージの再構築がリハビリテーションにおいて重要となる．上頭頂小葉では，「自分以外の物体を原点とする座標軸」の空間定位に視覚を介して，「自分の身体を基準とする座標軸」の空間定位に体性感覚を介してかかわっており，その関係性を認知し，行為主体者の行為空間を形成するといえる[24]．具体的な介入方法は，後述する第3節の症例2で紹介する．

Ⅲ　認知科学的な視点を考慮したリハビリテーションの実際

　この節では，前述した認知科学的視点を考慮したリハビリテーションについて，その具体的な内容について症例をとおして紹介する．

1. 症例1　書字動作の改善を目指した脳腫瘍症例 ―指腹での表面性状の識別に着目して―

■ 症例紹介

　症例は50歳代，右利き男性で，診断名は良性脳腫瘍（円蓋部髄膜腫：左運動野感覚野）であった．腫瘍摘出術後，右片麻痺を呈し，約1カ月の回復期リハビリテーションと，約

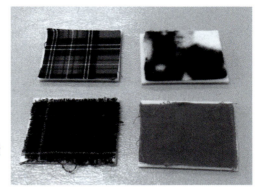

図2 評価，介入で用いた表面性状
左上：ビニールクロス　　右下：フリース
左下：木綿　　右下：ベロア

1年の外来リハビリテーションを経て，麻痺手での書字動作に対する介入を開始した．なお，今回の介入以前にも，筆者は本症例の麻痺手での書字動作改善を目標に，感覚鈍麻していた手関節運動覚の改善を図った結果，書字動作の一定の改善を得ていた[25]．今回は新たに指腹での触覚探索能力の改善に着目し，リハビリテーションを行った．

■ 作業療法士（OT）の評価

ごく軽度の右片麻痺で，運動機能はブルンストローム・ステージ（Brunnstrom stage）では上肢Ⅵ，手指Ⅴ，下肢Ⅵレベルであった．感覚機能は，他動運動による手指運動部位の同定には問題ないが，指腹への他動刺激では麻痺側においてごく軽度の感覚鈍麻を呈した．高次脳機能障害は特に認めなかった．基本動作，日常生活活動（ADL）は自立しており，職業にも復帰していた．生活における書字は，非麻痺側である左手ですべて行っており，麻痺手での書字機会はほとんどない状況だった．

■ 指腹の触知覚評価

指腹の触知覚の評価として，4種類の異なる表面性状（**図2**：木綿，ビニールクロス，フリース，ベロア）を用いて，つまみ動作における指腹での表面性状の識別課題を行った．評価は端座位にて実施した．環境は，症例の正面に配置した台（50 cm）の上に，つまみ動作での表面性状の識別課題を行える自作の器具を置いた（**図3，4**）．症例には，以下の手順で識別を要求した．

①4種の表面性状を視覚で確認し，それぞれについて「触れるとどのような感覚が得られるか」を想起する
②器具の先端にOTが貼りつけた任意の2種の表面性状のうち，1種を母指指腹で，もう1種を示指と中指の指腹にて閉眼・他動運動で触れ，どの表面性状を触れているか識別する
③触れた表面性状について言語で回答する

上記手順をOTの徒手的ガイドによる他動運動の条件（パッシブ条件）と，表面性状に触れる動作のみ自動運動で行う条件（アクティブ条件）の2条件で実施した．なお，課題

実践編 2　認知科学的・神経心理学的アプローチ

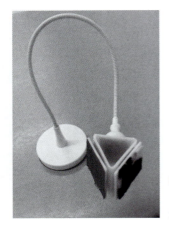

図3 評価，介入で用いた表面性状を取りつける自作の器具
先端部の高さ，傾きは自由に調整可能となっている．

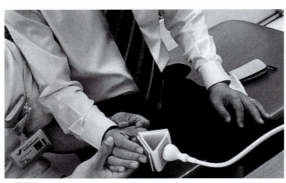

図4 評価，介入の様子

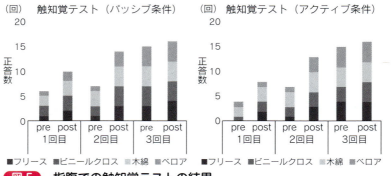

図5 指腹での触知覚テストの結果
1回目はパッシブと比べ，アクティブ条件で成績が悪かった．特にフリースとベロアとの差異を識別することが困難であった．3回目 Pre, Post はどの素材もほとんど識別が可能であった．

中，触れた素材に関する結果の知識を症例には付与しなかった．各表面性状はランダムで各4回ずつ使用した．

　結果を**図5**に示した．

Chapter 10　認知科学的視点からみた手の行為の学習

■ 書字動作とその問題点

ペンの把持方法は健常者にほぼ近い3点つまみであったが，中指のペンへの接触部位は末節骨側面でなく，指腹となっていた．また，把持の力加減は改善傾向にはあったが，母指と中指の指尖，指腹の皮膚色が白くなるまでペンを過剰に強く把持していた．線は揺れ，字体の歪みも残存していた．ペンを強く把持しているにもかかわらず，症例本人の書字動作に関して，「ペンをしっかり持っている感じがせず，書きづらい」という内省が得られたが，手指指腹をペンに強く押しつけていることについては自覚がなかった．また，「力を入れ過ぎてペンをつまんでいないかどうか」について注意を払うよう症例に教示が付与されても，「力が入っているんでしょうね」と他人事のように語り，症例自身の体性感覚情報に基づいた自覚は得られなかったため，書字動作にも変化がみられなかった．

横書きでの住所（漢字，数字，記号を含む18文字）の書字の所要時間は102.5秒（2回平均）であった．また，書字の正確性に関して，客観的指標として用いられるOCR法（Optical Character Recognition 評価法）[26,27]による分析を行った．OCR法とは，紙に書かれた文字をスキャナーで読み取った後，文字解読ソフトを用い，全文字数に対してソフトで認識された文字数を認識率（%）として算出する方法である．症例のOCR法における文字認識率は，38.9%（2回平均）であった．

■ 病態解釈

症例はペンをつまむ際，過剰に母指と中指の指腹をペンに押しつけていたが，その自覚はなく，そのことに注意を向けるよう要求されても気づけなかった．また，指腹の触知覚評価の結果から，症例はペンに限らず対象物のつまみ動作において，過剰な手指屈筋の運動単位を動員し，指腹を対象物に押しつけることでその物理的特性（例：表面性状）を体性感覚情報として得ようとしている可能性が考えられた．このことから，症例は過剰な運動単位の動員を含む誤った運動プログラムと感覚予測を形成していると推測された．誤った予測制御に基づいて動作を実行するために，ペンを過剰努力的につまんでいることに関しては誤差が検出されない（気づかない）が，過剰努力的であるが故に対象物の物理情報を適切に体性感覚情報として処理することができず，感覚フィードバックと感覚予測との誤差が生じ，「ペンを持てていない」という意識経験が生じているものと推察された．そして，その誤差修正のために，さらに手指の運動単位の動員を強めることで，ますます滑らかな書字動作の遂行が阻害されていたと考えられた（"誤差修正"に関する認知科学的な基礎知識については，第14章第2節を参照）．

■ 治療仮説

感覚予測と感覚フィードバックとの誤差検出が可能になることで，適切な運動単位を動員したペンのつまみ動作（誤差修正）が可能になると考えた．そのために，非麻痺側との比較により，麻痺側の運動プログラムでは手指の運動単位が過剰であることに気づけるのではないかと考えた．また，指腹とペンが適切に接触可能になることで，対象物の物理的

実践編 2　認知科学的・神経心理学的アプローチ

特性を正しく知覚できるようになり，「ペンをしっかりと持てている」という意識経験に変化することを想定した．

■ 介入方法

　前述した「指腹の触知覚評価」と同様の器具，環境にて実施した．まず OT の徒手的ガイドによる他動運動にて行った．他動運動は，表面性状に触れるだけでは難易度が高かったため，まずは接触後に手指の MP・PIP・DIP 関節の屈伸を伴い，指腹での表面性状の識別を行った．麻痺側で実施し，誤答した場合に非麻痺側で同様の表面性状を用いて症例は識別を行い，左右での手指で得られる触知覚を比較し，その差異の言語化を行った．手指屈伸を伴う識別が可能になった段階で，次に表面性状への接触（つまみ動作）のみで，その表面性状の識別を行った．他動で識別が可能になった段階で，自動運動にて同様の課題を実施した．介入は 1 回 30 分程度，週 1 回，6 週間のうち計 3 回実施した．

■ 介入経過

　当初，ベロア（母指側）とフリース（示指・中指側）の識別が特に困難であった．両方とも柔らかい系統の素材であるものの，非麻痺側での試行では「フリースは厚みがあって，より柔らかい感じがする」と症例は語り，その識別が可能であった．しかし，麻痺側の試行では，他動であるにもかかわらず，手指を表面性状に押し付けて触れようとするために，その柔らかさの差異の識別が困難であった．そこで，OT が症例の非麻痺側の指腹を過剰に表面性状へ押し付けて試行したところ，以下のようなやり取りのなかで，自身の運動のエラーに気づけるようになっていった．

症例：「こちら（非麻痺側）でも（ベロアとフリースの違いが）わかりづらいです」

OT：「どうしてでしょうか？　先ほどの違いがわかりやすかったときと比べて，指の動きは何か変わりましたか？」

症例：「指がすごく押しつけられています」

OT：「では，押しつけないようにしてもう一度触ってみましょう」
　　　（非麻痺側で再度触れてみる）

症例：「今はよく違いがわかります．フリースの柔らかさを感じます」
　　　「指で押しつけていると，こちら（非麻痺側）でもわかりづらいんですね」

OT：「右手（麻痺側）では，左手と比べてどのような触り方になっているでしょうか？」
　　　（麻痺側で再度触れてみる）

症例：「指でギュッと押しつけているのがわかります．無意識に力が入っているんですね．気づかなかった．左手みたいに楽に軽く触れるといいんですね」

　このように，麻痺側の運動プログラム（感覚予測）を修正したうえで，麻痺側で再度試行すると，先ほど観察された過剰な運動単位が軽減し，ベロアとフリースの識別が可能と

Chapter 10 認知科学的視点からみた手の行為の学習

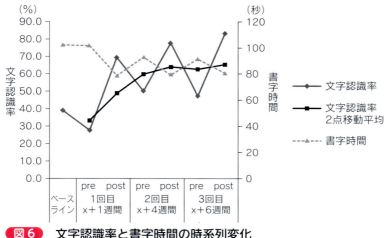

図6 文字認識率と書字時間の時系列変化
文字認識率が向上し，書字時間は短縮した．

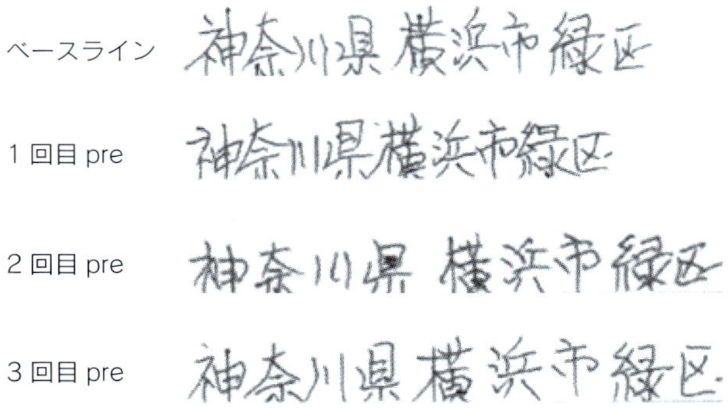

図7 実際の書字
書字の掲載は症例ご本人から承諾を得ている9文字まで（実際には全18文字の書字）としている．

なった．その後，自動運動においても，4種の表面性状の識別が可能になると，「字を書くときもペンを握り過ぎていたかもしれない．楽に持てるとよいのかもしれません」と症例自らが語るようになった．

■ 書字の結果

3回目の介入後の書字では，書字時間が81秒（2回平均）となり，OCR法による文字認識率は83.3％（2回平均）となった（**図6**）．書字中のペンの把持に関する症例の内省は，「今はペンをしっかり持てている感じがします」，「割と楽に書けています」と変化した．ペンの把持における中指の接触部位は末節骨側面でなく指腹のままであったが，母指と中指指腹の過剰なペンへの押しつけは軽減し，字体も滑らかとなり改善が得られた（**図7**）．

173

実践編 2　認知科学的・神経心理学的アプローチ

■ 考察

本症例は，手の行為，特に対象物のつまみ動作において，「力が入らないからさらに力を入れる」といった誤った運動意図を持っていた．それにより変質した感覚予測を立てていたために，過剰な手指の運動単位の動員により入力されているはずの感覚フィードバックとの誤差を検出できていなかった．そのために，書字動作という行為の学習が阻害されていたと推察された．ベロアやフリースという表面性状の識別課題を通して，症例自身が「力を入れてペンを持ち過ぎていた」と誤った運動意図に気づき，それを修正できたことが書字動作の改善に寄与したと考えられる．

> ### Point !
>
> 行為の回復を学習と捉えると，リハビリテーションもまた運動学習プロセスが考慮されている必要がある．特に，「運動意図に基づく感覚予測や，それと感覚フィードバックとの不一致により生じる誤差情報の検出，そしてその誤差の修正といった運動の内部モデルのどこに問題を抱えているのか」という視点に立脚することが重要である．

2. 症例 2　生活での麻痺手の参加を目指した脳卒中症例[28] ―肩甲帯の水平性改善に着目して―

■ 症例紹介

症例は 40 歳代男性，右利きであった．右中大脳動脈領域（右 MCA）の脳梗塞（右頭頂葉，側頭葉）により左片麻痺を呈し，発症 2 カ月後，当院でのリハビリテーションを介入開始した．

■ OT 評価

Brunnstrom stage は左上肢Ⅳ，手指Ⅳ，下肢Ⅴで，表在覚・深部覚は重度鈍麻であり，末梢部にかけてより重度であった．筋緊張評価スケール（Modified Ashworth Scale：MAS）は肘屈曲 2，手指屈曲 3 であり，簡易上肢機能検査（Simple Test for Evaluating Hand Function：STEF）は測定不能であった．病院内での ADL は自立していたが，上肢麻痺重症度自己評価スケール〔Jikei Assessment Scale for Motor Impairment in Daily Living：ジャスミッド（JASMID）〕は使用頻度 16/100 点と ADL での麻痺手の不使用を認めた．

■ 姿勢評価

座位姿勢は，体幹左側屈・左回旋位，肘・手指屈曲位となり，画像解析ソフトウェア Image J[29] を用いた解析では，左肩甲帯挙上角度 7.8°（左挙上位）であった（**図 8**）．しか

Chapter 10 認知科学的視点からみた手の行為の学習

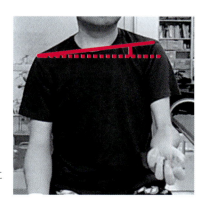

図8 介入当初の座位の様子
左肩峰が右と比較し，7.8°挙上位であり，左手は肘屈筋の筋緊張亢進により膝上に置いておくことが困難であった．

し，このような姿勢であっても，症例自身は「まっすぐ座れています」と語っていた．OTの指示があれば両側肩甲帯の客観的な水平位置に修正が可能であったが，主観的には「すごく左肩が下がっている感じがする」と感じており，一時的にしか水平性を保持することができなかった．

■ 病態解釈

シェーアン（G. Sheean）[30]らは，上位運動ニューロン障害の患者には神経原的要因で異常な筋緊張・姿勢を呈することで異常な運動パターンが発生するとした．特に，上肢の異常運動パターンの要因として，肩甲帯の不良アライメントの関与が指摘されている[18,31]．症例は，右MCAの脳梗塞により神経原的要因（体性感覚障害，痙縮，運動麻痺）で，異常な筋緊張・姿勢を呈することで異常な運動パターンとなり，肩甲帯の対称性が破綻し，上肢リーチ動作，手指巧緻性動作に障害をきたしていると考えられた．また，体幹や肩甲帯，上肢を含む身体の正中性は両側の体性感覚情報の統合により脳内に表象されているが[19,32]，症例は左上下肢体幹の重度感覚障害により，身体の正中性が客観と主観の間で不一致が生じており，身体イメージも変質している可能性が考えられた．それにより，肩甲帯を含めた体幹の不良アライメントを呈した状態からの自己修正が困難な状況にあったと推察された．

■ 治療仮説

肩甲帯の水平性改善により，上肢，手指の異常筋緊張が軽減し，それに伴い上肢リーチ動作と手指巧緻性動作が改善すると考えた．肩甲帯水平性の改善には変質した身体イメージの改善も必要と考えた．身体イメージの改善は，両側肩甲帯，上肢，手からの得られる深部感覚情報と触覚情報と，視覚情報との統合によって得られると考えた．また，左右の情報統合の過程で，非麻痺側の体性感覚情報をもとに，麻痺側身体でもより適切な感覚予測を想起させることで，左右での感覚予測の誤差検出，修正を図れるのではないかと考えた．

実践編2　認知科学的・神経心理学的アプローチ

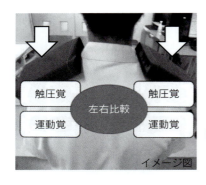

図9　スポンジ課題の様子
OTがスポンジを肩甲帯上方から下制方向に圧し，症例はその硬度を識別する（左右それぞれのスポンジ番号を回答する）.

■ **介入方法①**

　硬度の異なる2種のスポンジを各2個ずつ使用した．柔らかいものを1番のスポンジ，硬いものを2番のスポンジと定義した．そのうち，2個をOTが肩甲帯上方から他動で下制方向に押し当て，症例がその硬度を識別するという触圧覚課題を行った（**図9**）．症例には接触したスポンジが左右それぞれ何番の硬度かを識別し，口頭で回答することを求めた．身体に接触する外部の物体の特徴の知覚は，身体の状態に依存する[33]．つまり，左右が同じ硬度のスポンジであっても，肩甲帯周囲の筋緊張が異なれば，同一の硬度とは認識できない．両側肩甲帯で同じ硬度のスポンジを同一であると認識するために，症例が左右体幹の適切な筋出力を学習し，その結果両側肩甲帯の水平性の獲得を図った．介入は1回40分程度，週5回，約2週間実施した．

■ **介入の経過**

　右側（非麻痺側）では柔らかい1番のスポンジを「柔らかくてフワフワ」と表現し，硬い2番のスポンジを「フワフワよりちょっと硬い，ぐにゅぐにゅ」と表現した．一方，麻痺側で筋緊張が亢進している左側では，1番のスポンジを「左はプラスチックが当たっているような感じ」と表現した．以下に，左右のスポンジを同一の硬度と認識できるに至った主だったOTと症例のやり取りの一部を記す．

　　OT「今から左右交互にスポンジを肩に当てます」
　　　　（左右ともに柔らかい1番を当てる）
　　症例「右は1番，左は2番」
　　OT「わかりました．それでは左右を入れ替えてもう一度当てますね」
　　　　（症例の予測では，次は右に2番，左に1番となるはずだが）
　　症例「あれ？　また右が1番，左が2番です．本当に入れ替えましたか？」
　　　　（実際は両方とも1番であるため，再び右で1番，肩甲帯周囲の筋緊張が亢進して
　　　　　いる左では2番と感じてしまう）
　　OT「入れ替えました．それにもかかわらずまた右が1番，左が2番と感じるのはなぜ

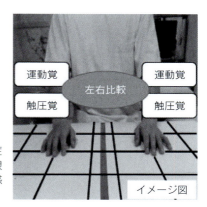

図10　五目板課題の様子
症例は閉眼を保ち，OTが麻痺側上肢を他動で任意の方向に動かす．症例は閉眼のまま，非麻痺側を左と対称となる位置まで動かした後，開眼して照合する．この課題を通じて，症例には，体幹，上肢，手の体性感覚情報の左右比較と，視覚との統合が要求される．

でしょうか？」
症例「…わかりません」
　　（自身の左右身体の状態が異なることに気づいていない）
OT「それではもう一度，左右を入れ替えてみます」
　　「今は1番が右側でした．次はどちらに柔らかい1番が当たると思いますか？」
症例「左ですか？」
OT「それでは，左の肩に柔らかい1番が当たった感じをイメージしていてください」
　　（元々両方とも1番であるため，左右交互に1番を当てる）
症例「左側がさっきの2番より柔らかい感じがしました．1番でしたか？」
　　「でも，右も1番のようでした…ひょっとして両方とも1番ですか？」

　このように，非麻痺側（右）のイメージをもとに，麻痺側（左）肩甲帯での柔らかいスポンジが当たったときの感覚予測を行うことで，麻痺側でも1番のスポンジを1番として認識可能となった．またそれと同時に，挙上位であった左肩甲帯が課題前と比較し，下制し，肩甲帯だけでなく上肢全体的に亢進していた筋緊張が軽減した．

■ **介入方法②**
　さらに次の段階として，両上肢，手からの体性感覚情報と視覚情報の統合による肩甲帯水平性改善と，上肢を含めた上半身全体の身体イメージの改善を目的とした，上肢位置識別課題を行った（**図10**）．方法は，机上に設置した五目板上に両手を置いた状態から，閉眼し，OTが他動で麻痺手を移動した．その後症例には上肢を含めた上半身が左右対称になるよう，右手と体幹を動かすよう指示した．体幹・上肢が左右対称であると症例が感じる状態となった後，開眼し視覚によるフィードバックを用いて，客観的な左右対称と，主観的な対称との誤差修正を繰り返し行った．介入は1回40分程度，週5回，約2週間実施した．

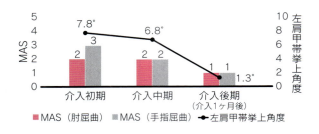 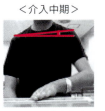 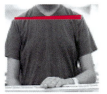

図11 左肩甲帯挙上角度と MAS の変化
左肩甲帯挙上位の改善に伴い，肘と手指の MAS が改善した．

■ 介入の経過

　症例は，肩甲帯水平性のエラーが一部残存し，肩甲帯の高さが異なっていた．そのため，上腕の長さが左右同一であるにもかかわらず，テーブルとの接触で得られる両側前腕での触圧覚の差異が生じている事実（左肩甲帯挙上位のために左肘・前腕が浮き，テーブルへの接触感が少ない）から，症例は自身の左右の肩甲帯が水平でないことを自覚できるようになった．その後，前腕とテーブルの接触感を手がかりとして，閉眼であっても上肢の位置を五目板上に左右対称におけるようになり，その結果として，肩甲帯の高さが水平に近づいていった．

■ 結果

　MAS が手指1に改善し，両肩甲骨は対称となり坐位姿勢が正中位に近づいた（**図11**）．STEF が87点，JASMID が使用頻度58点に改善し，ADL での麻痺手の参加が拡大した（**図12, 13**）．

■ 考察

　本症例においては，体性感覚障害，痙縮といった神経原的要因で変位した座位姿勢（生体力学的要因）により生じた異常な筋緊張と運動パターンが麻痺手の巧緻動作を低下させていたと推察された．変質した身体イメージ（身体正中性）の改善には，体幹，上肢といった両側身体の体性感覚，視覚情報の左右統合が寄与したと考える．また，その統合の過程では，非麻痺側の体性感覚情報をもとに，麻痺側身体でもより適切な感覚予測を想起させたことで，左右での感覚予測の誤差検出，修正が図れたものと考えられる．

Chapter 10 認知科学的視点からみた手の行為の学習

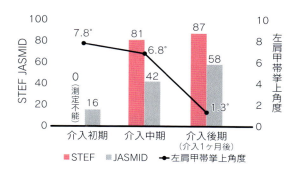
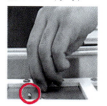

図12 左肩甲帯挙上角度とSTEF, JASMIDの変化
肩甲帯の水平性の改善と,STEF, JASMIDが向上し,ADLでの麻痺手の参加が拡大した.

＜介入中期＞
- 35.9 秒
- 2 回失敗
「触っている感覚がわからない」

＜介入後期＞
- 15.6 秒
「触っている感覚がなんとなくわかる気がする」

＜介入中期＞

動作項目	使用頻度
シャツのボタンをはめる	0
ペットボトルの蓋の開閉をする	0
トイレットペーパーをちぎる	0
靴下をはく（両足）	2
ハンガーに上着をかける	0
財布から小銭を出す	2

42／100点

＜介入後期＞

使用頻度
3
5
5
4
3
3

58／100点

左手の力が抜けるようになった.

図13 介入前後でのJASMIDの変化（一部抜粋）
使用頻度が各項目において増加した（得点は全項目の合計点を示す）.

Point!

　身体正中性のエラーは患者にとって自覚しづらく,自覚していたとしても自力での修正は難しい場合が多い.そこでわれわれは,患者の身体と外部世界との相互作用を通じてその気づきを促し,修正を図ることが重要であると考える.特に,肩甲帯を含む体幹については,身体各部の深部感覚だけでなく,体幹や上下肢への触圧覚情報（介入①：スポンジ,介入②：五目板課題でのテーブル）も有益な手がかりとなる.

Message

- 認識器官という手の重要な機能特性を考慮すると,手の行為の改善を目指すリハビリテーションにおいては,手との相互作用（運動）によって得られる対象物の物理的特性について体性感覚を介して情報構築し,認知する過程を踏む必要がある.
- 患者の行為の改善（回復）を,「病的状態からの学習」と捉えると,セラピストは行

179

実践編2　認知科学的・神経心理学的アプローチ

為・運動の学習のメカニズムを理解している必要があるし，病態仮説やリハビリテーションの内容もまた，運動の学習モデルが考慮されている必要がある．
- 紙面の都合上，本章では多く取り上げられなかったが，患者の運動意図や運動主体感が行為の学習に関連することから，セラピストは患者に対する運動学的な外部観察・評価だけでなく，患者の内的な側面（運動意図，運動主体感など）にも考慮されたい．

（横浜新緑総合病院リハビリテーション部）大平雅弘

◆参考文献

① 岩村吉晃：神経心理学コレクション　タッチ．医学書院，2001
　　手・身体機能を支える体性感覚のメカニズムについて，神経生理学，神経心理学，認知神経科学などの豊富な知見を引き合いに網羅的に解説している．疼痛や身体の正中性，注意，自己意識といった知覚・認知の諸問題についても取り上げられており，臨床家には必携の書籍といっても過言ではない．

◆引用文献

1) アンリ・フォシヨン：かたちの生命．筑摩書房，2004
2) Lederman SJ, Klatzky RL：Haptic perception：a tutorial. Atten Percept Psychophys. 2009；71 (7), 1439-1459
3) 岩村吉晃：能動的触知覚（アクティヴタッチ）の生理学．バイオメカニズム会誌．2007；31 (4), 171-177
4) 岩村吉晃：タッチ．医学書院，2001
5) ダーヴィット・カッツ：触覚の世界　実験現象学の地平．新曜社，2003
6) Iwamura Y, Tanaka M, Hikosaka O, et al.：Postcentral neurons of alert monkeys activated by the contact of the hand with objects other than the monkey's own body. Neurosci Lett. 1995；186 (2-3), 127-130
7) Iwamura Y, Tanaka M, Sakamoto M, et al.：Vertical neuronal arrays in the postcentral gyrus signaling active touch：a receptive field study in the conscious monkey. Exp Brain Res. 1985；58 (2), 412-420
8) Kawato M：Internal models for motor control and trajectory planning. Curr Opin Neurobiol. 1999；9 (6), 718-727
9) Wolpert DM：Computational approaches to motor control. Trends Cogn Sci. 1997；1 (6), 209-216
10) Shadmehr R, Smith MA, Krakauer JW：Error correction, sensory prediction, and adaptation in motor control. Annu Rev Neurosci. 2010；33, 89-108
11) Wilke C, Synofzik M, Lindner A：Sensorimotor recalibration depends on attribution of sensory prediction errors to internal causes. PLoS One. 2013；8 (1), e54925
12) Blakemore SJ, Frith CD, Wolpert DM：Spatio-temporal prediction modulates the perception of self-produced stimuli. J Cogn Neurosci. 1999；11 (5), 551-559
13) 浅井智久，丹野義彦：自己主体感における自己行為の予測と結果の関係：行為主判別に対する学習課題を用いた検討．パーソナリティ研．2007；16 (1), 56-65
14) Desmurget M, Reilly KT, Richard N, et al.：Movement intention after parietal cortex stim-

ulation in humans. Science. 2009；324（5928），811-813

15）Shimada S, Fukuda K, Hiraki K：Rubber hand illusion under delayed visual feedback. PLoS One. 2009；4（7），e6185

16）Weiss C, Tsakiris M, Haggard P, et al.：Agency in the sensorimotor system and its relation to explicit action awareness. Neuropsychologia. 2014；52，82-92

17）Barnes MP, Johnson GR：Upper Motor Neurone Syndrome and Spasticity. Clinical Management and Neurophysiology. Cambridge University Press, 2008

18）山本伸一：中枢神経疾患に対する作業療法．三輪書店，2009

19）Manzoni T, Barbaresi P, Conti F, et al.：The callosal connections of the primary somatosensory cortex and the neural bases of midline fusion. Exp Brain Res. 1989；76，251-266

20）Jones EG, Schwark HD, Callahan PA：Extent of the ipsilateral representation in the ventral posterior medial nucleus of the monkey thalamus. Exp Brain Res. 1986；63（2），310-320

21）田岡三希，戸田孝史：大脳皮質体性感覚野の情報処理機構と触知覚．神研の進歩．2004；48（2），239-248

22）Taoka M, Toda T, Iwamura Y：Representation of the midline trunk, bilateral arms, and shoulders in the monkey postcentral somatosensory cortex. Exp Brain Res. 1998；123（3），315-322

23）Taoka M, Toda T, Iriki A, et al.：Bilateral receptive field neurons in the hindlimb region of the postcentral somatosensory cortex in awake macaque monkeys. Exp Brain Res. 2000；134（2），139-146

24）宮本省三：身体の神経学．人間の運動学．協同医書出版，pp113-168，2016

25）大平雅弘，川﨑　翼：脳腫瘍摘出術を受けた一症例の書字障害に対する作業療法―手関節の運動覚障害に着目した介入―．18th International Meeting of Physical Therapy Science，2016

26）川上佳久，明﨑禎輝，荒牧礼子，他：書字正確性評価における主観的評価と Optical Character Recognition 評価の比較．保医誌．2014；5（1），35-39

27）辻　陽子，明﨑禎輝，出田めぐみ：非利き手による書字練習方法の検討：グリッド線を用いた模写練習方法の有効性．日職災医誌．2016；64（2），84-87

28）福永美咲，大平雅弘：重度感覚障害を呈した片麻痺患者に対し手指巧緻性再獲得を目指した症例―肩甲帯と体幹の正中性に着目して―．第 41 回脳卒中学会抄録集，2016

29）Rasband WS, Image J：U. S. National Institutes of Health. http://imagej.nih.gov/ij/, 1997-2012.

30）Sheean G：Neurophysiology of spasticity. Upper Motor Neurone Syndrome and Spasticity. Cambridge University Press, p9-63, 2001

31）山元総勝：運動療法Ⅱ．神陵文庫，2007

32）Iwamura Y：Bilateral receptive field neurons and callosal connections in the somatosensory cortex. Philos Trans R Soc Lond B Biol Sci. 2000；355（1394），267-273

33）Longo MR, Azanon E, Haggard P：More than skin deep：body representation beyond primary somatosensory cortex. Neuropsychologia. 2010；48（3），655-668

Chapter 11

高次脳機能障害と身体表象

Summary

本章では自己身体表象の形成，各種表象の統合と操作における頭頂葉の働きと頭頂葉損傷で生じる高次脳機能障害について概説した．上頭頂小葉では体性感覚をもとに身体像を表象し，下頭頂小葉では様々な知覚表象をもとに統合表象をつくり操作する．また左半球頭頂葉損傷で生じるゲルストマン症候群，特に身体部位失認の症候について，さらに右半球頭頂葉損傷で生じる左半側空間無視，特に左半側身体無視を例に，身体表象の意味と障害について説明した．最後に左半側身体無視患者の実例を紹介し，分析方法と介入方針について述べた．

Key words　表象操作，身体表象，頭頂葉，ゲルストマン症候群，左半側身体無視

Ⅰ 頭頂葉の神経心理学と身体表象の操作[1,2]

　頭頂葉は体性感覚の受容野であるとともに，多感覚様式の情報処理を行う場所でもあり，外部からの刺激を分析し，適切な反応を選択する場所と考えられている．頭頂葉は頭頂間溝を境に上方に位置する上頭頂小葉と，下方に位置する下頭頂小葉に分かれる．上頭頂小葉は主に体性感覚連合野であり，自己身体を表象し，右半球では周辺空間と自己身体との位置関係を分析し，身体を環境に適応させるための制御情報として用いる．左半球は自己身体の表象を操作して言語的な記号と結びつけることで意図的操作の情報源として使用しており，衣服の着脱などの身体操作における情報源となっている．頭頂間溝の下方にある下頭頂小葉は2つに分かれ，前方には「縁上回」，その後方に「角回」が位置する．角回には上方から体性感覚情報，後方からは視覚情報，下方からは聴覚情報が伝達され，これらの情報を統合するという役割を担っている（**図1**）[3]．

　また，角回を経由する視覚対象経路[注1]として[4]，対象の外観的特徴を認識し言語情報と結びつける働きをする "what の回路"（腹側経路）がある．この回路を通る情報は，後頭葉の第一次視覚野から側頭葉へと進み，この間に乱雑な視覚情報がまとまりのある視覚像

[注1]：視覚経路
　　　視覚経路として有名なのは背側経路（where 経路）と腹側経路（what 経路）であり，いずれの経路も複数に分かれており，一本の経路ではないが，大まかな投射順序は以下のとおりである．すなわち，背側視覚経路はV1（Vは視覚野，その後の数字は第何次野なのかを示す．したがってV1は第一次視覚野）からV2，V3と進み，側頭葉の内側（MT野/V5）や上内側部（MST/IP野）へ進んで，7a野へ至る．腹側視覚経路はV1からV2，V4と進み，下側頭皮質の後方にあるPIT/TEO野，さらにその前方にあるCIT/TE野に至る．

Chapter 11 高次脳機能障害と身体表象

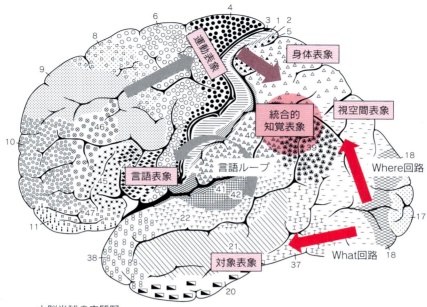

図1 脳内ネットワークとそれぞれでつくられる表象
脳内において表象を作成する主なネットワーク．運動前領域では運動表象，体性感覚野から上頭頂葉への流れでは自己身体表象，後頭葉では視空間表象を背側経路が，対象表象を腹側経路が表象している．さらにウェルニッケ–弓状束–ブローカ野を結ぶ言語ループが言語表象をつくり上げており，これらの特異的な表象を角回を中心とする下頭頂葉が統合している．

（文献3より引用）

に整理され（統覚），視覚記憶に存在する鋳型と照合されながら正確な視覚像を形成する（統合）．この過程を経て，側頭葉に貯蔵されている名前や意味の情報が視覚像と結合（連合）し，自分が見ている物体の名称と意味を認識することが可能となる．この回路を損傷すると視覚失認が出現する．視覚失認は前述した視覚処理過程のどの過程が損傷されるかによって統覚型，統合型，連合型に分類される．例えば，統覚過程が障害されたものが統覚型視覚失認である[5]．統覚型視覚失認は視覚情報だけでは基本図形の書写や異同弁別，呼称課題ができないことが特徴であり，連合型視覚失認では基本図形，複雑図形を問わず書写と異同弁別は可能であるが，呼称だけが困難なことが特徴である．異同弁別課題とは二つ以上の図形が異なる形状か同じ形状かを判断する課題のことを言う．また，書写と異同弁別，呼称に関しては連合型視覚失認と同じように困難となるが，呈示された対象の意味合いが理解できる点が異なる症状を視覚性失語という．この呼称障害は失語症の喚語困難と類似するが，連合型視覚失認の場合には対象の触覚情報や嗅覚情報あるいは聴覚情報をヒントとして呼称が可能となる点が失語症と異なる．

視空間回路として"whereの回路"（背側経路）もよく知られている[3,5]．whereの回路で処理された空間情報は角回で体性感覚情報と統合されて，自己身体と対象物・自己身体と周辺空間との空間的位置関係を認識するために役立つ．右半球損傷例で空間と自己身体

実践編 2　認知科学的・神経心理学的アプローチ

との適応性に障害が生じやすいことから，where の経路は右半球に優位ではないかと考えられ，経験事例でも右上頭頂小葉損傷では自己と適応対象の輪郭構成が困難なことが多い．一方，左半球では言語野が存在する影響で what 経路が優位に働き，視覚失認やゲルストマン症候群（後述）に代表されるように，視覚対象の命名や意味的関連づけ，言語的意図に沿った表象操作などが障害されやすく，対象の名称や意味など言語的情報との関係性を分析するために細部の特徴を分析しているのではないかと考えられる[6]．

Where の回路を損傷すると，空間や対象の前後関係や奥行き，対象と自己身体との空間的関係性，対象と対象との空間的関係性が認識できないなどの症状を呈する．後頭葉には視覚対象の位置を定位するシステムがあり，注視と移動を円滑に繰り返しながら対象を全体的にも部分的にも捉え，標的かそうでないかを識別し，標的を捉え（自分との空間的距離関係を把握），そして追跡することができる．このような働きに支障が生じると，注視対象から視線を移動させることができなくなる「精神性注視麻痺」，ひとつの対象に注意を向けると他の対象に注意が向かなくなる「視覚性注意障害」，視覚対象と自己身体の距離計算がうまくいかなくなり，対象を手で正確に捉えることができなくなる「視覚性運動失調」といった徴候が出現する．この三徴候を呈する症状のことを「バリント症候群」という[7]．

頭頂連合野には自己身体，目前の物体や風景，あるいは記憶にある自己または対象の視覚像を視覚バッファー[注2)]に一時的に表現して，自由自在に操作するという“表象操作”の働きがある．左頭頂葉では自己身体表象と言語的情報との関連づけが行われており，この部位の損傷では両側性身体部位失認が出現するほか，手指失認，左右障害，失算，失書を四徴候とする「ゲルストマン症候群」が有名である．一方，右半球頭頂葉の場合，上頭頂小葉損傷では「左半側身体失認」や「プッシャー症候群」[8),注3)]のほか，左半側身体失認に関連した病態とされる「病態失認」が生じる．さらに病態失認に関連して，「片麻痺の否認」や「身体パラフレニー」などの症状が出現する[9]．身体パラフレニーは運動麻痺や感覚障害が重度な場合に出現しやすく，上肢を自分の体幹に乗った蛇，あるいは他人の手のように錯覚し，それらが乗っていて重い，と表現する症状のことで，半側空間無視に合併して出現しやすい．

右半球下頭頂小葉は，空間内または外空間にある視覚対象と自己との関係性を形成し，バランスのよい姿勢の調節を行うだけでなく，空間・視覚対象と自己身体を適応させるための情報処理を行っている．また，右半球頭頂葉は方向性注意の制御を行っており，この部位を損傷すると左半側空間への方向性注意が働かなくなると考えられている．これらの

注2)：視覚バッファ
　　バッファとは脳科学分野やコンピューター理論などで使用される一時貯蔵のことをいい，視覚処理過程の初期的処理過程において，視覚情報を一時的に貯蔵することを視覚バッファという．その意味合いから視覚的短期記憶と同義に扱われる場合もある．

注3)：プッシャー症候群
　　プッシャー症候群とは，脳損傷による片麻痺症例において，損傷側と反対側へ健側の上肢下肢で接触面を積極的に押してしまい体幹が傾斜して転倒に至るものである．当初は無視症候群の一部であり，半側空間無視と合併して出現するものという解釈であったが，半側空間無視とは関係なく出現する場合もあり，Pusher 現象と呼ぶ場合もある．

184

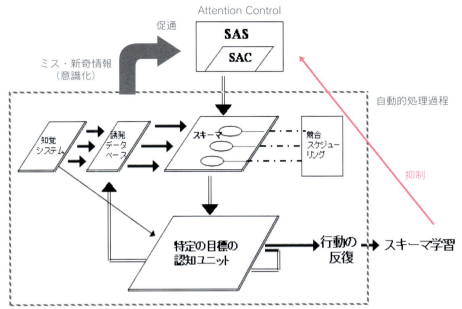

図2 NormanとShallice の監視的注意制御モデル
□内は外界と自己の知覚から現状に関する情報が整理され，その情報は競合スケジューリングで競合する行動スキーマ選択を促す．競合するスキーマは価値など何らかの重みづけで自動選択される．このようなあまり意識されずに自動制御された行動選択システムがうまくいかない場合に，前頭前野がシステムに関与し，監視的役割（Supervisary Attention Control：SAC）を行いながら，新たな状況に適応可能な行動選択システムを構築すると考えられている．
（文献10から引用改変）

部位を損傷すると，「左半側空間無視」や「リーチング障害」が発現する．

右利き者の場合には左半球に言語野が存在し，利き手の動作に関連する知覚運動の記憶痕跡が存在する．環境や内的欲求から行動や発言を産生する働きが強く，目前の環境情報から概念と行動が結びついたスキーマを選択し，実際の動作を適切に実施するという働きを有する．左半球頭頂葉を損傷すると，対象とそれに見合った概念を想起する，概念から知覚運動に関連するスキーマを想起する，スキーマにそって運動を適切に行うなどの働きが障害され，それぞれ「概念失行」，「観念失行」，「観念運動失行（パントマイム失行）」が発現する[9]．観念運動失行は角回周辺から前頭葉の運動前野へ出力する回路のどこかを損傷することでも出現する．

このような頭頂葉の行動スキーマ選択について理解を深めるうえで参考にしたい理論として，Norman and Shallice によって提唱された監視的注意制御システム（Supervisory Attentional System：SAS）がある（**図2**）[10]．この理論では，知覚入力情報をもとに頭頂葉を中心とする後方の脳領域（ここでは前頭前野領域以外を示している）が自動的に行動スキーマを選択している．このような自動処理では目標が達成できないと評価した場合には，前頭前野領域（特に背外側部）が監視的役割を担い，自動的スキーマ選択機構に組み

実践編 2　認知科学的・神経心理学的アプローチ

込まれて選択システムを更新する．このモデルにおいて，各感覚器官から入力された知覚情報（感覚モダリティごとの知覚表象）は下頭頂葉にて統合され（統合表象），自己と外界の状況が脳内に表象される．これをもとに競合スケジューリングという働きによって過去に選択された行動スキーマが列挙され，そのなかから行うべき行動が何らかの重みづけ（例えば成功報酬の値など）によって自動選択されるという．この競合スケジューリングの働きは角回を中心とする頭頂葉下部が行っていることが想定されており，頭頂葉下部は各種の知覚表象をもとに統合表象を形成し，その情報をもとにその後に行うべき行動を選択し，同時にその行動に関連する情報を賦活状態に変化させる．ここで行動スキーマの選択によって関連する情報が賦活されると，それに従属する運動記憶とともに，どこに注意を配分すべきかといった，いわゆるワーキングメモリーが脳内に展開されることになる．

Point !

　監視的注意制御システムに示されるように，頭頂葉（特に下頭頂小葉）は入力情報をもとに，自己と外界との情報を整理し，次に選択するべき行動を自動的に選択している．また行動が選択されると，その行動を遂行するために必要な関連情報が一時的に賦活し，行動を完遂できる状態を脳内で形成する（ワーキングメモリーの働き）．つまり，動作選択に際しては自分と周辺環境，時系列の行動文脈が無意識的に働きかけていることになるため，正しい動作，正しい文脈を誘導する際には患者の姿勢と周辺環境の相互作用を整えることが重要である．

　最後に用語使用に関する注意点として身体地図，身体図式，身体イメージ，身体表象という言葉が使用されている[11]．「身体地図」は，脳の小人に代表される脳内の身体部位再現（局在部位）についてよく使用される用語である．「身体図式」は，体性感覚情報として次々に入力される知覚情報によって表象されるものであり，手指巧緻性が高い作業を長く行うと体性感覚領域において手指の領域が拡大し，道具を使用していると道具が身体図式の一部を形成したりすると考えられている．「身体イメージ」は，記憶から呼び起こされる自己一貫性に関与する身体像であり，一時的使用のみではなかなか変容しないという特徴があると考えられている．「身体表象」は，脳内のネットワークが賦活することで脳内に表象される身体情報のことを指す．

　状況や目的によって身体イメージが強く表象されるのか身体図式が強く表象されるのかが異なるものと考えられ，両者の関係性は相互作用があるということ以外，明確な分担が示されていない．しかしながら，身体イメージは自己の一部として記憶に貯蔵されており，身体運動開始前に想起される予測情報に使用するには有利な表象ではないかと推察できる．

　身体図式は感覚入力の変化によって変容するという特徴から考えれば，予測信号ではな

Chapter 11　高次脳機能障害と身体表象

く入力信号（フィードバック信号）として予測との誤差を埋めるために有利な表象ではないかと推察される．予測信号として使用される身体イメージとフィードバックとして使用される身体図式の誤差信号は，反復によって徐々に影響し合う．反復される身体図式が身体イメージを更新する例として，切断患者の幻肢が挙げられる．幻肢患者は，予測信号として健在であった自分の身体を行動の予測信号として出力するが，切断された手からは正確なフィードバック信号が得られないため，身体イメージが更新できない．しかし，義手を装着して道具操作を反復すると幻肢が消えるという[12]．

　同じような現象が，脳卒中患者でも起こると考えられている．大東[13]は病態失認や身体失認を例に，身体図式障害との関連性から病態を説明している．また，峰松[14]は身体失認を皮質性と皮質下性に分け，皮質下病変で生じる半側性の身体失認では重度の感覚障害（特に深部感覚）が病態に関与していると述べている．このことから脳卒中後に急激に生じる表象操作を行うシステムの障害や身体表象（身体図式）を形成するための入力過程の障害が，自己身体表象に対する認知的問題にも影響を与えていることがわかる．

Point !

　身体イメージの更新には時間がかかり，正しい身体図式情報，正しい病識，正しい動作経験，理解可能なフィードバック情報が反復される必要がある．身体イメージが姿勢制御に必要な身体図式に影響を与えるならば，この点に注意して反復訓練を行うべきである．

Ⅱ　左頭頂葉損傷における自己表象障害の捉え方

1. 身体部位失認による身体表象の障害[15]

　ゲルストマン症候群は手指失認，左右障害，失算，失書を四徴候として左頭頂葉損傷での出現頻度が高い症候として有名である．このうち，手指失認は両側性身体失認（身体部位失認）の一部であり，後述する半側身体失認（半側身体無視）と区別して用いられている．

　自己身体部位失認（Autotopagnosia）とは，自分の身体の部位を空間的に定位できない症状であり，この患者に「あなたの膝はどこにありますか」と尋ねると困惑したり，間違えて足首部分を指さしたりすることになる．また，患者の中指を持って，「この部位は何という名前ですか」と尋ねると同様に困惑してしまうか「薬指」と誤答したりする．いまだ報告例は少ないが，類似した徴候を臨床場面で認めることは少なくない．ただ，病巣の特徴から失語症，失行症，視覚失認などを合併することが多く，特に失語症を合併している

187

実践編 2　認知科学的・神経心理学的アプローチ

と症状の特定が難しい．身体部位失認の病巣として左半球角回，上側頭溝の後方，前頭葉背側部などの報告があるが左頭頂葉（特に下頭頂小葉）が有力である．

　病態メカニズムとして，ピック（A. Pick）[16]は自己身体部位失認を視覚優位な身体表象（身体図式）の障害と説明したが，近年では身体部位の情報処理モデルを用いた検討がされている．

　シリグ（A. Sirigu）ら[17]は，認知モデルにおいて身体図式は少なくとも以下の4つのシステムから構成されるとしている．

①意味的表象（身体に関連した知識を貯蔵し，体部位の機能や名称などを含む）

②視空間表象（身体一般の構造に関する知識であり，体部位の形状や範囲，空間関係などを含む）

③オンライン表象（深部感覚や前庭感覚情報，遠心性フィードバックなどの各種感覚情報を受け，現在の身体姿勢を三次元的・動的に処理する）

④運動表象（③のシステムの情報形成・維持に関与する）

　彼らは，自験例の分析から身体部位失認を視空間性に表現される自己身体表象の異常であると結論づけた．その一方で，シュウェーベル（J. Schwoebel）ら[18]は自己身体部位失認については2つの自己中心座標系のうち，触覚・深部感覚情報に基づくIntrinsic egocentric coordinate[19],注4)の障害であるとしている．デネス（G. Denes）ら[20]は身体部位失認患者において物体形状の変化と自己身体姿勢の変化のうち後者のみが障害されるとしている．

　以上のように，自己身体部位失認患者の自己身体表象がどのような過程で障害されるのかはいまだ論議されているが，自己身体表象の障害であるという点では共通であるといえる．左半球下頭頂小葉には，身体表象のほか，視空間表象，視覚対象の表象，言語表象などが神経接続として表現されており，この部位が統合の場である考えられている．

　身体部位失認患者に左右を含めた身体部位の命名や指さし課題をしてもらうと，セラピストが患者と同方向を向いている場合よりも対面している場合に誤答が多い．また，ゲルストマン症候群の四徴候のうち失算と失書は，それぞれ暗算に特徴的な表象操作過程の障害，漢字の視覚表象想起または保持の障害という考え方があり，身体部位失認患者においても，角回付近に病巣が及ぶ場合には表象操作障害が合併していると考えられる．このことから，身体部位の呼称や指さし課題時には同方向に横並びになることが難易度を下げる

注4)：座標系

　脳科学分野では身体あるいは外空間の何を軸とし，動作の到達目標をどこに設定するかによって，動作のプログラムが異なるとされており，これらの差違によって脳内での活動部位やネットワークも異なることが実証されている．主な空間座標系としては身体あるいは頭部中心座標，身体部位中心座標，物体中心座標，環境中心座標などが挙げられている．また，このような捉え方は高次脳機能障害分野でも取り入れられており，空間と自己の表象を道順などでナビゲーションする際や，相互関係に関する表象を形成する際に，自己と他者，どちらの視点を座標の中心とするのかによって形成される表象も賦活する脳部位も異なるとされる．この時に自己を座標の中心軸とする場合を自己中心座標系（egocentric coordination あるいは egocentric frame），他者を中心軸とした空間座標を形成する場合を他者中心座標系（allocentric coordination あるいは allocentric frame）という．また，自己中心座標系のうち触覚や固有感覚に基づく自己身体座標を中心軸とするものを intrinsic egocentric coordination という[16]．

Chapter 11 高次脳機能障害と身体表象

ことにつながる．ゲルストマン症候群患者には着衣障害がみられることが多く，衣服の構造理解や左右上下表裏のラベルを表象上の衣服に貼りつけることが困難で，特に自分と向かい合う向きで衣服が配置されているとどう理解し，どのように衣服と身体を合わせるのか混乱する患者が多い．この場合，衣服の左右上下表裏にラベルを貼りつけることで，衣服の構造理解などの問題が改善することから，これらのラベルが表象操作過程を代償しているものと推察できる．

さらに失算，失書も表象操作過程の障害と解釈されるが，計算課題では暗算ではなく筆算にする，書字課題では書き取りではなく書写やなぞり書きにすると書ける字が増えることが多い．紙面上に表すことで脳内表象の負荷が下がり，結果的に表象操作過程を代償できているのではないかと推察できる．

> **Point !**
>
> 両側性身体失認における自己身体表象障害のメカニズムがいまだ議論されているが，自己身体表象を含む表象操作障害であるというのが一般的認識である．この点から，両側性身体失認患者に対する評価と介入に際しては，表象操作過程に関する段階づけが重要であり，構造理解が容易な操作対象を提供することや操作の一部を動作介助すること，脳内表象の負荷を下げるために紙面に描く（暗算過程を紙に書く）などが重要なポイントといえる．

Ⅲ 右頭頂葉損傷事例における自己表象障害の捉え方

1. 半側空間無視における身体表象の障害

半側空間無視とは，大脳半球病巣と反対側の刺激に対して，発見したり，反応したり，その方向を向いたりすることが障害される病態である．半側空間無視は視聴覚空間の無視，身体の無視，身体運動の無視に分類され，このうち自己身体表象の左半分が欠落することで出現する症状として半側身体無視がある[21]．経験的には，身体無視患者では片麻痺の否認や意識的自己との解離（実際に乖離しているという訴えもあるが，不完全に解離して幻覚として自分の手を他人のものや動物の部分として訴える場合がある）が合併しやすいと思われる．また自分が左身体に不配慮なことについての認識がない．これらのことから，身体イメージ上では健全な左半身が存在するものと思われるが，この身体を操作可能な情報源として脳内に表象した時点で左半身が歪み・抜け落ちるか，あるいは身体イメージはうまく表象されるがフィードバック信号側に使用される身体図式において左半身が形

189

実践編2　認知科学的・神経心理学的アプローチ

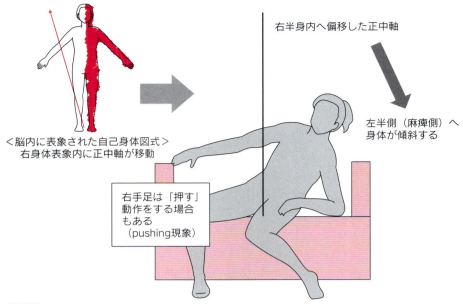

図3　自己身体表象（身体図式）の歪み・省略と座位姿勢の傾き
半側身体無視においては自己身体表象の左半分に歪みや省略を生じていると考えられており，その右半分の身体表象を使って身体正中軸を作成しようとすれば，その軸は右にずれ，結果として身体は左に傾くことになる．

成されないのではないかと推測され，その結果として左身体への不配慮が生じるのではないかと考えられる．

　脳内に表現される自己身体表象の左半分が抜け落ちている場合，身体の中心は理屈のうえでは表象された右半身の中心付近と計算され，身体表象上の正中と実際の正中とでは異なる状態が生じることがある．その結果，「まっすぐに座ってください」と指示を受けると過度に身体を左へ傾かせることになる（**図3**）．

　これらの症状は予測信号としての身体イメージや身体図式を表象できないか，それは表象できるがフィードバック信号としての身体図式が表象できないかのどちらかであり，いずれにしても身体表象を現状に合わせて再構築し，体性感覚が障害されているのであれば視覚など，ほかの感覚モダリティで代償し，正しいフィードバック用いた動作を反復することで脳内に正しく身体表象が表現されるようにする必要がある．

Point !

　片側性身体失認の病態には，自己身体表象左側における欠落・省略・歪みが関与しているというのが一般的な認識である．自己身体表象の片側性障害に対しては，正しい動作を行わせて反復することが必要となるため，認識可能なフィードバック情報を模索し，それを用いることで実施可能な難易度の動作課題を選択することが介入のポイントといえる．

（通常検査）	
①線分抹消試験	36 点満点
②文字抹消試験	40 点満点
③星印抹消試験	54 点満点
④模写試験	4 点満点
⑤線分二等分試験	9 点満点
⑥描画試験	3 点満点
	146 点満点
（行動検査）	
①写真課題	9 点満点
②電話課題	9 点満点
③メニュー課題	9 点満点
④音読課題	9 点満点
⑤時計課題	9 点満点
⑥硬貨課題	9 点満点
⑦書写課題	9 点満点
⑧地図課題	9 点満点
⑨トランプ課題	9 点満点
	81 点満点

図 4　行動性無視検査（BIT）の下位項目と得点

BIT の検査構成を示している．

（文献 1，2 より引用）

半側空間無視の臨床評価として行動性無視検査（behavioural inattention test：BIT）[22]が挙げられる．BIT は通常検査 6 項目と行動検査 9 項目からなり，より日常的で空間的な要素を含めた検査構成がなされている．通常検査は線分抹消試験，文字抹消試験，星印抹消試験，模写試験，線分二等分試験，描画試験の 6 項目からなる．満点は 146 点，カットオフ点は 131 点となっている．行動検査は，日常生活側面を反映させた検査であり，写真課題，電話課題，メニュー課題，音読課題，時計課題，硬貨課題，書写課題，地図課題，トランプ課題の 9 項目からなる．満点は 81 点，カットオフ点は 68 点となっている（**図 4**）[1,2]．

これに対して，半側身体無視に特化した評価方法はいまだ開発されていない．そのため，臨床場面においては，「患肢を自分の手として認識できない」，「寝返りの際に左手を身体の下敷きにする」，「車いす操作において左手を車いす外に下垂し，車輪に巻き込まれそうになる」，「右半側は衣服を着ているが左半側は裸のままでいる」といった症状を認めることで，半側身体無視を疑うことになる．また立位で下衣の上げ下げを行う際に自分では左手を使っているつもりだが，左半身は麻痺や感覚障害があるために衣服が処理されないままとなることもある．一方，更衣に集中すると両側下肢に体重を負荷してしまい麻痺側に転倒することになる．これらのことを観察することが重要なポイントといえる．

前述したように自己の左身体が表象されないために，自己の正中が右身体表象のなかでの正中と判断され，身体軸が右へ偏移してしまう患者を見受ける．その場合，まっすぐに座ろうとすると左に傾き，周辺への移乗動作時に身体配置がうまくいかない．また半側身体無視患者の場合，左側の障害物を認識していながらも左半身をぶつけてしまうなど，自己身体と周辺環境との位置関係を分析し適応することが困難であると考えられるような事象が散見される．

実践編 2　認知科学的・神経心理学的アプローチ

> **Point !**
>
> 　半側身体無視に対する標準化された臨床評価法はいまだ完成していないため，これらの病態を踏まえた臨床場面や生活場面の観察評価が重要といえる．

　半側空間無視に対する介入で従来から最もよく使用されてきた方法は，探索・抹消課題など選択的注意課題を用いた方向性注意機能の訓練である．半側空間無視では，生活面において，行為を遂行するために必要な探索対象を発見できないことや，左側に位置する障害物に気づかないことが問題となる．したがって，机上の探索課題だけで終わるのではなく，実際の生活を想定した模擬的生活環境における探索課題へと段階的に進めていき，最終的には実際の生活空間において探さなければならない対象や，気づかなければならない対象を発見するための訓練を行うことが望ましい．

　訓練における段階づけ法は以下の 3 つの方法がよく使用されている．ひとつ目は課題そのものの難易度を下げる方法であり，探索課題は阻害刺激が少ないものから多いものへ，探索対象がひとつから複数へ，限定的空間から開放的空間へ，という順に進めていくのが望ましい．

　2 つ目は，課題において対象に気づくための手がかり（cue）を入れることであり，音，光，声かけ，肩叩きなどが使用されることが多い．左半側空間無視では左空間に気づかないことから，これらの刺激は左空間から提示されるほうが効果的である．無視症例のなかには，左空間に気づかないだけではなく，右空間からの刺激に対して反応が過敏であり，あたかも右空間からの刺激に引き寄せられるかのような反応がみられる．このような症例に対しては手がかり刺激に選択的な意味を持たせることが有効と考えられる．例えば，発見させたい箇所を指やペンでトントンと叩きながら声かけを行うのが効果的である．

　3 つ目は半球間抑制を解くことによって，右空間への引きつけを軽減し，左右の空間へバランスよく注意を向けさせるという原理を用いた介入方法であり，limb activation が有名である．これは，右手を拘束して使用させないようにし，左手を積極的に使用させる方法である．このような状態を数時間続けると，無視症状が軽減すると考えられており，経験的にも有用であるという感触を持っている．また，座面や両足底面を左右バランスよく床に着け，左手をセラピストが徒手的に誘導して探索対象をポイントする，あるいは徒手的誘導を使って左手で対象を操作させることも広い意味では limb activation と類似し，経験的には同等の効果が期待できると考えている[1]．

　これらのアプローチは左身体を積極的に使用し，感覚入力（体性感覚に限らず視覚代償によって左身体の変化が入力される）を反復していることが特徴でもあり，麻痺や感覚障害があって変化を認識し更新がなされない身体イメージに対して，体性感覚や視覚から正しい身体地図を繰り返し入力し，メタ認知を含む働きによって意識的にも身体イメージに

Chapter 11　高次脳機能障害と身体表象

影響を与える方法であるとも考えることができる．

　今後，普及が期待される介入方法として反復経頭蓋的磁気刺激（repetitive transcranial magnetic stimulation：rTMS）がある．例えば，左半球頭頂葉を磁気刺激で抑制することによって右半球頭頂葉が賦活され，左半側空間無視が軽減するという原理の治療方法である[1]．

Point !

　半側身体無視のメカニズムに半側自己身体表象障害が何らかの関与をしていると考えられるため，前述の両側性身体失認と同様に正しい身体表象を再構築するうえで，体性感覚，視覚などにおけるフィードバック情報は重要な意味を持つ．したがって，担当患者が正しい情報として利用可能なフィードバック情報を使った動作反復が重要なポイントといえる．

Ⅳ 事例をとおした理解

1. 左半側身体無視を伴う半側空間無視事例の紹介

　最後に，これまで紹介してきた様々な知識や概念について，事例をとおしてさらに理解を深めていきたい．事例情報は，京都岡本記念病院リハビリテーション科の先生方にご提供いただいた．ここに記して謝意を表する．

　【一般情報】年齢は 70 歳代後半，男性，右利き．奥様と 2 人暮らしをしており，近隣に息子家族がいる．従来より畑仕事をしており，継続中であった．X 年 Y 月 Z 日，時計を何度見ても時刻がわからない，通い慣れた畑の川幅を飛び越えられないなどの症状が出現し，家に帰ろうとするが帰宅中に道に迷い，近所の方が奥様を呼び，付き添って帰宅された．その後に救急搬送となり右頭頂葉皮質下出血（視床上部～放線冠後方領域）と診断された．

　【作業療法評価結果と解釈】神経学的所見として，運動麻痺は Brunnstrom 回復段階で上下肢手指ともにⅤ～Ⅵ段階．感覚鈍麻は表在・深部とも中等度から重度，筋緊張正常，病的反射陰性であった．このうち運動麻痺は 14 病日でⅥ段階に，感覚鈍麻は 14 病日で表在感覚が正常，深部感覚が軽度～中等度鈍麻に回復している．神経心理学的検査（14 病日時点）では長谷川式スケール（HDS-R）で 30 点中 24 点（短期記憶障害の疑い）．Trail Making test は A が 7 まで可能，B は 2 までが可能であったが完遂は困難（注意分配障害の疑

193

実践編2　認知科学的・神経心理学的アプローチ

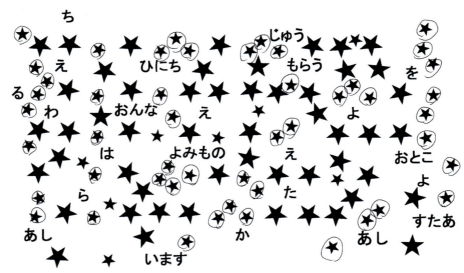

図5 BIT通常検査（星印抹消）の所見
紹介事例のBIT通常検査所見，星印抹消課題において左空間での見逃しだけでなく，右空間にも見逃しが認められ，左半側空間無視だけではなく汎性注意障害の存在を疑う根拠となった．

い）．BITでは通常検査が146点満点中128点であり，左空間中心の見逃しであるが右空間にも見逃しが散在することから（**図5**），汎性注意障害と左半側空間無視の影響と考えられた．描画課題では蝶は左半分に歪みと省略，人物画では全体的に粗雑で左半身が歪み縮小する傾向が認められたが（**図6**），自己の左半身について，「軽い麻痺があり，若干の使いにくさがあるが感覚は問題ない」と言及していたことから，身体イメージと現実との誤差は大きくないと考えられ，人物の描画における左側の歪みと縮小は身体の表象化または表象操作時における左半側無視の影響ではないかと考えられた．

他にも標準高次視知覚検査（visual perception test for agnosia：VPTA）[23]では図形の異同弁別やマッチングに問題はなかった．しかし，錯綜図（図形）にて図形抽出に混乱があり正しい図形を選択できず，錯綜図（物品）では包丁を筒，ジョッキを取手というなどイラストの部分に着目し，かつ左側を見落とすことによるエラーと感じられた．状況図では各パーツの説明しかできず，絵全体の説明は困難であった．VPTAの結果から左半側空間無視のほか，視覚対象の前後関係認識に問題があり，状況図で逐次的説明しかできなかったことから視覚性注意障害がこれらに影響しているのではないかと考えられた．

生活場面においては発症当初は座位と座位動作，立位動作において左側への顕著な傾斜が認められ，当初は転倒にまではつながらないものの，バランスを崩す大きな原因となっていた．14病日には座位姿勢の左側傾斜は目立たなくなったが，一度，強制的に傾斜させたのちに「床面に垂直になるよう，まっすぐ座ってください」と身体の正中を意識させると，やはり左側傾斜が強まる傾向が認められた．このことは立位でも同様であった．また，座位・立位姿勢での左傾斜傾向は更衣動作時には増悪し，本人も認識しないうちに左傾斜

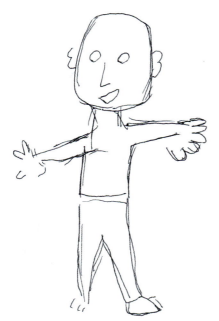
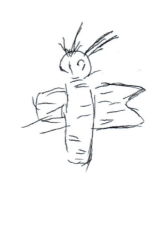

図6 描画検査（人物・蝶）の結果
紹介事例における描画課題（人物・蝶）結果，左身体各部に縮小と歪みが生じているが，身体そのものは存在している．

になってしまうことが多かった．この傾向は鏡を使用しても変化しないが，視覚的な基準線（床に垂直な置物や壁の角など）を見ながらであれば自己修正が可能であった．食事場面では特に傾斜傾向は認められず，左傾斜の傾向は道具操作のうちで身体との関係性が強く常に姿勢をもとに戻す必要が生じた場合に表面化しやすいものと考えられた．

　このことから，身体図式を脳内に表象する際に左半身に生じた歪みや省略が表象されているのではないか，また姿勢変化に合わせて自己身体図式の変化を表象し続けることが困難となっているのではないかと考えられた．前述したように本症例では身体イメージは比較的健全であると想定されるが，身体図式は左側の歪みと省略があり，身体イメージを予測的制御時に表象する際には問題が生じないが，姿勢変化情報を捉えて姿勢を連続的に修正するために必要な身体図式表象がうまく使用できないために，姿勢制御課題開始時以後の姿勢調節時に左側傾斜傾向が強くなっているものと考えられた．

　移動場面では左側の障害物を発見できない，左側の曲がり角を見過ごす，複数の人が前方から歩いてくると左側の人を無視するなど，半側空間無視の影響が認められた．さらに，左側の障害物を発見できていても左身体を適切に配置できず，また適切な位置関係で通過することが難しく，障害物と衝突する様子も観察された．これは前述した自己身体の表象化または保持の問題だけでなく，視覚背側経路損傷によって視空間表象がうまく構成できずに自己と適応すべき対象との位置関係を正確に計算できないことが原因ではないかと考えられた．視覚入力時に生じる位置関係処理の障害を同定するために鼻指鼻テストを実施

実践編2　認知科学的・神経心理学的アプローチ

したところ，左手-左周辺視野にて奥行き知覚が困難となる測定障害が認められ，左手-左周辺視野に出現する視覚性運動失調の存在が示唆された．

　更衣動作では，前述のように衣服操作で姿勢が乱れると徐々に左に傾斜し，それを自分では認識しづらく，修正が困難であることが観察された．更衣動作にはそれ以外にも問題があり，前開きシャツの着衣が困難で，左手の袖通しが難しく，左手を通し始めることができたとしても見えなくなると操作が困難となり最後まで通しきることが難しい．さらに左肩口の衣服を背面から右肩へ移動させることが困難であった．衣服の視覚情報から左右や袖，襟，裏表など各部位の分析は可能であるが，自己身体，特に左身体と衣服との適応が難しかった．本例はコース立方体テストで粗点が3点，IQ39.06であり，ブロックごとに枠線を入れた図版を見せると正しく組み合わせられる傾向にあった．また前述したように状況図では全体の理解が難しかったことから，着衣に必要な衣服の構造を脳内に表象として構成することが困難であるか，脳内で衣服と自己身体を組み合わせることが困難であると考えられ，この際，特に衣服および自己身体の左半分が表現しきれないために，それらの関係を分析できない可能性が大きいと考えられた．また，VPTAにて図形の照合は正しくできていたが，模写課題では左半分に歪みや省略が生じることから入力段階では表象可能であるが，操作出力段階で無視の影響を受けているのではないかと考えられた．

　【治療的介入方針】身辺動作に関連した，①座位，特に身体操作を必要とする動的座位立位の姿勢制御訓練での左側傾斜傾向，および②更衣動作障害（衣服と身体との関係性を理解する，左手が衣服内に入っても正しく操作する）を改善させるための介入が急務であった．

　本例の半側身体無視は左手が視野外にある場合に顕著であった．視床上面から放線冠後部といった感覚情報入力経路の病変で，当初は表在深部感覚に中等度から重度の鈍麻を認めた．このことから，半側空間無視を基盤状態として，それに加えて左上下肢からの感覚入力が極端に減少したことが，自己身体表象，特に身体図式を用いた姿勢制御機能に悪影響を与えたと考えられた．また，視覚代償を用いて，感覚機能の回復とともに正しい身体図式を作成し，操作する必要があると考えられたが，視覚背側経路損傷による不全型バリント症候群（視覚性注意障害，視覚性運動失調）を呈しており，特に左身体・視空間における空間配置情報を視覚のみで代償するのは難しいと判断された．このため空間情報のなかで歪みが少ない範囲（正中から右側）の視覚情報（鏡や鏡に貼りつけられた床との垂線など）と，健常側である右身体（坐骨からの入力情報，足底からの入力情報）を使った体性感覚入力情報を代償的に使用することが必要と考えられた．

　①の左側傾斜傾向については，特に左右に他動的に傾斜させられた姿勢からまっすぐな姿勢に修正するという過程や，更衣や物品運搬などのように，座位・立位の姿勢制御と同時に姿勢に影響を与える異なる行動制御を要する二重課題訓練が必要であると考えられた．②の更衣動作障害は，視野外操作における左手の使用，および障害物と自己身体との

位置関係に関する学習訓練が重要である．前者を衣服内での左手の操作訓練，後者を衣服に対する左手を用いたポインティング訓練として別々に行い，個々の訓練が上達した後に一連の更衣動作として組み合わせることが妥当と考え，学習訓練という特性上，当初はセラピストの動作誘導によるエラーレス訓練（失敗を生じさせないように段階づけられた動作を反復学習する訓練）が重要ではないかと考えた．

最後に，これらを学習するためにはある程度以上の注意機能，特に注意分配機能が要求されるために，この機能に特化した訓練（机上での特異的な注意機能訓練）を併行して行うことが重要であると考えた．

【結果と考察】訓練開始から約1カ月時（45病日），MRI所見では視床上部の血腫が吸収され，放線冠の部分的病巣となっていた．運動麻痺は特に問題はなく，感覚は表在深部ともに正常で複合感覚において軽度にエラーが認められた．VPTAでは特に問題を認めず，錯綜図，状況図ともに正しく認識できるようになり，左手の視覚性運動失調も軽快し，鼻指鼻テストでの測定障害は認められなかった．

注意課題において選択性課題での正答率は95％を超え，TMT-A・Bともに正常範囲内にて完遂可能となった．コース立方体テストではIQ90を超え，BITなどの机上課題において左半側空間無視は認められなくなり，座位立位時の左側傾斜もほとんどみられなくなった．しかし，セラピストや看護師と話し込みながら病棟移動をする際に，左側にある曲がり角を発見できないことが何度か観察され，描画課題（人物）での左半分の歪みが多少残存しており，更衣動作では姿勢の崩れはないが，座位や立位における姿勢制御に関しても注意が明らかに姿勢から逸れると傾斜傾向が認められた．空間移動では視野で確認できる障害物に衝突することはないが，視野外においては左手を障害物にぶつけてしまう状態であった．

本症例の姿勢制御，更衣動作障害，移動時に障害物に左身体をぶつけるといった問題は左半側空間無視を基盤として，急激に左上下肢からの感覚入力が減少し，姿勢変化に適応するために必要な自己身体表象の左側に歪みや縮小が生じたことが原因で生じた左半側身体無視にあり，左半側空間無視の軽快や感覚障害の改善によってこれらの問題は大きく改善したのではないかと考えられた．また，更衣動作における衣服の操作障害，空間移動における障害物との衝突には視覚背側経路も関与し，血腫の吸収によりこれらの問題も軽快したと考えられた．しかし，本例はいまだ感覚情報入力の回復段階にあり，表在深部感覚に問題はないが複合感覚における障害が残存する．半側空間無視も机上では認められなくなったが，雑多な移動空間では左身体を障害物にぶつけることが観察されている．このことから，段階的訓練やその反復，注意機能向上から何らかの代償的機構が働くことで多くの問題は認められなくなったが，環境が変化して戦略的代償の効果が減少したり，注意負荷が大きい状況で注意分配が行えない状態になると，身体無視における問題が再び露呈してしまうのではないかと考えられる．今後も評価と介入を継続していく必要がある．

実践編 2　認知科学的・神経心理学的アプローチ

Point !

　右半球頭頂葉損傷では半側空間無視，視空間表象障害（不全型バリント症候群），右半球症状（病態に関する無関心や性急な行動など）が合併しやすいため，視覚情報を代償的に用い，患者本人が正しく利用することを阻害している．同様に左半球頭頂葉損傷ではゲルストマン症候群に代表されるような様々な表象操作障害，失行症のほかに視覚失認といった視覚認知障害，失語症といった言語操作障害が合併する．このことを踏まえた評価と介入が重要なポイントといえる．

Message

- 頭頂葉における身体表象障害としてゲルストマン症候群にみられる身体部位失認，左半側空間無視に合併する半側身体無視が挙げられる．これらを身体表象の障害として捉えることで，介入戦略が立てやすくなるものと考えられる．

- 身体地図，身体図式，身体イメージ，身体表象は様々な領域で用いられる用語であるために，定義が混乱しやすい．これらを共通言語として使用するためには統一された用語の定義は必須である．

- 神経心理学的検査の結果は点数や割合だけで用いていると病態の理解はできないままとなる．生活場面や訓練場面の観察と併せて検査場面での行動観察と分析を心がける必要がある．

（藍野大学医療保健学部作業療法学科）酒井　浩

◆参考文献

① 酒井　浩，小林希代江：高次脳機能障害に対する作業療法．大阪作業療法ジャーナル．2013；27　6-21
　　脳の働きと高次脳機能障害についてわかりやすく丁寧にまとめている．臨床で使用頻度の高い神経心理検査を表にまとめ，所要時間，検査結果から分析できる認知機能などを整理している．

② 酒井　浩：半側空間無視に対する臨床評価・介入のポイント，作業療法ジャーナル．2011；45　215-222
　　半側空間無視に対する臨床実践的評価と治療的介入方法について，筆者の経験を踏まえた実践的な考え方と方法を記載している．

③ 酒井　浩：高次脳機能障害の評価．標準作業療法学作業療法評価学．第 2 版．岩崎テル子，他（編）．医学書院，2011
　　作業療法で使用される教科書シリーズの 1 つであり，高次脳機能障害に関する臨床評価，作業療法的な病態の考え方と分析方法について詳細に記載している．身体表象障害に限らず高次脳機能全般に対する作業療法を学びたい人は必見である．

Chapter 11　高次脳機能障害と身体表象

◆引用文献

1）酒井　浩，小林希代江：高次脳機能障害に対する作業療法，大阪作療ジャーナル．2013；27 (1)，6-21

2）酒井　浩：高次脳機能障害の評価．標準作業療法学作業療法評価学．第2版．岩崎テル子，他（編）．医学書院，2011

3）丸石正治：頭頂葉．機能解剖 高次脳機能障害．ニューロエビデンス，2016

4）Baizer, J., Ungerleider, L., and Desimone, R. Organization of visual inputs to the inferiot temporal and posterior parietal cortex in macaques. J. Neurosci. 1991；11 (1)，168-190

5）丸山正治：後頭葉．機能解剖 高次脳機能障害．ニューロエビデンス，2016

6）酒井　浩，高原世津子：失認症．鈴木孝治，他（編） リハビリテーション介入．医歯薬出版，2011

7）鈴木雅晴：視空間認知の障害．渕　雅子（編），日本作業療法士協会（監），高次脳機能障害 改訂第三版．協同医書出版，2011

8）大沢愛子，前島伸一郎：半側空間無視に関連する症候．MB Med Reha, No129, 11-16, 2011

9）種村留美：高次脳機能障害の分類と類型．渕　雅子（編），日本作業療法協会（監） 高次脳機能障害 改訂第三版．協同医書出版，2011

10）Norman DA, Shallice T：Attention to action：Willed and automatic control of behavior. Consciousness and Self-Regulation. Plenum Press, p1-18

11）Beaumont JG, et al.（編），岩田　誠，他（監訳）：身体図式の障害．神経心理学事典．医学書院，2007

12）Blakeslee S, Blakeslee M（著），小松淳子：ボディマップの決闘．脳の中の身体地図．インターシフト，2009

13）大東祥孝：病態失認の捉え方．高次脳機能研．2009；29 (3)，295-303

14）峰松一夫：身体失認．認知神科学．1999；1 (1)，115-118

15）鶴谷奈津子：自己身体部位失認，Body image. Clin Neurosci. 2011；29, 930-932

16）Pick A：Strorung der Orientierung am eigenen Korper. Psychologische Forschung. 1922；2, 303-318

17）Sirigu A, et al：Multiple representations contribute to body knowledge processing. Evidence from a case of autopafnosia. Brain. 1991；114, 629-642

18）Schwoebel J, et al.：Compensatory coding of body part location in autopagnosia. Evidence for extrinsic egocentric coding. Cog Neuropsychol. 2011；18, 363-381

19）前田和孝，村田　哲：座標系．脳科学辞典．http://bsd.neuroirf.jp/wiki/座標系，2015.

20）Denes G, et al.：A category-specific deficit of spatial representation. The case of autopagnosia. Neuropsycholgia. 2000；38, 345-350

21）石合純夫：高次脳機能障害．新興医学出版社，2012

22）BIT 日本版作製委員会：BIT 行動無視検査 日本版．新興医学出版社，1999

23）日本高次脳機能障害学会（編）：標準高次視知覚検査．新興医学出版社，1997

Chapter **12**

統合失調症，自閉症スペクトラム障害における身体イメージの障害と介入

Summary

本章では統合失調症や自閉症スペクトラム障害（autism spectrum disorder：ASD）における身体イメージの障害やその介入方法について述べる．統合失調症では身体イメージ，自我との関係が揺さぶられ，身体所有感や自己主体感が減弱する可能性があること，そして身体へのアプローチが重要であることについて述べる．また，ASDについては感覚・知覚，運動特性において，周りの環境との協調や共鳴ができず，独自の内部モデルをもって対応している脳ネットワークが，問題の背景にある可能性について述べる．さらに，ASD治療や支援には行動的な支援と知覚運動に対する感覚統合療法などがあり，その概要を紹介する．

Key words　統合失調症，自閉症スペクトラム障害，身体イメージ，自我，共鳴

I 統合失調症における身体イメージの障害と介入

1. 統合失調症

　統合失調症は，思春期から青年期に発症することが多い精神疾患で，およそ100人に1人が罹患する，頻度の高い疾患である．最近では，遺伝や脳科学などの様々な観点から研究が行われ，その原因や治療法などの解明が行われているが，原因が確定していない疾患でもある．さらに，罹患率の高い疾患にもかかわらず，この疾患に対する社会的な理解は十分には進んでおらず，この疾患に対する偏見やスティグマがみられ，社会的不利益も大きい．

　また，長期の経過をたどり慢性化することもあるが，その回復過程でリカバリー（回復：精神科リハビリテーションでは疾患だけでなく，人生を回復していくことをリカバリーと呼んでいる）していくことも決して稀ではない．そのためには，単に医学的なアプローチだけでなく，リハビリテーションや福祉的支援などが必要となり，また多くの人々（専門家だけでなくインフォーマルな家族や地域住民）の協力と支援が必要となる疾患である．

　統合失調症の症状としては，幻覚・妄想のような症状と生活への支障となる意欲・感情の低下，会話・行動のまとまりのなさ，病識の欠如などがある．シュナイダー（K. Schneider）は，症状を分類し，一級症状と二級症状に分けた（**表1**）[1]．一級症状は，外部から声が聞こえたり，考えが乗っ取られたりすると感じるなど，自己のコントロールが奪われ，

Chapter 12　統合失調症，自閉症スペクトラム障害における身体イメージの障害と介入

表1 Schneider の一級症状と二級症状

異常体験様式	一級症状	対話性の声，実況解説する声，思考化声，身体的被影響体験，考想吹入，考想奪取，考想伝播，意志被影響体験，妄想知覚
	二級症状	一級症状ではないすべての幻聴，幻視，幻臭，幻味，妄想着想，抑うつ気分変調，そう病性気分変調，体験される感情貧困化など

（文献 1 より引用）

他人の考えが入り込む現象が多く挙げられている．また岡崎は，精神病理学の観点から，統合失調症について「統合失調症の中核的な体験として，自己の所属感・自立性が脅かされ，危機に曝され，他者や外在的力に主体性を乗っ取られるのである．この中核的体験を経て主体と既存の知・情・意の統合力は減弱する」と述べている[2]．また，二級症状とは一級症状ほど統合失調症の診断には役立たないがしばしば見られる症状としてあげられている（**表1**）[3]．

　統合失調症（Schizophrenia）を記述したクレペリン（E. Kraepelin）は当初から，統合失調症患者には，姿勢やしぐさ，動作など，身体所作の異常性が認められると述べている[4]．しかし，精神科の診断でもよく用いられるアメリカ精神医学会の DSM-Ⅲ（Diagnostic and Statistical Manual of Mental Disorders 精神疾患の分類と診断の手引：現在は DSM-5）からは，統合失調症の身体について触れなくなっている．このため統合失調症は幻覚妄想や意欲低下などの症状や自我機能や思考機能・認知機能・感情機能などの精神機能の障害が中心であり，身体にはさしたる問題がないと理解されることが多い．実際，統合失調症の治療は幻覚・妄想や意欲減退などの症状の減少や，自我機能の回復，社会的機能や生活技能の向上などが目的となることが多く，統合失調症における身体の問題は注目されないことが多い．

　しかし，統合失調症患者の実際の活動場面を観察していると，クレペリンが指摘しているように，体の使い方や姿勢，人との距離感などに問題がある場合が多い．このようなことから，統合失調症においては，身体イメージの障害が問題の背景にあると，筆者は考えている．ここでは，統合失調症の身体イメージの障害について現在得られている知見を基に解説し，どのようにそれに介入できるのかを述べる．

Point！

　統合失調症は身体と精神が断裂し，世界に自らがむき出しのままで放り出されるような状態と捉えることができる．このような想像を絶する状態を適切に理解するためには，身体や身体イメージ，自我の問題をその背景として考えることが重要である．

実践編 2　認知科学的・神経心理学的アプローチ

2．私たちにとって身体とは

　統合失調症の身体イメージを考える前に，私たちにとって身体とはどのようなものかについて考えてみたい．私たちの身体は，単に肉体として存在しているのではない．身体は，具体的なひとつの空間でもあり，精神という主体が世界とかかわるための自我でもある．そして，主観だけで語れず，また客体として語ることもできない．中井はこのことを「二つは別々に離れているわけでもないのに，＜こころ＞から始めるといくら行っても＜からだ＞に達せず，＜からだ＞（脳）から始めるといくら行っても＜こころ＞に達しない」と述べている[5]．

　また私たちの身体表現として様々なレベルがある．代表的なものは身体図式（Body-Schema）や身体イメージ（Body-Image）である．田中は現象学的な立場からこれらの用語の整理をしている[6]．「身体図式（Body-Schema）とは，与えられた環境との関係において，身体各部位を協調・協働させ，必要とされる行動を全身で組織化してゆく暗黙の機能である」と定義している[6]．例えば，閉まりそうなドアなどを通る際に体をひねって通ろうとしたりすることがその例である．これに対し，身体イメージは，「自己の身体についての知覚，考えや思い込み，情緒的態度から構成され，自己の身体を対象とする認知があり，この身体を「私の身体」として対象化して意識する契機であり，一人称である」と定義されている[6]．このように考えると，身体図式は私たちの身体の基礎的な部分として匿名的にあり，そしてこの私の身体として対象化した身体イメージを持ち，身体や世界からの視点を持ちながら私が所有し，動かしているということになる．田中は，「人は一方で，自己の身体をその内部から生きつつ，他方で見たり触れたりすることで対象として把握もしている」と述べている[6]．そして最後に，身体と精神は不可分に結びついている．身体と言語を併せ持つことにより，私たちは身体に住み，自分自身で身体を生きながら，同時に対象として把握をしながら，言葉を使って，世界を分節化して認識するのである[7]．

3．統合失調症の身体

　普段の精神科病院やデイケアなどで統合失調症患者を観察していると，会話しているときの互いの距離が非常に近かったり，奇妙な姿勢をとって座っていたり，スポーツなどで球を打つときのボールを迎える姿勢，あるいは料理のときのテーブルや道具との位置関係，道具の使い方が雑であったりと，様々な形で身体の問題を感じることがある．患者からも「皮膚の下に何かいそうな気がする」とか「誰かに操作されている」など，第三者的には理解できない体験を聞くことがある．また急性期においても，「顎を突き出したような奇妙な前屈姿勢」をとり，「今にも落ちそうな格好で椅子に座ったままである」なども報告されている．

Chapter 12　統合失調症，自閉症スペクトラム障害における身体イメージの障害と介入

　では，今まで統合失調症の身体に関してどのように述べられてきたのだろうか？　前述のように，古くはクレペリンの時代から統合失調症の身体に関する問題が指摘されている．それは，常同運動などの運動の異常や，しかめ顔・ひそめ眉など表情の異常，そして運動体験としての“させられ体験”などを記述している[4]．クレペリンはそのほかにも，統合失調症の身体症状として瞳孔や腱反射，筋運動障害など様々な問題を報告している．

　岩井らは統合失調症における自我，身体，身体像（ここで，身体像と述べているが，岩井らは身体図式，身体像という用語は使用者によって内容が多岐にわたるため，両者を厳密に区別する必要は特に見出せず身体像という語を用いている）の３者関係について，離人症体験から急性期から慢性期に至るまでを詳しく著述している[8]．岩井によると，何らかの身体的・精神的要因により，身体と身体像にずれが生じ，身体像の輪郭や認知が曖昧になり，離人症を体験する．病気が進行するなかで，急性期では自我と身体像や身体が断裂する．また回復過程で，これら３者の断裂が徐々に回復すると述べている．慢性化のなかで，身体像と身体の歪みは残存することがあることにも触れられている．そのことを岩井らは，「私たちの身体像での congruency（調和）-incongruency（不調和）の間の変化が，心身の“対偶性”の消失と再獲得として理解できる」と述べている[8]．そして，「精神-身体の直列モデル」を提唱している．これは，特に統合失調症の場合，まず身体が反応し，身体が「支えきれなくなって」，初めて本格的な精神症状（幻覚や妄想）の発現に至るという仮説である[8]．これは統合失調症における身体の重要性を述べている仮説であるといえる．また，中里は，「痛みや疲労感を精神の領域や身体の領域へ合目的・自己保存的に分節化することができない」ことから，根源的な身体経験に混乱があると述べている[9]．

　最近では統合失調症の自我障害は，身体所有感（sense of ownership：SoO）や自己主体感・意思作用感（sense of agency：SoA）という視点で研究されている．浅井は，統合失調症患者が十分な身体所有感を持つことができず，例えばラバーハンドイリュージョン（被験者自身の腕を衝立で隠し，被験者の前にゴム製の手のおもちゃを本物の腕と並行に置く．実験者が本物の手と偽物の手を同期して筆で触る．被験者は偽物の手がまるであたかも本人自身の手のように感じる）が容易に起きやすいこと，またパソコンマウスの実験（被験者がパソコンマウス操作時に，実際の運動に対し，角度をずらし，遅延を起こすなどを行う．このときそのずらされた実際の行動が自分の運動と感覚しているか回答を求める）では，統合失調症患者が自己主体感を持ちづらいことなどの研究を紹介している[10]．そしてこのような身体所有感や自己主体感の低下により，正常な身体イメージが持てずに，させられ体験や幻聴など本来自らの行為や考えであるにもかかわらず，あたかも他人にさせられ，攻撃されているのではないかと考え，統合失調症患者が正常な身体イメージが獲得できないのはモダリティを超えた情報の統合が十分できていないのではないかと考察している[10]．

　前田は，自己主体感に関して現在考えられているフィードフォワードモデルにおける

実践編 2　認知科学的・神経心理学的アプローチ

prediction 障害理論を紹介している[11]．フィードフォワードモデルについては次節でも詳しく述べるが，随意的行為に伴って生じる感覚フィードバックの予測（prediction）が，実際のそれと一致すると事象は自己が生成したものと判断され，ミスマッチが起きると外的作用によって生成されたものと判断され，SoA は減弱するとしている．統合失調症患者はこの予測に異常があり SoA が低減しているのではないかと述べている．また，前田らは，「統合失調症では，自己の行為と外界の事象とを異常に強く結びつけて体験している」と述べている[11]．

　細井は，1 年以上入院している統合失調症患者の最大 1 歩幅の見積もりと実際の 1 歩幅の誤差が大きくみられたことを報告している．統合失調症患者では，見積もりが実測値より大きく過大に身体機能を認識していることを明らかにしている．これらのことから，統合失調症患者の身体イメージが低下しており，転倒などへの影響や統合失調症患者の身体イメージの向上の必要性を述べている[12]．

　このように概観してみると，精神疾患である統合失調症が発病から生活期に至るまで身体や身体イメージ，自我との関係が揺さぶられ，普段の行動においても身体所有感や自己主体感が減弱したり過剰になったりして，なかなか確かな身体イメージを持つことができず，身の回りの物や人との関係も刻々と変わる状況により変化するため，予測をミスしがちになることが理解される．

> **Point!**
>
> 　私たちはもっと統合失調症の身体や身体イメージに注意を払う必要がある．そして，身体や身体イメージと自我との関係に注目した理解や治療や支援が必要である．

4. 統合失調症の身体へのアプローチ

　前述したように，統合失調症はその経過のなかで，非常に複雑な身体・身体イメージ・自我との関係が不調和を基盤としており，自己主体感を喪失しやすい．生活のなかでも身体イメージが減弱したり，過剰となっているように考えられる．では，統合失調症への身体的アプローチとしてどのようなものが考えられるであろうか．

　急性期では，岩井ら[8]が述べている「精神−身体の直列モデル」から考えてみる．急性期では身体的徴候や愁訴，あるいは質問によって容易に意識される身体感覚」と述べる身体が徐々に意識化されることが回復であるといえる．つまり，身体で適切に受容できなくなった感覚を再び少しずつ受け入れながら回復していくということである．そしてそれは自律神経の回復から始めていくということである．岩井らは，一定の部位を限られた回数だけ治療者が触れることで，身体の較正（calibration）につながると述べている（ただし，

Chapter 12 統合失調症，自閉症スペクトラム障害における身体イメージの障害と介入

「今押さえているのは左右等高です」と患者に伝え学習理論的に理解させようとしたり，わざと左右不等な点を押さえることは効果がなく，侵襲性が高いとも述べているため，注意が必要である）[8]．また嵐らは，この岩井らのモデルを参考にして，急性統合失調症状態から「身体感覚の機能を代理し，回復を促しつつ自我を保護するケア」として，保清などの日常生活援助から身体感覚を想起できるような声かけなどを行い回復へとつなげている[13]．この時期の治療者の基本的な対応としては，シュビングの対応（侵襲性をなくし，治療者が患者の側にいること）が求められる．鈴木は，「肘と膝に魂がない」と訴える患者に対して，手掌で包んで「そのうち暖かくなるのがわかるよ」といい身体接触を行い，対応する言葉をかけていくことで「魂が戻ってきました」と患者が答えたことを報告しており，身体感覚と言葉をつなぐ重要性を示唆している[7]．

　回復期には，基本的には睡眠と休息をとり，身体感覚を取り戻しつつ，日常生活のリズムを取り戻すことが目標となる．また，この時期でも身体感覚に関することを話すこと（食事や睡眠，便通など）は大変有用であると考える．ただ，回復したように感じられても，慢性化の道へと向かうことに注意する必要がある．ときに様々な感覚刺激を身体が適切に受容できないことがあり，そしてそれらの感覚の受容に気をつけながら簡単な活動に取り組むなどが必要である．また，前述したように感覚フィードバックの予測（prediction）のエラーが生じやすいため，予測と実際のフィードバックがズレ過ぎないように，適宜視覚や言葉によるフィードバックが必要となると考えられる．前田らは，「統合失調症では，自己の行為と外界の事象とを異常に強く結びつけて体験している」と述べている[14]．このことから，統合失調症は予測の見積もりを失敗し，なおかつその失敗を自分と結びつける傾向が高い状態にあると考えられる．

> **Point !**
>
> 　統合失調症の患者も十分な時間と繰り返しの練習の機会があれば，様々な技能は習得可能とされている[15]．この際注意すべきは，習得が遅いために本人が諦めたり，周囲の人々が諦めたりすることである．その原因のひとつが本人の予測エラーであり，周囲の人々の予測エラーであったりする．そのためにも本人に応じた目標や具体的なフィードバックなどを適宜行うことが必要である．

　最近，失敗を通じた本人自身のセルフスティグマ（自分自身にできないという烙印を押してしまうこと）が問題視されており，なかなか修正できないといわれている[16]．このような状況にならないためにも，適切なフィードバックについて細心の注意を払う必要がある．

205

実践編2　認知科学的・神経心理学的アプローチ

II 自閉症スペクトラム障害における身体イメージの障害と介入

1. 自閉症，自閉症スペクトラム障害（ASD）

　自閉症（autism）は，米国のカナー（L. Kanner）が，1943年に早期幼児自閉症として報告したことが最初である．その後アスペルガー（H. Asperger）が報告している．カナーが報告する以前は，小児分裂病（統合失調症）や小児精神病と呼ばれていた．カナーの報告後，米国精神医学会の診断統計マニュアル第4版（DSM-Ⅳ）では，自閉症障害となり，広汎性発達障害のなかに位置づけられてきた．しかし，米国精神医学会の診断統計マニュアル第5版（DSM-5）では，自閉症スペクトラム障害（Autism spectrum disorder：ASD）とされた[17]．

　ASDは3歳ぐらいまでに現れ，①他人との社会的関係の形成の困難さ，②言葉の発達の遅れ，③興味や関心が狭く特定のものにこだわりや常同行為があることをいう．①の社会関係の形成の困難さに関する特徴として，他人と視線が合わさない，抱きかかえても抱きついてこない，抱かれるのを嫌がるなどがみられる．②の言葉の遅れについては，コミュニケーションに言葉を使わなかったり，言語使用が不適切であるといった特徴がある．また，③の興味・関心の狭さについては，変化に対する抵抗が強いことが関連しているといわれている．このように，ASDは他者やモノとの関係のなかで，その問題を語られることが多い．また，ASDのなかでも知的発達の遅れを伴わないものを高機能自閉症と呼んでいる．

　アスペルガー障害は知的発達の遅れを伴わず，かつ，自閉症の特徴のうち言葉の発達の遅れを伴わないものである．ASDの原因はまだ特定されておらず，遺伝的要因や環境要因，免疫系の異常，脳機能など様々な原因が仮説として説明されている[18]．

2. ASDの身体

　ASDの身体的な問題としては，身振りやジェスチャーを使わない，模倣能力の低さ，空間関係を知覚することの困難さ，身体図式の未熟さが指摘されている．古川らは，ASD児を持つ親が捉えた子どもの身体感覚について，インタビューをとおして明らかにしている[19]．これによると，他者との交流場面において，身体接触にかかわる身体感覚の問題として触圧覚，運動知覚，聴覚などの感覚が影響しており，自己の健康管理にかかわる身体感覚としては，温度覚，痛み・痒み，身体知覚，味覚，嗅覚などの感覚が影響していることを示唆している．例えばASD児を持つ親が感じる身体感覚として，圧触覚では，圧迫

Chapter 12 統合失調症，自閉症スペクトラム障害における身体イメージの障害と介入

触覚や密接な身体接触を好むが，反対にスキンシップのための身体接触は嫌いである．また，温度覚では，寒さがわからない，外界に合わせて服の調節ができない，入浴に適した温度がわからない．痛み痒みでは，怪我をしても痛む部位や程度を正確に伝えることができない．運動知覚では，身体の緊張をほぐす方法がわからない，縄跳びやブランコなどの手足をバランスよく動かすことができないなどである．身体知覚では，自宅でもモノにぶつかり，すれ違う人にもぶつかることがある．聴覚・味覚・嗅覚では，感覚が過剰であり，特定の感覚を好むことなどが述べられている[19]．このように ASD の人たちが感じる感覚や知覚体験，身体知覚・運動知覚は独特のものがあり，それが社会生活や対人関係において，困難さを引き起こすことにもつながるなることは，容易に想像がつく．

Point !

　ASD の人たちの知覚体験，身体知覚・運動知覚は独特である．このことが周囲に適切に理解されたいのに，ふざけていると思われたり，怪我をしたり，からかわれたり，トラブルに巻込まれることもある．偏見を持たれやすいのも，ASD の人たちが感じている感覚や知覚が見えづらいことにその原因の一端がある．

　このような ASD の知覚・運動特性について，加藤は Ayres の SIPT（sensory integration and praxis tests）を用いて研究しており，因子分析を行った結果として，抗重力姿勢，平行機能（バランス），体性感覚と身体図式，両側運動協調，筆記操作による視覚運動協調，視覚構成に関係する因子がみられたことを報告している[20]．また，体性感覚や身体図式において，模倣の困難さが述べられており，それには，ミラーニューロンの障害の影響があると述べている．ミラーニューロンは，自分で行動するときと他者が行動するのを見ているときの両方で活動する神経細胞であると言われている．また，ミラーニューロンは身体構造上不可能な動作を観察する場合には反応しないこと，目的がわからない動作のときにはあまり活動しないことなどが言われており，ある程度身体図式の共通性の中で活動すると思われる．このように自己と他者の動作に関連するミラーニューロンが障害されることで，ASD 児は異なる身体図式となり，そのため共通性を失いやすく，結果として模倣や他者行為の理解，コミュニケーションの困難さに関連するのではないかと述べている．身体図式を共通して持てず，他人の動作に共鳴できない状態にあるので，模倣などが難しいのではないかと述べている．

　このように他人の動作に共鳴できない問題について，佐藤は，対人同期現象という観点から ASD のリズム同期障害について述べている[21]．対人同期現象とは，並んで歩いている２人の歩調，会話しているときのまばたきから，ロッキングチェアを揺らすとき，コンサートでの拍手などで同期が生じる現象などである．佐藤は，動作が同期すると，脳の活

実践編2　認知科学的・神経心理学的アプローチ

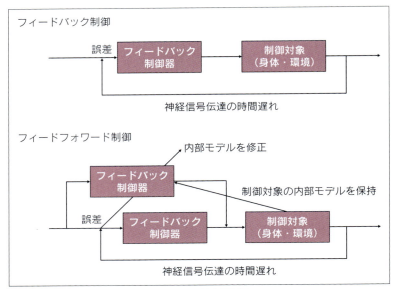

図1 運動制御システムにおける情報処理

動も同期すると述べている．そして，動作の同期を通した体験の共有が相互理解を容易にしているとともに，幼児の言語獲得の大切な基盤となっていると述べている．その同期現象が生じるためには，動作のリズムを伝える適切な情報を相互に利用できることが大切であると述べている．このようなことから佐藤は，ASDの人は動作のリズムを伝える適切な情報が得られず対人同期が生じていないのではないかと考察している．実際，ASDの人がマガーク効果（「ガ」と発音している顔の映像を見ながら，「バ」という音声を聴くと，そのどちらでもない「ダ」に聞こえるという現象）が生じにくいということ，そして，異なる感覚・運動の情報を統合して統一知覚世界をつくり上げることが難しいのではないかと述べている．

このような脳機能領域の機能的結合の問題について，川人は，fMRIを使用し安静時脳活動から決まる脳ネットワーク（rs-fcMRI）をもとにASDを高精度に判断できるバイオマーカーの作成に成功している．その方法は全脳を解剖学的に140個の領域にわけ，その間の9,730個の結合からASDを高精度に判定できる機能的結合を選択し，16個の脳領域の機能結合により影響し特定した．そしてそれらを線形加重したものをASD度としてASDのバイオマーカーとして利用できると述べている．ASD度が正であれば当事者，ASD度が負であれば定型発達と判断できると述べている．またこのような脳ネットワークの知見をもとに，ニューロフィードバックによる治療も示唆している[22]．

また運動スキルや対人関係スキルの観点から，平島は，その類似性を考察するなかで，ASDの運動スキルと対人スキルの問題について考察している[23]．運動制御はフィードバック制御だけではなく，フィードフォワード制御が働いている（フィードフォワード制御の

208

考え方については，第10章および第14章を参照）．なぜなら，フィードバック制御だけでは運動指示が間違っていたときに，その間違いを修正するためには時間がかかり過ぎるために素早い行動ができず，ゆっくりした動きしか実現できないからである．

　フィードフォワード制御とは，運動を遂行するときに生じるはずの関節間力を予測し，それを見越して運動指令を作成（内部モデル）することである．このような内部モデルを持つことで，素早く運動を予測し遂行に移すことができる．また，万が一内部モデルが正確でなくても，誤差に基づき内部モデルを修正していくことで対応していくというものである（**図 1**）．平島は，このようなフィードフォワード制御が対人関係のときも同様ではないかと述べている[23]．運動制御と同じように他者に働きかけ，他者の言動や行動に対して行動していく．このようなときにフィードバック制御だけであると非常にゆっくりとした対応しかできず，対人関係にもフィードバック遅延がみられることから対人関係もフィードフォワード制御が必要であり，運動制御との類似点を指摘している．

Point !

　ASD の社会性障害と運動障害が同一神経基盤の障害に起因している可能性がある．つまり，運動や対人関係において誤差が生じた場合，内部モデルを更新されないか，内部モデルの更新の質が異なるという問題が存在する可能性がある．

　このことに関連して，Haswell らは，新しい運動学習課題で，定型発達の子どもも ASD の子供も内部モデルの更新をすることはできるが，定型発達の子どもが，視覚座標（外的座標）や関節座標（内部座標）の両方を駆使しているのに対して，ASD の子どもは，関節座標（内部座標）で表現して内部モデルを獲得していることを示唆している[24]．また，Haswell らは，内部モデル獲得に際して，関節座標（内部座標）に頼る度合いが大きい ASD の子どもほど，模倣障害や社会性障害の程度が大きくなるという結果も出ている[25]．これらのことから ASD において内部モデルを修正することはできるが，定型発達とは異なる内部モデルを更新することになり，内部モデルが構築された状況では行動の予測を立てることができるが，状況が変化すると ASD の子供は異なる予測をしてしまうのではないかと述べている．

　これまで ASD における様々な研究をみてきたが，ASD は感覚・知覚，運動特性において，周囲の環境との協調や共鳴ができず，独自の内部モデルをもって対応しており，なかなか状況に合わせた運動や対人関係が持てないことが理解される．また，それには脳機能や脳ネットワークが関与していることが明らかとなりつつある．また，このような感覚・知覚，運動特性については，ASD 当事者でもある綾屋は自身の体験の痛みや自己感について考察している．それは，感覚-運動ループとしての自己の不安定さではないかと述べている[25]．

実践編 2　認知科学的・神経心理学的アプローチ

3.　ASD へのアプローチ

　これまで，ASD の感覚・知覚，運動特性，および脳機能についてみてきたが，そのような特性をもった ASD への治療にはどのようなものがあるのだろうか．

　ASD へのアプローチを行ううえで大切なこととして，滝川は現在行われている様々な ASD へのアプローチは，試行錯誤途上のアプローチと捉える必要があると述べている[26]．それは，子育てという営みがただひとつのみしかないのではなく，子どもの発達レベル，その子どもの置かれた様々な条件，親をはじめ周囲の人が何をその子どもの幸せと考えるか，子ども自身はどうかなどいろいろな試行錯誤が必要であるため，そのような試行錯誤を積み重ねていくことがアプローチになるのではないかと，一元化したアプローチに警鐘を鳴らしている．

　滝川の指摘を踏まえつつ，現在どのようなアプローチがあるかをみてみる．ASD への行動面へのアプローチとして，TEACCH（自閉症等コミュニケーションに障害のある子供達やその家族への包括的対策プログラム：Treatment and Education of Autistic and Communication handicapped Children），応用行動分析，絵カード交換式コミュニケーション，社会スキル訓練などがある．また，最近では JASPER〔Joint Attention（共同注意），Symbolic Play（象徴遊び），Engagement（相互交流），Regulation（感情調整）の頭文字から取られている〕という自然な発達的行動介入を黒田が紹介している[27]．これは例えば，他者とかかわりやすい遊びの場を設定して，共同注意や要求行動を促し，他者へ自発的にかかわっていけるようにするものである．これらのアプローチは ASD に対して，適切な行動や態度を身につけさせる目的や，周りの環境を構成することで，適切な行動を引き出そうとするもの，両者の折衷をとり，つなげることを目的としている．

　しかし，これらは行動面へのアプローチであり，社会生活を送るうえで必要となるものを学ぶ方法である．ASD が抱える感覚や運動に対して直接働きかけるものではない．

　次に ASD への運動や視覚，運動機能，身体イメージなどを改善するために，感覚統合（Sensory Integration，以下 SI と略す）がある．この療法は，姿勢調整能力やバランス能力を伸ばすために平均台を歩き，また袋のなかから形を探し出すなどして，体性感覚を高め，身体図式や運動企画などを高めるために梯子，トンネルなどを組み合わせる課題を実施する．岩永らは SI の効果について研究しており，協調運動や視覚認知，視覚運動能力などにおいて集団療育を実施した場合より，有意な効果が認められたことを報告している[28]．

　また ASD の感覚へのアプローチであるが，これに関しては難しく，対処方法を考えたり，注意をそらしたりするなどすることがあると述べている．また，社会性や模倣をすることなどは，刺激を入れながら，アイコンタクトをして，その回数を増やしたり，他者への注意を促したりするが，いずれも確実な方法ではないと思われる[28]．

　このように，ASD に対するアプローチは感覚や運動に対するものは感覚統合以外には

210

アプローチとして開発されておらず，多くのアプローチは行動面への働きかけである．このことについて岩永も述べているが[28]，今後神経学的研究をもとに，様々なアプローチが求められる．また，神経学的な解明がなされることで，ASD が子育ての問題や本人の性格の問題という偏見ではなく，脳の障害であり治療可能なものとして社会に理解され，偏見の除去やより効果的なアプローチ開発の一助となることが期待される．

Message

- 統合失調症は，認知機能や感情などによく焦点が合わされ，身体に着目されることが少ない．身体と自我との結びつきは非常に緩やかで曖昧である．そのため丁寧な身体の理解やアプローチが必要になる．
- ASD の場合，感覚から運動まで，内部モデルが独自に更新されることがわかってきた．このことから ASD の人は他の人と同じ体験をしているのではなく，独自の体験を有していること，そして理解しづらいがその体験を認めていくことが大切である．
- 精神疾患や発達障害は，仮説が立てられ説明され，治療や支援が行われている．その基本となる理論やその限界についても理解することが必要である．

（藍野大学医療保健学部作業療法学科）中西英一

◆参考文献

① 磯田昌岐：自己の動作と他者の動作を区別する神経回路．Clin Neurosci. 2015；33（2），147-150

　　精神疾患や発達障害では，自己と他者を区別することが時に困難な場合がある．この論文はそのような自己と他者の区別はどのような神経回路から成立しているのか非常に興味深く描かれている．

② 丁ミンヨン，小坂浩隆：自閉症スペクトラム症におけるデフォルトモードネットワークと臨床応用．Clin Neurosci. 2016；34（6），717-720

　　ASD の社会認知機能とデフォルトモードネットワークの関係性について述べられている．本文でも述べたが，ASD の生物学的な指標はまだない．今後このような最近の脳機能画像研究の一端を知るとともに，私たちもこのような知見に基づいてセラピーを行う必要が生じると考えられる．

◆引用文献

1）古茶大樹：歴史と概念の変遷．日本統合失調症学会（監修），統合失調症．医学書院，p69-79，2013
2）岡崎祐士：統合失調症の過去・現在・未来．日本統合失調症学会（監），統合失調症．医学書院，p3-7，2013
3）尾崎紀夫，他編：標準精神医学．第6版，医学書院，2015，p335
4）エミール・クレペリン：身体症状．精神分裂病．みすず書房，p78-88，1986

実践編 2　認知科学的・神経心理学的アプローチ

5) 中井久夫：「こころ」と「からだ」―考えすぎないための資料として―. 看護のための精神医学 第2版. 医学書院, p12-13, 2004

6) 田中彰吾：運動学習におけるコツと身体図式の機能. バイオメカニズム会誌 2013；37（4），205-210

7) 鈴木康一：精神分裂病における身体所作の異常―その精神病理学的・治療論的研究―. 東医大誌 1992；50（2），229-238

8) 岩井圭司, 徐志偉, 中井久夫：身体イメージの歪みと精神-身体の対偶性―指圧法を用いてとらえた, 精神分裂病における身体の動態平行の障害―. 湯浅修一（編）分裂病の精神病理と治療 2. 星和書店, p269-304, 1989

9) 中里　均：身体感覚とリズム. 飯田誠（編）精神の科学4 精神と身体. 岩波書店, p141-176, 1983

10) 浅井智久：統合失調症の身体イメージ. Clin Neurosci. 2011；29（8），948-949

11) 前田貴記, 沖村　宰：統合失調症の自我障害の認知科学. 日本統合失調症学会（監）統合失調症. 医学書院, p275-280, 2013

12) 細井　匠, 林　香奈, 牧野英一郎：統合失調症における最大一歩幅の見積もり誤差と転倒との関係. 精神障害リハ. 2012；16（1），57-61

13) 嵐　弘美：統合失調症圏の患者に対する身体ケア技術の意味づけ―生物学的寛解過程における身体感覚の変化に連動した看護ケア―. 日精保健看護会誌. 2009；18（1），38-49

14) 前田貴記, 加藤元一郎, 鹿島晴雄：統合失調症の自我障害の神経心理学的研究（sense of agency について）―自我障害から発症機構について考える―. 脳と精の医. 2007；18（3），205-209

15) エイメンソンCS（著）, 松島義博, 荒井良直（訳）：必要とされる生活技能のレベルまでの習得過程. 江畑敬介, 稲田俊也（監）家族のための精神分裂病入門. 星和書店, p171, 2001

16) 長田恭子, 他：統合失調症のセルフスティグマ形成から安定した地域生活へのプロセス. 精神障害リハ. 2016；20（1），63-71

17) 栗田　広：自閉症概念の変遷. そだちの科学. 2013；21（10），8-13

18) 山田貴志：ASD の生物学的知見. 精神科. 2016；29（5），372-376

19) 古川恵美, 他：自閉症スペクトラム障害のある子どもの親が捉えた社会的困難性につながる子どもの身体感覚. 小児保健研. 2016；75（1），78-85

20) 加藤寿宏：自閉症スペクトラム障害の運動・行為の障害. 作療ジャーナル. 2013；47（9），1002-1006

21) 佐藤　徳：心をつなぐ運動の同期―対人同期現象と自閉症スペクトラム障害. 発達. 2016；148，59-64

22) 川人光男：脳ダイナミクスと精神疾患. 神心理. 2016；32（4），264-275

23) 平島雅也：身体運動スキルと対人関係スキルの類似性―自閉症スペクトラム障害を例に―. 精神科. 2014；24（30），301-306

24) Haswell CC, et al.：Representation of internal models of action in the autistic brain. Nat Neurosci. 2009；12（8），970-972

25) 綾屋紗月：自閉スペクトラム症におけるトラウマ・ストレス・痛みと自己感. トラウマ・ストレス. 2015；13（6），23-33

26) 滝川一廣：自閉症治療・療育はどうあるべきか. そだちの科学. 2013；21（10），2-7

27) 黒田美咲：自閉スペクトラム症の早期支援の最前線. 臨心理学. 2016；16（2），151-155

28) 岩永竜一郎：自閉症スペクトラム障害児の療育と支援. 日生物精医会誌. 2013；24（4），252-256

理論編

Chapter 13
生態心理学的アプローチの基礎

Chapter 14
認知科学的アプローチの基礎

Chapter 13

生態心理学的アプローチの基礎

Summary

本章では，生態心理学的アプローチの基本的な考え方を解説する．第2節で，そのルーツであるギブソンの理論の基本的な考え方，概念を紹介する．第3節で，同様に現代の生態心理学的アプローチのルーツとなっているベルンシュタインの理論における重要な考え方を紹介する．生態心理学的アプローチでは，システム論の立場から，生物の能動性，課題に応じた柔軟な行為の側面に着目するため，リハビリテーションへも示唆を与えている．

Key words　生態学的システム，身体-環境の相互作用，能動的知覚，柔軟性，シナジー

Ⅰ　本章の位置づけ

　本書では，知覚心理学者ギブソン（J. J. Gibson）の理論と，運動学者ベルンシュタイン（N. A. Bernstein）の理論を背景に発展している，知覚や行為に関する研究を生態心理学的アプローチと呼ぶ．もともとギブソンは知覚心理学者として，生物とその環境からなる生態学的システムという観点から知覚という現象を捉えようとした．そのため，ギブソンの心理学は生態心理学と呼ばれる．一方，ベルンシュタインは，身体を冗長な自由度からなる複雑なシステムとみなし，直面する課題に応じて柔軟に組織化される行為の側面を明らかにしようとした．厳密にはベルンシュタインの理論とギブソンの生態心理学の系譜は異なるが，本書では，彼らの理論に基づき展開している一連の研究を総称して生態心理学的アプローチと呼ぶことにする．

　本章では，第2節でギブソンの理論，第3節でベルンシュタインの理論を概説する．彼らの理論のすべてを扱うことはできないため，実践編で紹介される事例で応用されている概念やキーワードを優先的に扱うこととする．生態心理学についてより深い知識を習得したい読者は，章末の参考文献をあたっていただきたい．

　ギブソンの理論もベルンシュタインの理論も，現象の理解のために発展してきた自然科学，基礎研究のなかに位置づけられる．そのため，リハビリテーションにおける実践的応用のための治療学ではない．しかし，現在，これらの理論はリハビリテーションの実践や研究にも様々な影響を与えている．本章の内容が本書の他の章と有機的に結びつき，リハビリテーションの実践におけるヒントとなることを願っている．

Chapter 13　生態心理学的アプローチの基礎

II　ギブソンの知覚理論─基本的な考え方

1.　ギブソンの直接知覚論の特徴

　ギブソンは，従来的な知覚理論に対し独自の知覚理論を展開した．従来の知覚理論は，知覚を中枢（脳）における認知処理の結果として説明し，"中枢処理"を媒介することから間接知覚論と呼ばれる（第1章，第14章とも併せて参照）．一方，ギブソンの理論は，中枢処理を介さずとも，生物と環境との間での相互作用過程として知覚を説明できる，とする直接知覚論の立場をとっている．

　両者の違いは何であろうか．前者では，知覚を研究するに当たり，末梢から中枢に至る神経系や，脳内での処理，責任領域に着目するであろう．一方，後者の生態心理学は，"身体"や，その"動き（変化）"，それを取り囲む"環境"に着目する．端的にいえば，前者は脳という臓器の内部にアプローチするミクロな視点に立ち，後者は脳の周りにある身体や環境，そして，それらの関係性，動きや変化といった側面にアプローチするマクロな視点に立つ．これら2つの立場は必ずしも対立するわけではないが，同じ知覚というものを対象としつつ，その見方が異なる．以上のことを踏まえ，第2節では生態心理学の立場から知覚を捉え，身体，動き（変化），環境を軸にギブソンの理論の基本的な考え方についてみていく．

2.　身体：能動的に環境を探索する知覚システム

　本書の実践編でも，生態心理学の視点から捉えた身体（知覚システム），その能動性に着目した介入が紹介されている．例えば第2章では，脳梗塞患者が生活環境に再適応する際，視覚や触覚による探索を促すアプローチが紹介されている．第4章では，能動的な探索が可能な身体づくりのためには，環境への定位が重要であることも述べられている．第5章でも，高齢者を対象に，重力環境への定位という観点から，身体−環境の接触面となる支持面の知覚に介入するアプローチが紹介されている．その際，筋レベルへの介入の重要性，身体−環境のインターフェースとなる被服も知覚に影響を与えることなどが指摘されている．第7章でも，運動器疾患の患者に対し，筋緊張のレベルでの姿勢の調整，その際の支持面の知覚の重要性が強調されている．これら生態心理学的アプローチの考え方を理解するため，まずは身体について知覚システムという観点から考えてみる．

Point！

　実践章のなかで，「知覚システムとしての身体」という考え方に着目している章に共

215

理論編

通するポイントは，知覚システムの能動的な環境内の探索の基礎には，"身体の環境への定位"があるということである．そのため，身体と環境が接触する"支持面"もキーワードとなってくる．

■ 知覚システム

　ギブソンは，私たちの身体を「環境を能動的に探索するシステム」とみなした．そして，自らの動きによって環境内の対象を知覚するよう組織化されるシステムを知覚システムと呼んだ[1]．知覚システムの特徴は，その課題志向性，能動性，全体性に見い出される．これらの特徴について，視覚システムを例に考えてみる．

　従来の知覚理論では，「見る」ことは，外界からの視覚刺激を網膜上の感覚受容器で受動的に受け入れ，脳で処理することであった．一方，ギブソンの知覚システム論では，「何を見るのか」（対象），「なぜ見るのか」（課題）が「見ること」の前提にある（課題志向性）．視覚システムは，それら環境に存在する対象や環境内で行われる課題に即して，網膜を含む眼球だけでなく，眼球を含む頭部，あるいは頭部を含む身体全体を能動的に動かすことで，「見ること」を達成するようにシステムが組織化される（能動性）．ここでは，視覚システムを構成する要素として感覚器官や運動器官が「見ること」に参加しているが，特定の感覚器官（例えば，視覚器官の網膜）に視覚を還元することはできず，あくまで要素同士が課題に即して協調的に機能することで，場合によっては全身活動を伴い「見るシステム」全体が組織化されるのである（全体性）．

　例えば，机の上のカップを「見る」場面を考えてみる．目の前の机の上にカップがあるかを確認するだけであれば，ほとんど姿勢は動かさずに，まぶたを開き，眼球を向けさえすれば，カップを「見る」ことができる．しかし，カップのなかにコーヒーが入っているかどうかを知るためには，姿勢を傾け，覗き込むように「見る」ことになる．このように，同じ「見る」という行為であっても，行為の文脈や課題によって見方は変わり，見るために必要な身体部位の参加の仕方や動き，すなわち，「見るシステム」の組織化の仕方は変わってくる．さらに，「見る」だけでなく，コーヒーの味について知りたい場合には，カップを持ちあげ，顔に寄せ，香りを嗅いだり，口に含んだりして味わうであろう．

　知覚システムは，このように視覚や嗅覚，味覚などの感覚器官，手や指といった運動器官を要素としつつも，それらに還元することはできない5つのシステムに分類される（基礎定位システム，聴覚システム，触覚システム，味覚-嗅覚システム，視覚システム）[1]．そして，直面する課題に応じて全身の感覚器官，運動器官を柔軟に組み替え協調させながら，環境内を探索し，課題を遂行する．5つのシステムのなかでも，行為による探索や遂行を支える身体の基礎にあるのが基礎定位システムである．

　基礎定位システムは，身体が能動的な探索を行うために前提となる"環境への定位"を

担う．そして，他の知覚システムの基礎となりそれらと協調して機能する．身体が環境に定位するには，身体と環境の接触面での触覚により支持面を知覚し，内耳の前庭器官が特定する重力方向と自己身体とを関係づける必要がある．この接触感覚と前庭感覚によって，自分の身体が置かれた環境の性質と身体の姿勢の2つを同時に知ることができる．基礎定位システムは，環境に身体を定位させ安定した姿勢を保つことで，他の知覚システムの活動を支える．

> **Point !**
>
> ここでいう安定とは，微動だにしない静的な安定ではなく，むしろ常に揺れ動く自己身体や変動的な環境に対し，適応的に定位し続ける動的な安定である．

実践編で紹介される生態心理学的アプローチでは，知覚システムのなかでも触覚システムの活用が重視されている．セラピストが対象者の身体の状態を評価する際も，また，対象者自身が自己の身体の状態を知覚する際にも，身体を揺すり，動かすことで得られる触知覚の特性が生かされている．第4章では，感覚障害を有する患者に対しても，特定の感覚受容器を持たずに全身の知覚システムによって組織化される "ダイナミックタッチ"（後述）を利用し，自己身体の知覚を促す介入が紹介されている．第6章では，半側空間無視の患者に対し，麻痺側の身体の能動性を引き出し環境との相互作用を促すために，ダイナミックタッチを利用した介入について述べられている．第7章でも，セラピストの徒手による介入の際，患者の身体の状態をダイナミックタッチによって知覚し，評価する方法が解説されている．また，対象者自身が自己の身体を揺すり動かすことで，支持面での知覚が促進されるようなアプローチが報告されている．そこで次に，これらのアプローチの背景にある生態心理学における触知覚の考え方，研究事例を紹介したい．

■ 能動的触知覚：ダイナミックタッチ

ギブソンの能動的な知覚システムの理論を発展させた研究に，能動的触知覚に関するものがある．従来，触覚に関する心理学，生理学の研究では，動かない実験参加者の身体の皮膚表面に点状の刺激を与え，受容器の反応を調べる，といった受動的な実験パラダイムが用いられてきた[2]．一方，ギブソンは，クッキーカッターを用いた実験で，クッキーカッターの形状の知覚において，能動的に対象を触るアクティブタッチのほうが対象の形状を正確に知覚することを示した[3]．つまり，能動的な触覚の重要性を示したのである．クッキーカッターは，掌のなかで把持できる対象であるが，金槌や杖のように掌には収まらない道具や物体の場合はどうだろうか．

現在の生態心理学界を牽引する研究者の1人であるターヴィー（M. T. Turvey）は，手に持った剛体の能動的な触知覚 "ダイナミックタッチ" の研究を展開している．ターヴィー

理論編

らによると，私たちは剛体を振ることで，目で見なくてもその長さや形状，向きを知覚できる[4]．ターヴィーらの一連の研究によると，身体と対象の関係（物体のどこを持ってどう振るのか）から求められる質量分布のパターンに基づく物理量が，ダイナミックタッチを支える情報[※1]（後述する"不変項"）であることが明らかになった[5]．なお，この情報は物体を動かさなければ知覚でなきい．つまり，ダイナミックタッチでは，物体を動かすことでこの情報を触覚的に知覚し，物体の特性（長さや向きなど）を知ることができるのである．また，ダイナミックタッチには，固有の感覚器官が存在するわけではない．触覚システムは，その構成要素として，全体に分布する皮膚や筋，腱，さらに，それらを構成する細胞など複数のスケールにまたがって存在する要素を，課題に即して組織化することで実現している[6]．

Point !

　ダイナミックタッチは，物体の知覚のみならず，自己身体の知覚にまで利用されていることが指摘されている[7,8]．例えば，暗闇のなかでも自分の身体について知覚できることからもわかるように，ダイナミックタッチによって身体の位置や向き，自己身体と環境との関係が知覚できるという[8]．環境に自己の身体を定位させる際の姿勢の調整においても，ダイナミックタッチをはじめとする能動的な触覚システムが重要な役割を果たしていると考えられる[1,8]．

　生態心理学の触知覚の考え方において重要なのは，ダイナミックタッチのように対象を"動かす"ことであった．そこで，次に，生態心理学の知覚の考え方において，いかに"動き"が重要で必要不可欠なのか詳しくみていく．

3. 動き，変化：知覚にとって必要不可欠なもの

■ 対象の動き

　知覚システムが能動的に環境を探索し，対象を知覚できるのはなぜだろうか．生態心理学では，不変項という情報が能動的な知覚を成立させると考える．不変項とは，「変化のなかの不変の性質」である．ここでいう変化と不変（持続）は対の概念である．何かが変化するとき，同時にその一方で何かが変わらずに持続している．ここでは，バイオロジカル・モーションという具体的な知覚の現象を例に考えてみたい[9,10]．

　バイオロジカル・モーションとは，**図1**のように複数の白い点が動くと，そこにヒトの

※1：慣性モーメント＝物体を回転させようとした際に生じる抵抗．

Chapter 13 生態心理学的アプローチの基礎

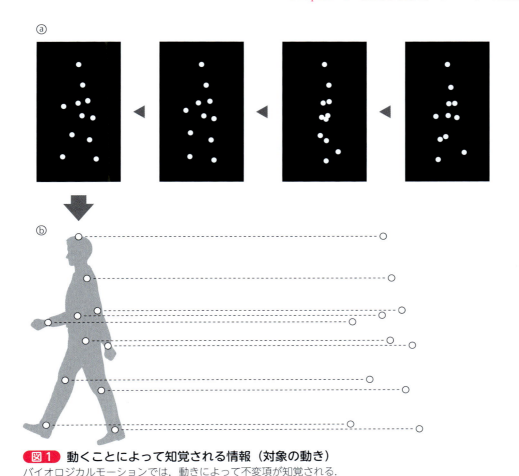

図1 動くことによって知覚される情報（対象の動き）
バイオロジカルモーションでは，動きによって不変項が知覚される．

（文献10より引用改変）

歩行などの動きが知覚される現象である[※2]．その一枚一枚の静止画からだけでは，点はランダムに配置されているようにしか見えず，何かを知覚しようとすることは難しい．ところが，それらの点が一定の条件を満たして動くとき，そこに歩いたり，跳ねたりしているヒトの姿を知覚することができる．同じ"点"という刺激であっても，それらが不変の関係（例えば，点同士の距離）を保ちながら動けば，動く人の活動を特定し，様々な情報（性別，およその年齢など）を知覚することができるのである[9]．このバイオロジカル・モーションの例では，各点の位置はそれぞれ変化するが，同時に，点と点の位置関係は変化せず一定である．つまり，動きに，そして，その動きのなかの不変項に様々な情報が含まれ，その不変項の知覚には動き（変化）が必要なのである．

ギブソンの理論では，知覚とは不変項の探索と抽出の過程とみなされる．そして，この

[※2]: Bio Motion Lab（http://www.biomotionlab.ca/Demos/BMLwalker.html）などのサイトでは，実際に動画で確認できる．

理論編

「変形から不変なもの（不変項）が知覚される」という原理に基づけば，中枢での処理を前提としない直接知覚が可能だと考えられている．ここでは，まず不変項のアイデアを理解するため，バイオロジカル・モーションという"対象"が動く場合を例にした．しかし，ギブソンの理論における重要なポイントは，"知覚者自身"の動き，すなわち，運動や行為が本質的に知覚と分けられないと考える点にある．

■ 知覚者の動き

ギブソンの著書のなかに，知覚者自身の動きと知覚の不可分な関係を表す一文がある．「我々は，動くために知覚しなければならないと同時にまた，知覚するために動くこともしなければならない」[11]．この一文に象徴されるように，ギブソンは知覚と行為は分けることができないことを強調した．従来の知覚理論では，刺激という原因によって，一方向的・受動的に作用がもたらされる感覚受容器からの入力が，中枢神経系によって処理された結果（出力）として知覚を理解しようとした．そこでは知覚（入力）と行為（出力）が分離され，知覚にとって行為はむしろ邪魔なものとみなされていた．一方，ギブソンの理論では，「知覚とは，能動的な身体の探索によって情報を検出し，環境や自己，両者の関係について知る過程であり，知覚には動きが必要で，それらは分離できない」と捉え直されたのだ．

ここでは視覚を例に知覚者の動きにより特定される情報について考えてみる（**図 2a**）．まず，環境内には太陽光や屋内の照明といった光源がある．そして，光源から放射される光は，空気中の無数の塵や周囲の面（壁や床）に反射し，知覚者を取り囲んでいる．このように光に取り囲まれた定常的な状態においては，知覚者の視点（観察点）にはあらゆる方向から光が届く．同時に，観察点はその点に固有な面の配列に向けられている（**図 2a**）．知覚者は光というエネルギーの場に埋め込まれているのである．

例えば，**図 2a** の部屋のなかで椅子に座っている知覚者の視点には，実線によって切り取られるような床面，環境内の対象の面，壁や天井の面といった面が隙間なく配置されている．ここで，座位から立位へと変化し観察点が移動すると，それに伴い面の配列も変化し，破線によって切り取られるような面の配列となる（**図 2a**）．そして，観察点を取り囲む光（包囲光）は，その視点に特有の配列をなして構造化されているため，環境の情報（周囲の壁など）と同時に，知覚者の情報（どこを向いているかなど）を特定する．このように知覚者の視点ごとに向けられるユニークな包囲光の配列は，包囲光配列と呼ばれる．ここで重要なことは，包囲光配列は知覚者の動きに伴い変化すると同時に，そこで持続する環境や知覚者自身の不変の性質（不変項）を明らかにするということである．

■ 光学的流動

図 2a の例で検討した包囲光配列の変化は光学的流動（optical flow）と呼ばれる．バイオロジカル・モーションの例では，実験室的な特殊な状況，つまり，面をもたない点の動きによる不変項のケースについて検討した．しかし，実際の環境では，構造化された面が

Chapter 13 生態心理学的アプローチの基礎

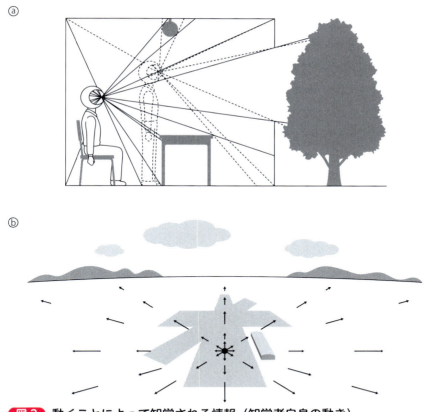

図2 動くことによって知覚される情報（知覚者自身の動き）
ギブソンの包囲光配列と，知覚者の動きによる変化（光学的流動）を示す.
（文献23より引用改変）

変化することで光学的流動が生じる．対象の動きによって生じる光学的流動もあるが，知覚者自身の動きに伴って生じる光学的流動もある．

　図2bは，飛行機を着陸させようとするパイロットの視点から見える光学的流動を表している（矢印は各点の流動の速度と方向を表す）．上空から地面へと接近する場面では，遠くのほうの山や雲の変化は小さく映る．一方，観察点の近くでは，近くであるほど地面が急速に変化して映る．一方，光学的流動の中心は，そこから流動が発生する点，つまり変化しない不動な点である．この不動点は観察点が向かっている方向を特定する．

　このように，観察点で得られる光学的流動には，様々な変化や不変の法則があり，この知覚者の動きに伴う光学的なパターンの法則によって，パイロットは自分が今どこにどれくらいの速度で移動しているのかを知ることができる．また，それらの情報に基づき，安全な着陸のためには，滑走路に向かってどこでどのように速度を落とせばいいのかも知ることができる．適切な情報を知覚するためには，適切に飛行機を操縦し，自身の行為を調整しなければならない．同時に，適切に行為を調整するためには，適切な情報の知覚が必要となる．この光学的流動を利用した着陸という行為の例からも，ギブソンの主張する知

理論編

覚と行為の不可分な関係が理解できるであろう.

4. 環境：運動や行為をガイドするもの

　実践編では，運動や行為のリハビリテーションにおいて，身体のみならず，その周りにある環境や課題のデザインを工夫するアプローチが紹介されている．第3章では，脳血管障害の患者に対し，後述する"アフォーダンス（affordance）"の概念を利用し，道具（自助具）のデザインを工夫することで，道具を操作する行為（書字など）に変化を促す試みが紹介されている．また，生活空間への適応においても，壁などの側面構造のもつアフォーダンスに着目したアプローチが報告されている．第6章でも，片麻痺患者に対し，壁などの面がもつアフォーダンスを利用した介入が紹介されている．第4章では，アフォーダンスの観点から，環境の探索を促し，能動性を引き出すための工夫が紹介されている．例えば，患者ごとに興味関心のあるものを周囲に配置したり，食事の際の姿勢と机の関係を適切に調整するなど，細やかな環境のデザインによって患者の能動性を引き出そうと工夫がなされている．そこで，次に，運動や行為をガイドするものとしての，環境の意味について考えてみる．

■ 視覚性運動制御

　知覚と行為の不可分な関係を表す現象の例に視覚性運動制御がある．つまり，視覚的な情報によって私たちの姿勢や運動が影響を受けるという事実である．ここでは，リー（D. N. Lee）らによる視覚性運動制御の実験を例に考えてみる[12,13]．リーらは「揺れる部屋」という天井と壁が床から分離され吊るされた状態の部屋のなかで実験を行った（**図3a**）．部屋の壁には格子状のパターン（肌理と呼ばれる面上の構造）が印刷され，壁の揺れに伴い肌理の拡大と縮小という光学的流動が生じるようになっていた（**図3a**）．彼らは，この揺れる部屋に実験参加者を立たせ，外から参加者に気づかれないように少しずつ部屋の壁を揺らした．その結果，壁が参加者から遠ざかるように動く際には，参加者に対して肌理の縮小という光学的流動のパターンが生じるため，参加者は自身が後方へと姿勢を傾けたと知覚し，それを補償するように前方へと姿勢を反らした．反対に，壁が参加者に接近するように動く際には，参加者に対して肌理の拡大という光学的流動のパターンが生じるため，参加者は自身が前方へと姿勢を倒したと知覚し，それを補償するよう今度は後方へと姿勢を傾けた．これらの事実は，視覚的な情報（光学的流動の変化）によって，身体が無自覚に環境の変化に協調し，まるで立位姿勢が環境により制御されるかのような事態を示している．

　このような知覚と行為の密接な協調関係を「知覚と行為のカップリング（結合）」と呼ぶ．ここで重要なことは，知覚システムとしての身体と環境との協調を支える知覚と行為のカップリングは，"ゆるやかな"結合だということである．揺れる部屋の実験で，参加者

Chapter 13 生態心理学的アプローチの基礎

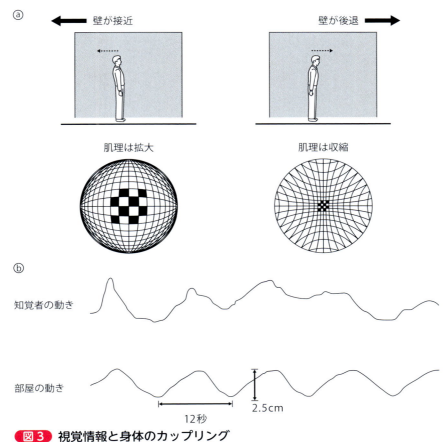

図3 視覚情報と身体のカップリング
リーらの揺れる部屋の模式図と，その壁の肌理の変化，部屋と知覚者の動きを示す．
(文献14, 23より引用改変)

(知覚者)と壁が協調している様子をみてみる(**図3b**)．参加者と部屋の壁とは視覚的な情報によってゆるやかに結合しているため，まったく同じ波形とはなっていない[14]．もしも両者が固い棒などの剛体で固定され，"かたく"結合されていた場合には，両者の動きはまったく同じ波形となるであろう．かたく結合され，力によって強制的に動かされる場合と異なり，視覚情報によるゆるやかな結合は，あくまで行為を制約したり，ガイドしたり，調整する機会を提供するだけである．

■ **アフォーダンス：環境によって提供される行為の可能性**

ギブソンは，生物の行為を説明するに当たり，環境の側が持つ特性を強調するため，"アフォーダンス"という概念を提案した[11]．アフォーダンスとは，環境が生物に提供(afford)する行為の機会や可能性のことである．環境は，系統発生的にも個体発生的にも生物に先立って持続して存在している．環境には，生物の行為や行動のために利用できる潜在的な資源としてのアフォーダンスがある．身体を自由に動かすためには身体の側で"動かせる"

理論編

条件が揃っている必要があるが，同時に，環境の側でもその生物が"動ける"条件を満たしている必要がある．アフォーダンスという概念には，このような環境と生物との相補的な関係が含意されている．

　身の回りの場面を例にして考えてみる．アフォーダンスを簡単に見つける方法としては，生物を見つければよい．なぜなら，生物が生きているということは，立つ，移動する，休息する……など，必ず何らかの行為を行っているはずであり，行為が行われているということは，環境のアフォーダンスを利用しているからである．例えば，人が椅子に座っている場面で，椅子に"座る"という行為を可能にするアフォーダンスについて考えてみよう．

　まず，その椅子に座ることができるためには，椅子にはその人の体重を支えられるだけの十分な強度が必要である．また，椅子の座面には，その人の臀部を支えられるだけの充分な広さも必要である．あるいは，座面の高さも，その人にとって高過ぎず，低過ぎない適切な高さでなければならない．このように椅子の強度や，座面の広さや高さといった環境の特性が，椅子に座るという行為を可能にするアフォーダンスの要素である．椅子にこれらの特性が備わっていなければ，人は座ることができない．また，いくら椅子にこれらの特性が備わっていても，人の側にもそれを知覚できる能力，座ることを実現できる行為や運動の能力[※3]がなければ，"座る"という行為は実現しない．

　ここで重要なのは，環境と生物の相補性である．つまり，アフォーダンスは，生物との関係において規定されるということである．例えば，高さや広さといった物理的な特性は，60 cm や 400 cm^2 といった絶対的な値として求めることができる．しかし，これら物理的な値それ自体には，生物の特性は含まれておらず，ある行為が可能かどうかは生物側の特性にも依存する．椅子のアフォーダンスの例では，同じ椅子であっても，大人は座れるかもしれないが，背が低い子供にとっては座面が高過ぎて座れないかもしれない（その代わりに，子供には座面に"よじ登る"という別の行為のアフォーダンスが知覚されるかもしれない）．また，大人でも怪我をしていたり，歳をとれば，同じ椅子であっても座れなくなる場合もあるだろう．

　このように，アフォーダンスは，生物との関係において決まるという意味で，環境と生物の相補性のもとに定義される．同じ環境であっても，種や個体によってそこで可能な行為は異なり得るし，また，同じ個体でも成長や加齢，怪我や病気といった自己の身体の変化の過程で可能な行為も変化し得る．

　ギブソン以降のアフォーダンスに関する研究では，動物と環境の適合を表す指標として π 数（pi number）[※4]というものが提案されている[15]．π 数は，環境の特性（E）と生物

[※3]：アフォーダンスと相補的に定義される，動物の側の特性，能力のことをエフェクティビティ（effectivity）と呼び，両者を対の概念で捉える研究者もいる[24]．

[※4]：第8章では生態学的 π 値と呼ばれている．

（行為者）の特性（A）の比として定義され（π＝E/A），その実験的研究も行われてきた．例えば，"階段を上る"という行為におけるアフォーダンスの知覚を調べた実験では，段の高さという環境の特性（E）は，それを上る行為者の脚の長さ（A）との関係に基づいて知覚され，両者の比が特定の値になるとき，環境はその個体の行動に特定の意味を持ち，行動に質的な変化が起こることが示されている[15]．

　具体的には，脚の長さ（身長）にかかわらず，π数が0.88より小さい範囲（段の高さが高過ぎない範囲）では，手を使わずに両脚だけで上ることができると知覚され，π数が0.25のときが最も楽に上ることができると知覚された．そして，これらのπ数の値は，理論的に算出される値（手を使わずに上れる高さの限界：臨界点，エネルギー消費量が最も少なく安定する点：最適点）と一致することが示されている[15]．

　本書の第8章では，片麻痺患者の臨床的評価に当たり，光学的流動やアフォーダンスなどの生態心理学のアイデアを応用した事例が紹介されている．そこでは，片麻痺が運動だけでなく，環境や自己の知覚にも強く影響することが報告されている．第8章で試みられているように，アフォーダンス（π数[※4]）という概念を用い，環境と個体の関係から症状を評価する方法は，環境適応（知覚と行為のずれ）の指標としても有効であろう．

Ⅲ　ベルンシュタインの運動理論—基本的な考え方

1. 身体システムによる柔軟な行為の組織化

　本書の第2章では，脳梗塞患者の食事行為における箸の操作や，髭剃りにおける手と顔といった身体部位間での協調について述べられている．そこでは，道具を操作する手（後述する"先導レベル"）と操作される側の身体（口や顔など），そして，行為全体を支える姿勢（後述する"背景レベル"）の重要性が考慮されたアプローチが紹介されている．また，第3章では，脳血管障害の患者に対し，食具や筆記具といった道具の操作（先導レベル）を支える背景レベルとしての姿勢が，能動的な探索を支えるものとして重視されている．第3節では，これらのアプローチの基礎にあるベルンシュタインの理論の基本的な考え方について概説する．運動学者ベルンシュタインも，身体を膨大な自由度からなる複雑なシステムとみなし，柔軟な行為の側面を捉えようとした学者のひとりである．具体的な行為の場面をみてみよう．

　図4aは，机の上にある物体に手を伸ばす行為（リーチング）を行っている場面である．点線は，繰り返しリーチングを行った際のそれぞれのリーチングの軌道を表している．それぞれの軌道をみてみると，到達点は毎回きれいに同じ位置に精確に揃っている一方，その途中は毎回異なる経路を辿り，変動している．この例は，同じ行為を達成する場合にも

理論編

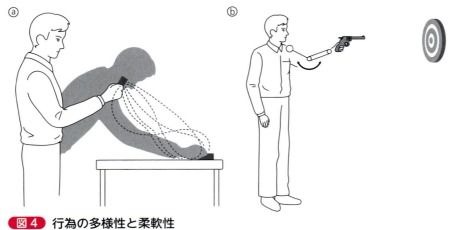

図4 行為の多様性と柔軟性
ベルンシュタインが記述しようとした生物の動きの特徴．
（文献 18, 22 より引用改変）

生物はまったく同じ運動を反復しているわけではないこと，同じ結果をもたらす方法に多様性があることを示している．

図4b は，射撃手が銃口を的に向けて安定させている場面である．的を精確に打ち抜くには，全身のあらゆるところで生じる揺れに対し銃口を安定させる必要がある．このとき，初心者は身体各部位の筋や関節を固定することで揺れを減じようとするが，熟達者では，例えば，肩関節で生じる揺れを肘関節で吸収する．その逆も然り，相互に動揺を補償することで，手首やその先にある銃口を安定させるよう全身を協調させ，柔軟に組織化する[16,22]．つまり，銃口と的（環境）との関係を安定化させる方略として，銃を握る手先以外の身体部位（肘や肩）は固定せずに，揺らぎを許容する"あそび"（関節の可動性など）を持たせておくのである．この方略のほうが，外乱に対する適応的な行為の調整ができ，柔軟な行為が可能となる．その結果，的を精確に打ち抜くという課題のパフォーマンスが高くなる．

これらの事例にみられる多様で柔軟な行為の組織化について，第3節では，従来的なモデル（認知科学的アプローチ）とベルンシュタインの"シナジー"というアイデアを比較しながらみていく．

2. 従来の運動理論：認知科学的アプローチ

認知科学的アプローチでは，身体を中枢によって制御される対象とみなし，中枢処理によって身体運動が実現すると考える．しかし，認知科学的アプローチの立場からは説明が難しい運動の側面として，ベルンシュタインは自由度の問題と文脈の問題を指摘した[17,18]．

■ 自由度の冗長性の問題

自由度とは，対象を制御するために決定すべき変数の数のことである．自由度の問題と

Chapter 13 生態心理学的アプローチの基礎

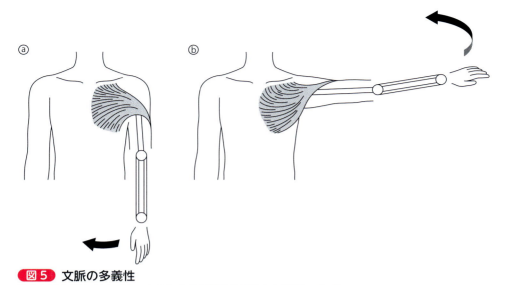

図5 文脈の多義性
入力と出力が1対1でないために生じる運動の複雑さを指摘している.

（文献22より引用改変）

は,「認知科学的アプローチのように運動に先立ち身体各部位（筋や関節）の状態を指定し制御するモデルは, 身体システムの膨大な自由度を考慮すると現実的ではない」という指摘である（第1章を併せて参照）. 例えば, 人間の場合, 関節レベルで約10^2個のオーダー, 筋レベルで約10^3個のオーダー, 細胞レベルでは約10^{14}個のオーダーの自由度が存在するとされている[19]. このことは, 制御の観点からすると, 制御すべき変数のほうが状態を記述するために必要な変数より多く, 解が一意に決定できない, という冗長性に起因する問題といえる.

認知科学的アプローチによる膨大な自由度の制御の説明の難しさを示す例に, ムカデのジレンマという逸話がある. ムカデが「どのように百本の脚を動かしているのか」と問われ, それを意識して制御しようとした途端に動けなくなってしまった, という話である[20]. この例からも, 中枢によって全身の自由度に過度に意識や注意を向け, 制御しようとしてしまうと, 自由に動けなくなってしまうことが容易に想像される. 私たちの身体運動の生成において, すべての自由度を事前に決定しなければならないとすると, 中枢にかかる負荷は膨大となる.

■ 文脈の多義性の問題

ベルンシュタインが指摘したもうひとつの問題は, 文脈による多義性の問題である[18]. ここでは, 解剖学的なレベルでの多義性について, 大胸筋を例に考えてみる. **図5a**のように, 腕を下げた状態で, 掌を体の中心に向けた姿勢のときに大胸筋を収縮させた場合, 腕は体側に引き寄せられ身体前方へと動く[22]. 一方, **図5b**のように, 腕を水平方向に伸ばし肩の高さより上げた状態で, 掌を下に向けた姿勢のときに大胸筋を収縮させた場合,

227

理論編

腕は顔のほうに引き寄せられるように動く．この例が示すのは，同じ大胸筋という"要素"に特定の運動指令（入力）を送っても，結果として実現される運動（出力）は同じとは限らず，運動開始時の姿勢によって変わってしまう事実である．ここでは，運動開始時の姿勢を運動の"文脈"と呼ぶ．そして，認知科学的アプローチのように身体運動を"制御"という観点から捉えるモデルでは，文脈（全身の姿勢など）を考慮しないと，入力と出力の対応関係が1対1とならず，1対多，すなわち多義的になってしまう．

　ここでは解剖学的レベルでの多義性の例を挙げたが，このほかに，力学的レベル，生理学的レベルでの多義性も指摘されている[17]．いずれのレベルにおいても，多義性とは，ある時刻における要素（姿勢や神経筋骨格レベルでの状態を表す変数）が与えられたとしても，その前後のシステムの状態が一意に決定できないことを指す．

3. ベルンシュタインのアイデア：シナジー

　ベルンシュタインは，これら自由度の冗長性や文脈の多義性も，むしろ，環境のなかで直面する様々な課題に対する，多様で柔軟な行為を可能にする生物の身体システムの特徴だとみなした．そして，"シナジー"という概念を用いて，これらの問題の克服を図った．

■ 多様で柔軟な行為の組織化

　シナジーとは，ある運動課題を達成する際に，身体各部位（筋や関節といった要素）が互いに結合し協調することによって，運動の自由度を減らすような機能的な構造のことである[17,18]．ベルンシュタインは，筋や関節といった要素が個別に制御されるのではなく，要素間の協調関係を考慮し，課題に応じた機能的な単位となって振る舞うことで，自由度が減ることを指摘したのである．

　例えば，機械的な自由度の結合を考えてみる．単純化して考えると，自動車には車輪という自由度が4つある．しかし，4つの自由度それぞれを別々に制御する場合，運転という課題を行うことは困難となる．一方，実際の自動車はハンドルというひとつの自由度で自動車の進む方向を操作できるため，その制御は容易となっている．これは，車輪（自由度）同士が機械的に結合しているからである．自由度の縮減とは，このような自由度同士の結合によって実現する．

　しかし，自動車のような機械のデザインと異なり，生物の身体システムでは，自由度の縮減によって制御が容易になるというだけでなく，その行為に多様性や柔軟性がみられる点が重要である．自動車の車輪のような機械の結合は，一度，構造ができ上がってしまうと，その構造は基本的に変わることがないため，"かたい"結合といえる．一方，生物の身体における自由度の結合は，課題に応じてその都度，柔軟に構造を変えるため，"やわらかい"結合といえる．このやわらかい結合によって多様で柔軟な行為が可能になる．

　例えば，カップを手で持つとき，その持ち方は多様であり，"カップを持つ"という課題

を達成するための方法には多様性がみられる．また，同じ"手"という部位であっても，カップを持つという課題のほか，文字を書く，食事をする，髭を剃るなど多様な行為を構成する要素として，課題に応じて柔軟に組織化し，機能する．この点に，機械とは異なる生物というシステムに固有の特徴が見い出される[21]．そして，これこそ柔軟な行為を可能にするシナジーの重要な特徴である[22]．

■ 環境に開かれた身体システム：知覚による行為の調整

ここで重要なのは，カップを持つ，食事をするといった行為は，環境のなかで遂行されるということである．そのため，課題に応じて柔軟に行為を組織化するためには，課題や環境に対し鋭敏である必要がある．つまり，その都度の知覚によって行為を柔軟に微調整することが重要となる．ベルンシュタインも，身体システムをその内部で閉じずに，それを取り囲む環境や状況とセットにして捉えようとした．そして，運動を「ある特定の状況，文脈における課題を解決すること」だと考えた[18]．ベルンシュタインは，人の身体運動の巧みさに関する著書で，巧みさが必要になるかどうかは運動のレパートリーによって決まるのではなく，運動を取り囲む条件（環境や課題）によって決まるとした[18]．

Point !

複雑で巧みな運動であればあるほど，事前に用意されたプログラムを実行したり，身体システムの内部の要素によって決まるのではなく，目の前の課題に対し即応的に調整し，状況や環境に適応することが重要となる．

■ 変化に開かれた身体システム：外乱に対する柔軟な適応

さらに，身体システムが潜在的に冗長な自由度を持っていることによって，外乱などの環境の"変化"に対する素早く柔軟な適応が可能となる．例えば，走行中のバスのなかで立っているとき，運転手が急ブレーキを踏んだとしよう．その際，仮に関節が強く固定された身体（自由度が小さく凍結した状態）の場合には，急ブレーキによる慣性力に抗えず，転倒してしまう恐れがある．しかし，もし関節が軟らかく動く身体（自由度が大きく直ちに解放できる状態）であれば，全身の姿勢を素早く整え，転倒しないよう重心位置を調整できるかもしれない．この例のように，"立つ"という課題を安定した状態を保つために，急な外乱（急ブレーキ）に対して素早く自由度を解放し，システム全体（全身）を変化させながらも転倒せずに立ち続け，安定した状態を維持できる能力は，冗長な自由度の素早い解放と再組織化によって実現する．この意味で，ベルンシュタインが指摘した自由度の冗長性と知覚による素早い行為の調整は，変化に対して適応できる身体，すなわち，変化に開かれた身体システムの重要な側面である．

理論編

4. 柔軟な行為の調整を支える背景のレベル

　ベルンシュタインは，柔軟な行為の調整を支える仕組みを考えるうえで，身体システムを階層的に捉えた．ひとつは，行為課題の中心的な役割を担うレベル（先導レベル）であり，もうひとつは，それを背景で支えるレベル（背景レベル）である[18]．ベルンシュタインによると，先導レベルは，その行為課題を代表するような部分であり，主に手先などによって自覚的に制御されるレベルである．一方，背景レベルは，この先導レベルを支えるが，とりわけ自覚されることなく裏方として課題の達成に貢献するレベルとされる．

　例えば，書字という行為においては，ペンを握り，字を書く手が先導レベルを担う．そして，安定した手の動きを支える体幹や姿勢全体の動的な調整，環境への定位を背景レベルが担っている．特に，ベルンシュタインは，柔軟な行為を支えるものとして背景レベルの重要性を指摘した．なぜなら，先導レベルが担う役割は重要ではあるが，行為達成のための一部分であり，残りの部分の調整役を背景レベルが担うからである．

　また，ベルンシュタインは，この背景のレベルとして筋緊張のレベル[※5]の重要性を強調した．ここでいう筋緊張のレベルとは，主に首-体幹の深部筋・深層筋が，体肢・手先の行為を遂行する際，それを支えるように働くレベルである．このレベルは，末梢の動きによって起こる重心位置の変化に対し，適応的かつ柔軟に身体全体を動的に安定化する役割を担う．筋緊張が高過ぎても低過ぎても，姿勢の柔軟な調整は持続できない．ベルンシュタインによると，あらゆる行為もこの筋緊張のレベルなしには遂行され得ない[18]．

　リハビリテーションの実践に当てはめて考えると，食事や書字，髭剃りなど，一見，口や手の先で実行されると考えられがちな行為においても，それら先導的な行為のレベルの背景では，環境内の物体の知覚や体肢の協調，そして，それらを支える全身の姿勢の調整において，背景レベルが重要な働きを担っているといえる．

Point !

　なかなか自覚できない筋緊張のレベルは，自己と環境の接触面である支持面の触覚的な知覚などを通し，適切に整えられる．先導レベルを担う身体一部だけでなく，それを支える全身で環境と接触し，自己身体と環境の間で知覚-行為の循環をよくしていくことが重要となる．そうすることで，自己の身体や環境をよりよく感じることができる身体がつくられ，よりよく動くことができる身体がつくられ……といった良循環が生まれる．

[※5]：ベルンシュタインは筋緊張のレベルをレベルAと呼び，最も下位で行為を支えるものとみなした[18]．

230

Chapter 13　生態心理学的アプローチの基礎

> **Message**
> - 私たちの身体は，脳という中枢機構のみによって制御されているわけではなく，環境によって制約され，ガイドされる．
> - 身体は，能動的に環境に働きかけるシステムであり，目の前の課題に応じて，その都度，柔軟に組織化することで，環境へ適応し続けている．
> - ある行為ができるか/できないかは，身体と環境の関係によって決まる側面があり，環境や課題を適切にデザインすることで，行為の可能性を拡げることができる．
> - リハビリテーションにおいても，環境や課題との相互作用に着目し，運動や行為の支援にアプローチできる可能性がある．

（神奈川大学経済学部）児玉謙太郎

（松蔭大学コミュニケーション文化学部）青山　慶

◆参考文献

① 佐々木正人，三嶋博之（訳）：アフォーダンスの構想—知覚研究の生態心理学的デザイン．東京大学出版会，2001
　　ダイナミックタッチや定位など，生態心理学の重要概念に関する研究論文がまとめている．その他，本章で扱えなかった重要概念にも触れている．
② 佐々木正人，三嶋博之（訳）：生態心理学の構想—アフォーダンスのルーツと尖端．東京大学出版会，2005
　　生態心理学の理論的背景やルーツに関する論文を集めたもの．哲学的な議論を含め，生態心理学についてより深く理解するための参考にしていただきたい．
③ 野中哲士：具体の知能．金子書房，2016
　　ギブソン，ベルンシュタインのアイデアを発展させ，知能や身体性に関する議論が展開され，それらに基づく新しい研究知見（著者自身の研究を含む）が紹介されている．

◆引用文献

1) Gibson JJ：The senses considered as perceptual systems. Praeger, 1966
2) 岩村吉晃：タッチ．医学書院，2001
3) Gibson JJ：Observations on active touch. Psychol Rev. 1962；69（6），477-491
4) Turvey MT：Dynamic touch. Am Psychol. 1996；51（11），1134-1152
5) Pagano CC, Turvey MT：Perceiving by dynamic touch the distances reachable with irregular objects. Ecol Psychol. 1993；5（2），125-151
6) Turvey MT, Fonseca ST：The medium of haptic perception：a tensegrity hypothesis. J Mot Behav. 2014；46（3），143-87
7) Carello C, Turvey MT：Physics and psychology of the muscle sense. Curr Dir Psychol Sci. 2004；13（1），25-28
8) Turvey MT, Carello C：Obtaining information by dynamic（effortful）touching. Philos Trans R Soc Lond B Biol Sci. 2011；366（1581），3123-3132
9) Johansson G：Visual perception of biological motion and a model for its analysis. Percept Psychophys. 1773；14（2），201-211

10) Michaels CF, Carello C：Direct Perception. Prentice Hall, 1981
11) Gibson JJ：The Ecological Approach to Visual Perception：Classic Edition. vol. 20. Psychology Press, 1979
12) Lee DN, Lishman JR：Visual proprioceptive control of stance. J Hum Mov Stud. 1975；1（2）, 87-95
13) Lee DN, Aronson E：Visual proprioceptive control of standing in human infants. Percept Psychophys. 1974；15（3）, 529-532
14) Stoffregen TA：Flow structure versus retinal location in the optical control of stance. J Exp Psychol Hum Percept Perform. 1985；11（5）, 554-565
15) Warren WH：Perceiving affordances：visual guidance of stair climbing. J Exp Psychol Hum Percept Perform. 1984；10（5）, 683-703
16) Tuller B, Turvey MT, Fitch H：The Bernstein perspective Ⅱ. The concept of muscle linkage or coordinative structure. Scott Kelso JA（ed）. Human Motor Behavior：An Introduction1, Lawrence Erlbaum, p253-270, 1982
17) Bernstein NA：The Co-ordination and Regulation of Movements. Pergamon Press, 1967
18) Bernstein NA（著）, 佐々木正人（監訳）, 工藤和俊（訳）：デクステリティ―巧みさとその発達. 金子書房, 2003
19) Turvey MT：Coordination. Am Psychol. 1990；45（8）, 938-953
20) The Centipede's Dilemma. Wikipedia：The Free Encyclopedia. https://en.wikipedia.org/wiki/The_Centipede%27s_Dilemma（2017年3月1日閲覧）
21) Latash ML：Synergy. Oxford University Press, 2008
22) 三嶋博之：エコロジカル・マインド：知性と環境をつなぐ心理学. 日本放送出版協会, 2000
23) 佐々木正人：新版 アフォーダンス. 岩波書店, 2015.
24) Turvey MT：Affordances and prospective control：an outline of the ontology. Ecol Psychol. 1992；4（3）, 173-187

Chapter 14

認知科学的アプローチの基礎

Summary

本章では，第9章「多感覚相互作用と立位姿勢制御」と第10章「認知科学的視点からみた手の行為の学習」で紹介している話題を念頭に置き，その基礎となる認知科学的知識を紹介する．バランス維持のために有用な感覚情報（視覚情報，体性感覚情報，前庭感覚情報）のなかで，状況により重視する情報を調整する能力や，運動学習の説明に有用な誤差学習モデルについて解説する．さらに，様々な章で指摘されている，リハビリテーション対象者の恐怖感の問題についても，筋骨格系への影響や対策について紹介する．

Key words 情報処理，感覚情報の重みづけ，視覚，誤差学習モデル，恐怖感

I 情報の入力と運動

1. 運動に必要な3つの情報源

　第9章では，脳卒中片麻痺者が，立位姿勢保持時や歩行中に過度に視覚に依存している可能性について，様々な情報が提供されている．そこで本章の第1節では，第9章を理解するために有用な基礎知識として，運動のために必要な情報の入力に関する認知科学的な考え方を紹介する．

　第1章でも述べたように，認知科学では，脳の働きをコンピュータになぞらえて理解しようとする．すなわち，認知科学は，運動やこころの働きを脳の情報処理の結果として考える立場をとっている．**図1**は，脳のなかの情報の流れを模式化したものである．眼や筋紡錘，前庭器官といった感覚器官を通して入力されてきた情報に対して，知覚・認知的な情報処理がなされる．多様な情報を統合したり，評価したり，その情報に対してどのように対応するかといった意思決定をしたりするために，注意や記憶，ワーキングメモリーなど様々な機能が働く．運動は，こうした知覚・認知的な情報処理の結果として出力されたものである．

　運動をかたちづくるうえでコアとなる入力情報は，視覚，体性感覚，前庭感覚情報である．立位姿勢制御を例にとって，この3つの入力情報の役割を考えてみよう．視覚情報は，

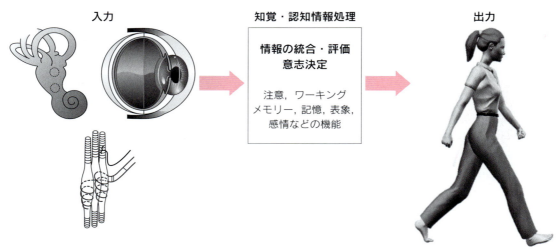

図1 脳の情報処理という考え方
情報の入力→情報の統合や評価，出力に関する意志決定（知覚・認知情報処理）→情報の出力（運動指令）という流れで情報処理を考えていく．知覚・認知情報処理においては，注意やワーキングメモリーなど様々な機能が働いている．

見えの変化（網膜に投影される情報の変化）や眼球運動特性に基づき，環境と身体との距離関係の情報を提供する．体性感覚情報は，地面との接面である足底や，下肢を中心とした全身からの情報に基づき，支持基底面における身体の位置や動き，そして全身の協調関係についての情報を提供する．そして前庭感覚は，重力や加速度（頭部位置の変化情報）を検知して，身体の位置や動きの情報を提供する．このように，3つの入力情報はいずれも，立位姿勢を保持するために重要な役割を果たしている．

2. 視覚への過度の依存は何が問題なのか

　脳卒中片麻痺者が「視覚に過度に依存する」ことは，なぜ好ましくないのだろうか．もしも視覚ではなく，体性感覚に過度に依存するのならば，それは好ましい状況なのだろうか．様々な研究知見を総合的に考えれば，問題の所在は決して，依存している情報が視覚であるという点にあるのではない．ひとつの情報だけに過度に依存している（他の情報を利用できない）ことに問題があるのである．というのも，3つの入力情報のうち，どれが最も重要な役割を果たすかは，文脈によって大きく異なるからである．
　暗闇では視覚情報の関与は小さく，体性感覚や前庭感覚の貢献が大きくなる．一方，柔らかいフォーム上に立っているときは，足部周りの体性感覚情報に基づいて正確に重心位置を伝えることが困難なため，視覚や前庭感覚の貢献が大きくなる．様々な文脈のなかで，いつでも正しくバランスを維持するためには，状況に応じて信頼できる情報が何かを見極め，情報の利用の仕方を調整しなくてはならない．ひとつの情報だけに過度に依存し，他

Chapter 14 認知科学的アプローチの基礎

の情報が利用できなければ,こうした調整ができず,ちょっとした環境の変化でバランスを崩しやすくなってしまうのである.

> **Point!**
> 視覚に過度に依存する傾向がある対象者については,バランス維持のために体性感覚や前庭感覚情報を利用できるようにすること,そして,文脈に応じてそれぞれの入力情報に対してどの程度の比重を置いてバランスを取るかを調整できるようにすることが,知覚に根ざしたリハビリテーションの認知科学的な考え方となり得る.

3. 感覚情報に対する重みづけ調整

バランス維持において,文脈に応じて3つの入力情報に依存する程度を調整することは,「感覚情報に対する重みづけ調整」とも表現される (sensory reweighting)[1,2].感覚情報の重みづけ調整能力を評価する検査に,感覚統合機能テスト (sensory organization test) が

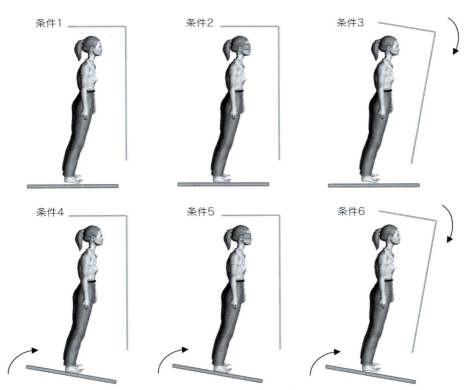

図2 感覚統合機能テストにおける6つの立位条件
重心が前方へ移動した場合に,各条件で前景や床がどのような挙動を示すかを表している.

(文献30より引用)

235

理論編

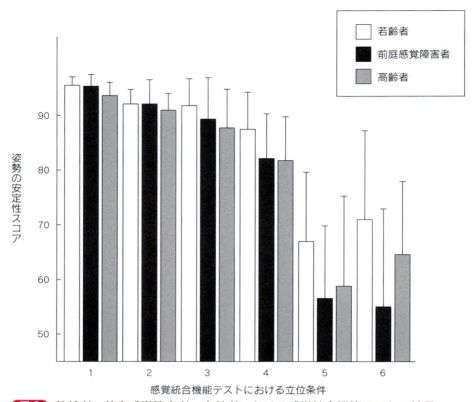

図3 若齢者，前庭感覚障害者，高齢者における感覚統合機能テストの結果
（文献4に基づき作成）

ある．第9章に，感覚統合機能テストを用いた研究が複数紹介されているため，以下に感覚統合機能テストの概要を説明しておく．

感覚統合機能テストでは，動揺に応じて床と前方の壁が可動する装置（NeuroCom社 Equitest）などを用いて，**図2**のような6つの立位条件をつくり出す．姿勢動揺に対応するかたちで床を回転させる条件（条件4，5，6）では，足関節周りの体性感覚情報を用いて揺れを検知する能力が減弱してしまう．目隠しする条件（条件2，5）では，視覚情報が利用できない．そして姿勢動揺に対応する形で前方の壁が傾く条件（条件3，6）では，見えの変化が一定に保たれてしまうため，視覚に基づいて揺れを検知する能力が減弱する．特に条件5と条件6では，減弱のない正確な感覚情報が前庭感覚情報のみとなるため，難易度の高い立位条件となる．

なお第11章でも指摘しているように，NeuroCom社の装置を使わなければこの評価ができないというわけではない．あくまでここで重要なのは，3つの感覚情報の重みづけ調整能力をみるために，6つの条件の組み合わせで姿勢動揺量が評価されるという点にある．

感覚統合機能テストの評価には，主として安定性スコア（equiblium score）が用いられる．この評価では，まず足圧中心の前後動揺から，重心の前後動揺の最大角度を近似的

Chapter 14 認知科学的アプローチの基礎

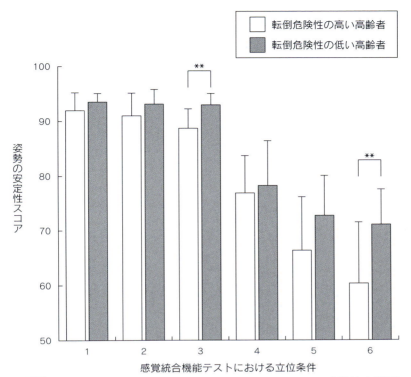

図4 転倒危険性の高い高齢者と低い高齢者における感覚統合機能テストの結果

条件3と条件6に群間の有意差（**）がみられた．グラフ上は条件5においても大きな差がみられるものの，標準偏差が大きかったため，有意差には至っていない．

（文献5に基づき作成）

に推定計算する．直立可能な最大動揺角度を12.5度としたうえで，推定された角度が12.5度からどの程度小さいかに基づき，100点満点のスコアに変換する（すなわち，安定性スコア＝$(12.5－A)/12.5*100$）[3]．スコアが100の場合，角度がゼロ，すなわち計算上は動揺がまったくない状態となる．スコアがゼロの場合，転倒もしくは直立可能な同様の限界まで達したことを意味する．

図3は，若齢者，前庭感覚障害者，そして健常高齢者を対象に感覚統合機能テストを行った結果である[4]．いずれの対象者群においても，条件5と条件6で安定性スコアが低い（姿勢動揺量が大きい）ことがわかる．この傾向が，特に前庭感覚障害者において顕著であることは，これらの条件下で前庭感覚に依存せざるを得ないことを考えれば理解できるだろう．

また**図4**は，高齢者を転倒危険性の高い人と低い人に分けて，感覚統合機能テストを行った結果である[5]．これによると，転倒危険性の高い高齢者は転倒危険性の低い高齢者に比べて，条件3と条件6で安定性スコアが有意に低かった．これら2つの条件では，視覚情報そのものは利用できるものの，見えの変化に基づく姿勢調節ができない．目隠しし

237

ている条件2と条件5ではこうした差がなかったことから，転倒危険性の高い高齢者は，視覚情報が利用できる状況下において，視覚に対する重みづけを大きくしてバランスを制御しようとするため，視覚情報が揺れの検出に利用できないときに，動揺が大きくなってしまうのだろうと解釈できる．このように，感覚情報に対する重みづけ調整能力の観点から，リハビリテーション対象者の立位バランス能力を測定することで，その問題の一端を明らかにすることができる．

II 歩行中の視線位置

1. 視線が足元に落ちる現象

第9章では，立位姿勢保持時に脳卒中片麻痺時の視線が足元に落ちることについて解説されている．視線が足元に落ちる傾向は，立位姿勢保持時だけでなく歩行中にも観察される[6]．図5は，脳卒中片麻痺者，および脳卒中片麻痺者と年齢を揃えた健常者（それぞれ

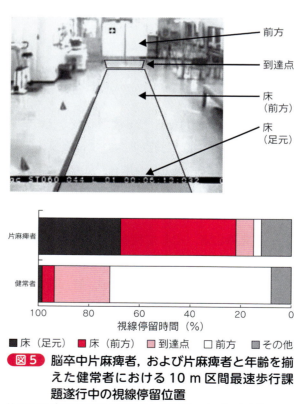

図5 脳卒中片麻痺者，および片麻痺者と年齢を揃えた健常者における10 m区間最速歩行課題遂行中の視線停留位置

片麻痺者が床に視線を停留させながら歩いていることがわかる．

（文献6より作成）

Chapter 14　認知科学的アプローチの基礎

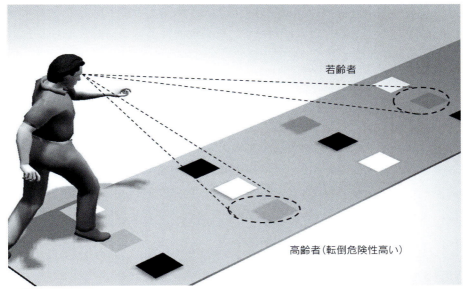

図6 Multi Target Stepping（MTS）課題遂行中の視線位置

(文献7より作成)

12名）において，10m区間最速歩行課題を遂行している最中の視線停留位置をグラフ化したものである．これをみると，脳卒中片麻痺者は，全視線計測時間の約7割もの間，床に視線を停留させて歩いていることがわかる．ただしこうした傾向には大きな個人差があった．最速歩行が平均して0.5 m/s程度と遅い脳卒中片麻痺者の場合，視線は常に床に対して向けられる傾向があった．これに対して最速歩行が平均して1.0 m/s程度と早い脳卒中片麻痺者の場合，視線は常に前方もしくは10 mを示すラインに向けられており，床に視線が向けられることはほとんどなかった．視線が足元に落ちる傾向の個人差と関連する要因がほかにもないか，様々な検討を試みたが（例えば麻痺の程度や損傷部位など），歩行速度のように顕著な関連性を示すものはみつけることができなかった．よって，少なくともこの研究の対象者に関していえば，脳卒中片麻痺者のなかで足元を見て歩く傾向が高いのは，歩行機能が低い場合に顕著であるといえる．

　歩行中に視線が足元に落ちる傾向は，脳卒中片麻痺者だけではなく，転倒危険性が高い高齢者においてもみられる場合がある．筆者らは，**図6**のように，多くのターゲットを正確に踏んで歩く課題（multi target stepping課題：MTS課題）を行っている最中の視線位置について，若齢者と高齢者（転倒危険性の高い人と低い人に分類）を対象に測定を行った[7]．MTS課題は，10 mの直線歩行路に対して3色の色ターゲット（白，黄色，赤，10 cm四方の正方形）を幅1mの通路内に均等に配置し，これを15列配置して行う歩行課題である．スタートラインに立った対象者は，その場で指定された色（例えば白）を着地ターゲットとして，各列にある色ターゲットにすべて着地することが求められる．歩行速度や

239

理論編

ターゲット間の歩数は対象者の任意である．実験の結果，若齢者はおよそ3つ先のターゲットに視線を向けていた．これに対して，転倒危険性の低い高齢者はおよそ2つ先のターゲットに視線を向けており，転倒危険性の高い高齢者はひとつ先のターゲット（つまりこれから踏もうとしているターゲット）に視線を向けていることがわかった．

Point！

脳卒中片麻痺者，および転倒危険性の高い高齢者のいずれにおいても視線が足元に落ちる現象がみられたということから，視線が足元に落ちる理由は，特定の脳機能障害が原因というよりも，歩行中のバランス維持が困難な（もしくは恐怖感を感じる）場合に，視覚を投入してバランスを取ろうとするためであろうと推察される．

2. 歩行中に視線が足元に落ちる弊害

　第9章でも述べているように，立位姿勢保持において視線を足元周辺に向けることは，少なくともある一面においては安定性を保証することにつながる．これは，歩行においても同様である．特に，接地位置の厳密なコントロールが求められるような状況においては，視線を足元に落とす方略が好まれるなど[8,9]，視線を足元に向けることが意図的に行われる場合もある．

　しかし，常に視線を足元に向けて歩いてしまうと，別の弊害が生じる可能性がある．というのも，歩行中の視線の役割のひとつは，遠方の情報をいち早く獲得することにあり，そのために歩行中の視線は主として遠方に向けられる必要があるからである（第1章第2節を参照）．実際，若齢者の場合，歩行中に足元に視線を向けることはほとんどない．たとえ通路に障害物があり，視線が下方に向く場面であっても，障害物に視線を向けるのは，そこに到達する2,3歩前までであり，実際に障害物を避ける瞬間には，視線はそれより先の通路に向けられている[10]．視線が遠方に向けられている状態でも，足元周辺の管理を他の感覚情報に完全に任せているわけではない．足元周辺の情報は下方周辺視野で捉えており，その情報を正確な障害物の回避に役立てている[11]．つまり，足元周辺の情報は周辺視野に任せておき，視線の中心は環境に向け，安全管理を行っていることがうかがえる．

3. 視線への介入？

　では，足元を見がちな対象者に対して，視線を遠くに向けて先読み型の歩行調整をしてもらうためには，どのような介入が有益であろうか．単純に考えれば，「少し遠くを見てください」といった教示が最も導入しやすいかもしれない．しかし，やみくもにこうした教

240

Chapter 14 認知科学的アプローチの基礎

示をすることには，注意が必要である．もしも対象者の視線が足元に落ちる理由が，視覚的な代償に基づくバランス維持や，視覚情報に基づく下肢の精緻なコントロールにあったとすれば，遠くを向かせることがバランスを崩す要因となり得るからである．

さらに，教示によって「遠くを見ること」が対象者にとっての"目的"になった場合，遠くを見るという行為に対して必要以上に注意が配分される懸念もある．こうした状況では，視野で捉えているはずの障害物の存在にすら気づかない（inattentional blindness）[12]といった，新たな危険を生み出すリスクもある．

Point!

　視線が遠方に向けられている状態とは，文字どおり視線の中心が遠方にあるということであって，視線の中心にある対象物を注意深くみつめるということではない．周辺視野で捉えた様々な情報にも注意を配分し，安全管理をする必要があることから，視線の中心に過度に注意が向くような状況設定は避ける必要がある．

下肢の感覚や運動の機能を向上させるための介入が成功すると，それに付随して視線が自然と遠くに向けられることがある．筆者らは，高齢者に対する半年間の介入として一般的なエクササイズに加えて，先に紹介したMTS課題を取り入れた際の効果を検討した[13]．MTS課題では，常にターゲットの位置を探しながら歩くという認知的な負荷に加え，ジグザグ歩行となるため，方向転換時のバランス維持能力の改善が期待される課題である．半年間の介入の結果，転倒発生率の低下や，MTS課題におけるターゲットの踏み外しの減少といった効果が確認された．さらに，MTS課題遂行中の視線位置を測定した結果，介入前は次に踏むターゲットに対して視線が向けられていたのに対して，介入後はもうひとつ先のターゲットに視線を向けられるようになった．これらの結果から，介入によって歩行能力が改善することで，特に教示をしなくとも視線は自然と遠くへと向けられるといえる．こうした知見を考慮すれば，少なくともバランス維持が困難な対象者が，安定性を保証するために視線を足元に向けているケースについては，無理に視線を上へ向けさせるのではなく，過度に視覚に依存しなくてもバランスを維持できる状況へと導くほうが得策だろうと推察される．

Ⅲ 上肢リーチング動作の学習 —フィードバック誤差学習モデル

第10章では，手の行為の制御や学習に関連する様々な話題を紹介している．本節では，そのなかに登場する「フィードバック誤差学習モデル」とは何か，またそのモデルはどの

理論編

ような背景で登場したのかについて解説する.

1. フィードバック情報に基づく誤差の修正

目の前にあるテーブルの上のコーヒーカップをつかむだけでも,目を閉じたままでは難しい.これは,思いどおりの運動を実行するためには,運動系だけでなく視覚による情報を利用して運動の誤差を修正していることを意味している.いい換えれば,運動系と感覚系の積極的・互恵的なリンクがあるからこそ,不安定な環境であっても動作が成立するのであって,単に運動機能の高低だけで動作の優劣が決まるわけではない.

身体のあらゆる場所には,莫大な感覚器官が備わっている.これらの感覚器官が検出した情報に基づき,自分自身や外部環境を知ることができ,運動のパターンを思いどおりになるように連続して修正している.例えば上肢リーチ動作の場合だと,眼球をとおして得た視覚情報により,環境,および自らの手や腕,脚などの位置を知ることができる.同時に,ゴルジ健器官や筋紡錘の情報を通して,関節の距離や発揮している力の強弱を把握し,腕や脚,手指などの動きの情報を得る(感覚フィードバック).これらの様々な情報を巧みに利用することで,適切な運動を実行している.もしも動きの結果が予測した結果とずれていれば,そのずれが直ちに"誤差"として検出され,これを最小にするための動作を新たにつくり出す.これが,フィードバック制御と呼ばれるモデルである.

運動の誤差修正の神経機構を調べる研究は1970年前後から注目されており,今も多くの研究がなされている[14].例えば,サルの脳を調べた研究では,上肢リーチ動作は一次運動野から橋核,歯状核,視床,一次運動野という興奮性のループによって生成されることがわかっている.このループに対して,プルキンエ細胞から送られる抑制性の信号が適切なブレーキをかけることで,誤差を最小にしている[15,16].これが誤差修正のための運動を生み出す重要な役割を果たしている.

2. フィードバック誤差学習モデル

一見したところ,自らの感覚フィードバックを詳細に感知する能力と,期待される動作結果を正確に予測する能力とが備わっていれば,その両者の比較から誤差を検出し,容易に動作を修正することができるように思われる.しかし,こうした誤差検出がそれほど容易ではないことは,感覚と運動の複雑性を考えるとすぐにわかってくる.まず,ごく単純な上肢リーチ動作であっても,腕を運動に遂行する筋は数十になる.また,腕の動きとリーチのためのターゲットを知るためには,視覚や体性感覚に加え,触覚や前庭器官などの膨大な感覚フィードバックが必要となる.さらには,意図や注意といった高次認知機能もかかわってきて,状況はさらに複雑な様相を呈する.これらすべての比較を数ミリ秒の

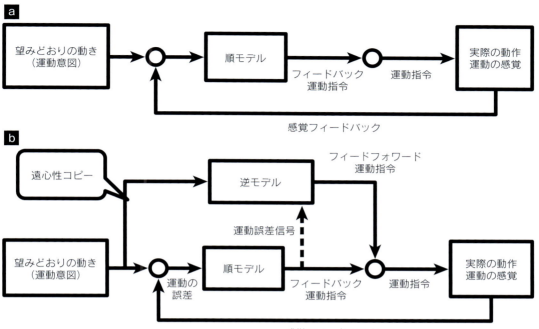

図7 フィードバックや誤差学習の概念を取り入れた運動制御のモデル
a：フィードバック制御モデル．b：フィードバック誤差学習モデル．逆モデルによるフィードフォワード運動指令による運動制御とのフィードバック誤差を使った運動学習を利用している．学習初期にはフィードバックの回路を多く利用するが，学習が進むと逆モデルによるフィードフォワード制御が増加し，誤差信号は減少していく．

（文献 31 より作成）

うちに行い，動作修正のための運動指令をつくり出すのは極めて困難である．万が一この処理時間が少しでも遅延すると，修正された運動指令がもはや状況に対して有効ではないということすらあるだろう．このような理由から，単純なフィードバック誤差だけでは，思ったように身体を動かすのは困難だと考えられている．

フィードバック制御モデルが持つ，時間遅れの問題を解消した運動制御理論として登場したのが，フィードバック誤差学習を利用した制御理論である[17]（**図7**）．例えばリーチ上肢リーチ動作の場合だと，運動指令を運動系に送り動作をつくるのと同時に，そのコピー（遠心性コピーと呼ばれる）を，逆モデルという仮想的な感覚運動の予測制御にも送る．逆モデルによる運動実行後の視覚や体性感覚のフィードバックの予測を，実際の出力したフィードバックと比較することで，予測と現実の誤差を検出し，動作を修正することができる．ここで重要なのは，繰り返しの練習により誤差を最小にする方法を学習することができる点である．こうした学習の結果，逆モデルによる予測が思いどおりの運動感覚と一致すれば，誤差が生まれず，動作を修正する必要がなくなるはずである．

理論編

> **Point！**
> 　学習をとおして完璧な予測モデルをつくることができれば，理論的にはフィードバックのない高速な運動の実行が可能となる[18,19]．実際に訓練をする際，滑らかで素早い動作を実現するには，運動のパターンよりもむしろ予測と実際との感覚フィードバックの誤差を強調することも効果的だろう．

Ⅳ　入力情報に対する評価―その他の章との関連

　認知科学的な考え方は，他の章で紹介されている様々な事例とも密接に関連している．紙面の都合上，ここではひとつの事例にのみ限定して説明する．

1．入力情報に対する評価と感情反応

　本書の様々な章において，恐怖感が効果的なリハビリテーションを行ううえでの弊害となっていることが指摘されている．日常生活動作を開始しようとするだけで怖いと感じてしまい，動こうとする側と反対側の筋緊張が高まるケース（第6章参照）や，通常の歩行バランスには大きな支障がないのに，お風呂場に来ると，滑りやすくて危険だという認識から恐怖感が高まり，急に運動が固くなってバランス維持にも悪影響が生じるケース（第2章参照）などが紹介されている．認知科学的な考え方に基づけば，こうした恐怖感は，得られた情報を記憶と照合し，その場所が自分にとって脅威を感じる状況であると評価した結果として喚起される（**図8**）．こうした情報処理の結果が，感情を司るシステムに送られることで，脅威を感じる状況に対する構えとしての様々な生体反応（たとえば筋骨格系，

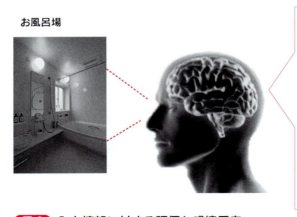

図8 入力情報に対する評価と感情反応

（文献20，32に基づき筆者が作成）

Chapter 14　認知科学的アプローチの基礎

自律神経系の活動の変化）が表れる．

　恐怖感や緊張感が高まっている状況で起こる典型的な筋骨格系の反応には，2つの特徴がある[20]．第1の特徴は，筋肉の共収縮現象である．通常，主導筋が収縮すれば，拮抗筋が弛緩することで，動作が円滑かつ効率的に遂行される．しかし，心理的緊張感が高まると，主導筋と拮抗筋の共収縮現象がみられる[21,22]．主導筋と拮抗筋が共収縮すれば，柔軟性の低い，いわば"固い"制御となる．すなわち，運動の自由度が低くなる分，制御がシンプルになるという意味で，適応的な側面があり（第1章第3節を参照），こうした制御に切り替えているものと推定される[23]．しかし，こうした"固い"制御の場合，不意の外乱に対して柔軟に対応できなくなるため，必ずしも安定した動作を保証してくれるわけではない．さらに，2つの筋を同時に収縮させるだけのエネルギーが必要なため，通常の筋収縮（交互収縮）に比べてエネルギー効率が悪く，疲労しやすい状況となる．

　第2の特徴は，過剰な力発揮である．目的の動作を遂行するのに最適な力を上回るかたちで，過度に力を発揮しようとしてしまう[24]．力発揮が過剰になるということは，いわば力任せに運動をするということである．運動の精緻な制御が困難になることは，想像に難くない．吉江らは，こうした過剰な力発揮を長期にわたり継続することが，腱鞘炎などのオーバーユース症候群にもつながっていると指摘している[20]．

> **Point !**
>
> 　恐怖感や緊張感が筋骨格系に及ぼすこのような影響を考えれば，過度に恐怖感や緊張感を感じている対象者に対しては，事前に恐怖感や緊張感を緩和するケアを行うことが，リハビリテーションを効率的かつ効果的に行ううえで必要になるだろう．

2.　恐怖体験が生み出す"歪んだ認知"

　転倒による受傷など，強い恐怖感を伴う出来事を一度経験すると，転倒を経験した場面を見ただけで，また転倒してしまうのではないかといった不安や恐怖に襲われることがある．こうした感情が極端に強いと，恐怖感があらゆる行動に汎化してしまい，外出そのものを避けるようになったり，できるだけ動かないような生活に切り替わったりすることもある．こうした不活動の状況が続けば，バランスを維持するための運動機能が低下するため，ますます転倒しやすい状況になるという悪循環に陥ってしまう．

　認知科学のなかには，本書で中心的に述べてきた「脳の情報処理としての認知過程」だけに着目するのではなく，「思考や認識としての認知」，すなわち，主観的に感じたり考えたりしている内容としての認知に着目した研究も数多くある[25]．こうした研究に基づけば，過度の恐怖感が日常生活の様々な行動を著しく妨げている場合，その背景には"歪ん

245

理論編

だ認知"がある．歪んだ認知とされる思考の例には，選択的抽出（否定的な情報だけに目を向けて短絡的に結論づける），個人化（否定的なことが起きた際，自分を特別責める），過度の一般化（少数の事実だけを拡大して捉え，すべてが同様になると結論づける），破局的思考（根拠なく，自分の否定が増幅する），すべてか無か思考（ものごとを両極端に考える）などがある[26]．転倒の例でいえば，「自分の身体には深刻な異常があるのではないか」（選択的抽出，過度の一般化），「転倒によって大怪我をして，倒れてたくさんの人に迷惑をかけたらどうしよう」（破局的思考）といった否定的な思考が浮かびやすくなるように思われる．

　一度強い恐怖感にとらわれると，恐怖に関連する刺激に対して選択的に注意を向ける傾向が強くなる（注意バイアスと呼ばれる）[27]．たとえ本人が主観的に怖いと感じていなかったとしても，恐怖を喚起する刺激の存在に対して身体が恐怖反応を示すこともある[28]．こうした注意バイアスが，一度体験した恐怖感を過度に持続させてしまう要因にもなっている．

3．"歪んだ認知"の調整：認知行動療法

　行動を適用的に変容させるに当たり，問題の背景に認知的な問題があると仮定し，専門的な立場から認知の変容を行っていく心理療法を，総称的に認知行動療法という．認知行動療法は，ストレスやうつ症状の問題改善に適用され，その効果を実証するエビデンスも多い[26]．最近では，疾病の予防や健康増進への適用など幅広い分野で利用されており，健康社会実現のための有効な心理療法として期待されている．

　認知行動療法では，歪んだ認知を修正するための様々な方法が実践されている．人前に立つのが苦手な人のなかには，「人前で大失敗したらどうしよう」「みんなに笑われる」など，歪んだ認知（破局的思考）を強く持つケースも少なくない．こうした思考は，いわば状況の展開に関して誤った予測をしている思考である[29]．こうした思考にとらわれると，不安な気持ちやドキドキ感などの身体反応を回避するため，人前に立つのを避けようとする（回避行動）．こうすれば，安心した気持ちで過ごすことができる．しかし，回避行動ばかりをとり続けていると，歪んだ認知を修正することができないため，問題がエスカレートする場合がある．このため，認知行動療法では，感情反応のコントロールなどを事前に訓練しておき，不安に対する一定の対処ができる状態にしたうえで，恐怖に関連する場面を段階的に経験させていく方略をとる（エクスポージャー）．これは，リハビリテーション場面や日常生活場面における恐怖感の軽減についても応用できる考え方である．

Message

- 感覚情報に対する重みづけ調整能力の観点から，リハビリテーション対象者の立位バランス能力を測定することで，状況に応じた適応的な姿勢制御能力を身につけて

いるかを評価することができる.

- 感覚と運動の制御の仕組みを知り，現場で生じる動作の誤差修正やその学習過程を，運動と感覚との関係性から理解しようとする考え方を身につけてほしい.
- 恐怖感を感じている状況では，筋肉の共収縮や過度の力発揮の状態となりやすく，効率的な運動を妨げる場合があるため，恐怖感を緩和するための事前の対策が必要である.

（首都大学東京大学院人間健康科学研究科）樋口貴広

（大阪大学大学院医学系研究科）門田浩二

◆参考文献

① 樋口貴広，建内弘重：姿勢と歩行；協調からひも解く．三輪書店，2015
　　歩行中の視線行動や，感覚情報重みづけ仮説などの話題を含め，姿勢と歩行に関する知覚的調整の話題が多く紹介されている.
② 銅谷賢治，阪口　豊，五味裕章，他（編集）：脳の計算機構—ボトムアップ・トップダウンのダイナミクス．朝倉書店，2005
　　運動から感覚知覚，学習まで脳の仕組みまでの研究を，貴重な論文とともにテーマごとに列挙している．脳の計算論の勉強をする方によっては読みごたえのある内容である.
③ 坂野雄二（監修）：60 のケースから学ぶ認知行動療法．北大路書房，2012
　　思考・認識としての認知を調整することで適応的な行動へと導くための具体的な介入方法について，様々な知見が紹介されている.

◆引用文献

1）Peterka RJ：Sensorimotor integration in human postural control. J Neurophysiol. 2002；88, 1097-1118
2）Peterka RJ, Loughlin PJ：Dynamic regulation of sensorimotor integration in human postural control. J Neurophysiol. 2004；91, 410-423
3）清水勝利，浅井正嗣，渡辺行雄，他：直立姿勢維持に対する視覚・体性感覚の影響について．Equilibrium Res. 1993；52，621-628
4）Yeh JR, Hsu LC, Lin C, et al.：Nonlinear analysis of sensory organization test for subjects with unilateral vestibular dysfunction. PLoS One. 2014；9, e91230
5）Mujdeci B, Aksoy S, Atas A：Evaluation of balance in fallers and non-fallers elderly. Braz J Otorhinolaryngol. 2012；78, 104-109
6）Higuchi T, Yoshida H：Gaze behavior during adaptive locomotion. LC Stewart（ed）　Eye movement：developmental perspectives, dysfunctions and disorders in humans. Nova Science, p111-127, 2013
7）Yamada M, Higuchi T, Mori S, et al.：Maladaptive turning and gaze behavior induces impaired stepping on multiple footfall targets during gait in older individuals who are at high risk of falling. Arch Gerontol Geriatr. 2012；54, e102-108
8）Chapman GJ, Hollands MA：Evidence for a link between changes to gaze behaviour and risk of falling in older adults during adaptive locomotion. Gait Posture. 2006；24, 288-294
9）Chapman GJ, Hollands MA：Age-related differences in visual sampling requirements dur-

理論編

ing adaptive locomotion. Exp Brain Res. 2010；201, 467-478

10) Patla AE, Vickers JN：Where and when do we look as we approach and step over an obstacle in the travel path? Neuroreport. 1997；8, 3661-3665

11) Marigold DS, Patla AE：Visual information from the lower visual field is important for walking across multi-surface terrain. Exp Brain Res. 2008；188, 23-31

12) Simons DJ, Chabris CF：Gorillas in our midst：sustained inattentional blindness for dynamic events. Perception. 1999；28, 1059-1074

13) Yamada M, Higuchi T, Nishiguchi S, et al.：Multitarget stepping program in combination with a standardized multicomponent exercise program can prevent falls in community-dwelling older adults：a randomized, controlled trial. J Am Geriatr Soc. 2013；61, 1669-1675

14) Ito M：Error detection and representation in the olivo-cerebellar system. Front Neural Circuits. 2013；7, 1

15) Kitazawa S：Optimization of goal-directed movements in the cerebellum：a random walk hypothesis. Neurosci Res. 2002；43, 289-294

16) Kitazawa S, Kimura T, Yin PB：Cerebellar complex spikes encode both destinations and errors in arm movements. Nature. 1998；392, 494-497

17) Wolpert DM, Kawato M：Multiple paired forward and inverse models for motor control. Neural Netw. 1998；11, 1317-1329

18) Wolpert DM, Miall RC, Kawato M：Internal models in the cerebellum. Trends Cogn Sci. 1998；2, 338-347

19) Desmurget M, Grafton S：Forward modeling allows feedback control for fast reaching movements. Trends Cogn Sci. 2000；4, 423-431

20) 吉江路子，田中美吏，村山孝之，他："あがり"とファインモーターコントロール．バイオメカニクス研．2011；15，167-173

21) Yoshie M, Kudo K, Murakoshi T, et al.：Music performance anxiety in skilled pianists：effects of social-evaluative performance situation on subjective, autonomic, and electromyographic reactions. Exp Brain Res. 2009；199, 117-126

22) Adkin AL, et al：Postural control is scaled to level of postural threat. Gait Posture. 2000；12, 87-93

23) Higuchi T, Imanaka K, Hatayama T：Adaptive movement strategies of the central nervous system under psychological stress. AC Lee（ed）. Psychology of Coping. Nova Science, p103-123, 2005

24) Van Gemmert AWA, Van Galen GP：Stress, neuromotor noise and human performance：a theoretical perspective. J Exp Psychol Hum Percept Perform. 1997；23, 1299-1313

25) 樋口貴広：認知と行動のメカニズム．大竹恵子　保健と健康の心理学—ポジティブヘルスの実現．ナカニシヤ出版，p35-47，2016

26) 石川信一：子供の不安と抑うつに対する認知行動療法—理論と実践．金子書房，2013

27) Williams JM, Mathews A, MacLeod C：The emotional Stroop task and psychopathology. Psychological Bulletin. 1996；120, 3-24

28) Öhman A, Soares JJ："Unconscious anxiety"：phobic responses to masked stimuli. J Abnorm Psychol. 1994；103, 231-240

29) 鈴木伸一：不安のマネジメント．坂野雄二，他　セルフ・エフィカシーの臨床心理学．北大路書房，p60-71，2002

30) 樋口貴広，建内宏重：姿勢と歩行—協調からひも解く．三輪書店，2015

31) Kawato M, Furukawa K, Suzuki R：A hierarchical neural-network model for control and learning of voluntary movement. Biol Cybern. 1987；57, 169-185

32) 松永昌宏：感情と健康のメカニズム．大竹恵子　保健と健康の心理学—ポジティブヘルスの実現．ナカニシヤ出版，p18-34，2016

おわりに

　リハビリテーションの現場で，セラピストが操作して対象者を動かそうとする際，過剰に身体を固めて操作者側の外力に抵抗するような反応を示すことがある．関節の可動性を高めるための操作に抵抗する場合に限らず，起き上がりや立ち上がりを介助する場合においても同様で，疾患に起因する徴候でもない．

　そのような反応が対象者に出現すると，その理由を患者の情意面に帰結しがちなセラピストもおり，自身の立てた臨床推論とアプローチ内容をあらためて見直すことができず，ときとして対象者に声を荒げて口答指示を与え続ける光景を目にすることがある．さらなる努力を促すといえば聞こえはよいが，セラピスト自身の思考過程と結果の不一致から生じるストレスを軽減させる防御反応なのかもしれない．

　患者の身体との接触方法を変えたらどうなるのか，安定性を与えるために身体と支持面の空間を埋めるようタオルを差し込んだり，セラピストの手で包み込むように保持したりするとどう変化するのか，些細であっても常時変化し続け試行錯誤する努力は，実のところ物理的な安定を生み出し，結果として対象者の好ましい反応を引き出すこともある．日頃から対象者の身体にかかる治療的な外力や重力に基づく回転モーメントとともに対象者の反応を捉えつつ，好ましい反応が出現するように操作を変化させるといった積み重ねが何より重要と考える．「知覚に根ざしたリハビリテーション」という本書のタイトルには，"対象者の知覚機能に着目する意義（知覚システムとして身体を捉える意義）" に加えて，"セラピストが対象者の微細な変化を敏感に知覚し，セラピスト自身の操作を調整する意義" を示したいという想いが込められている．

　動かそうと操作する対象者が楽に追随してくると，対象者自身の喜びだけでなく，セラピスト側の喜びも引き出される．セラピスト側が感じる喜びは，単に頭で感じる成功感という括りにとどまらない．楽に誘導できていることを，身体や動きを通して実感することで沸き上がる喜びである．操作者（セラピスト）側と反応する（対象者）側は一対の関係であり，喜び（報酬）を得た両者の関係は次の課題へも進みやすくなる．

　姿勢を整える，足を踏み出す，身体の方向を変える，健常な人間が行えば「さもないこと」である．だがそれ故に，無自覚的に遂行できてしまうこうした行為に不自由が生じたとき，不自由さをもたらす原因や解消法を見い出すのは決して容易ではない．対象者が抱える問題が多様であるため，単にリハビリ専門職となるべく養成校で学んできた筋や神経にその原因を求めるといった，個体レベルでの解決は困難である場合が多い．筆者は長年の臨床を通して，無自覚的に遂行できる日常の行為を人間がいかにして身につけてきたのか，またそれはどのような情報に基づき保障され，反応しているのかという動作原理を探

求してきたなかで，人間や身体を「環境から得られる情報と合致した知覚システム」として捉える考え方に，ひとつの可能性を見い出している．

　人間が何かをする（行動）には階層性があり，無自覚に準備される部分がある．筆者は，それらをいかに準備し対象者の反応に結びつけるかといった意味で，生態心理学的アプローチを取り入れてきた．もちろん行為のレベルで考えれば，どのような意図を持ち，外部環境についても積極的に情報収集し，人間らしい振る舞いをするために認知科学的・神経心理学的アプローチの重要性について筆者が論ずる必要もないが，両者を「知覚」というキーワードをもとに1冊の本で論じられることに何より感謝するとともに，リハビリテーションにかかわる方々に何らかの示唆を与えられるものになることを切に願う．

編者を代表して
共立蒲原総合病院　和泉　謙二

知覚に根ざしたリハビリテーション

2017 年 5 月 15 日　第 1 版第 1 刷
2018 年 3 月 15 日　第 1 版第 2 刷 ©

監修・編集　樋口貴広・和泉謙二・真下英明・種村留美
発 行 人　三輪　敏
発 行 所　株式会社シービーアール
　　　　　東京都文京区本郷 3-32-6　〒 113-0033
　　　　　☎(03)5840-7561（代）Fax(03)3816-5630
　　　　　E-mail／sales-info@cbr-pub.com
　　　　　ISBN 978-4-908083-17-4　C3047
　　　　　定価は裏表紙に表示
印 刷 製 本　三報社印刷株式会社
　　　　　© Takahiro Higuchi 2017

本書の内容の無断複写・複製・転載は，著作権・出版権の侵害となることがありますのでご注意ください．

JCOPY　＜(社)出版者著作権管理機構　委託出版物＞
本書の無断複製は著作権法上での例外を除き禁じられています．
複製される場合は，そのつど事前に，(社)出版者著作権管理機構
（電話 03-3513-6969，FAX 03-3513-6979，e-mail: info@jcopy.
or.jp）の許諾を得てください．